Terapia Ocupacional en Pediatría

Proceso de evaluación

Terapia Ocupacional en Pediatría

Proceso de evaluación

SHELLEY MULLIGAN
PhD, OTR/L

EDITORIAL MEDICA
panamericana

BUENOS AIRES - BOGOTÁ - CARACAS - MADRID - MÉXICO - SÃO PAULO
e-mail: info@medicapanamericana.com
www.medicapanamericana.com

Título del original en inglés
OCCUPATIONAL THERAPY EVALUATION FOR CHILDREN. A Pocket Guide

Publicada según acuerdo con Lippincott Williams & Wilkins, USA

Catalogación en Publicación de la Biblioteca Nacional

Mulligan, Shelley

Terapia ocupacional en pediatría : proceso de evaluación / Shelley Mulligan ; [traducción de Carmen Gloria de las Heras]. — Buenos Aires ; Madrid : Médica Panamericana, [2006]

XXVI, 342 p. : il. ; 20 cm

Traducción de : Occupational therapy evaluation for children. — Incluye apéndice documental. — Índice

ISBN 84-7903-981-7

1. Niños—Desarrollo—Evaluación. I. Título.

159.922.7.072

Traducción de
EDITORIAL MÉDICA PANAMERICANA, S.A.
Efectuada por Carmen Gloria de las Heras

EDITORIAL MEDICA panamericana

Visite nuestra página web:
http://www.medicapanamericana.com

ARGENTINA
Marcelo T. de Alvear 2145 (C1122AAG) - Buenos Aires, Argentina
Tel.: (54-11) 4821-5520/2066 / Fax: (54-11) 4821-1214
e-mail: info@medicapanamericana.com

COLOMBIA
Carrera 7a A. Nº 69-19 - Santa Fe de Bogotá D.C., Colombia
Tel.: (57-1) 345-4508/314-5014 / Fax: (57-1) 314-5015/345-0019
e-mail: infomp@medicapanamericana.com.co

ESPAÑA
Alberto Alcocer, 24, 6º piso - 28036 Madrid, España
Tel.: (34-91) 1317800 / Fax: (34-91) 1317805 / 4570919
e-mail: info@medicapanamericana.es

MÉXICO
Hegel 141, 2º piso - Colonia Chapultepec Morales
Delegación Miguel Hidalgo - 11570 - México D.F., México
Tel.: (52-55) 5262-9470 / Fax: (52-55) 2624-2827
e-mail: infomp@medicapanamericana.com.mx

VENEZUELA
Edificio Polar, Torre Oeste, Piso 6, Of. 6-C
Plaza Venezuela, Urbanización Los Caobos, Parroquia El Recreo, Municipio Libertador - Caracas Dpto. Capital, Venezuela
Tel.: (58-212) 793-2857/6906/5985/1666 / Fax: (58-212) 793-5885
e-mail: info@medicapanamericana.com.ve

ISBN: 84-7903-981-7

Alberto Alcocer 24, 6º piso - Madrid
Depósito legal: M-10.596-2006
Impreso en España, 2006

PREFACIO

Al trabajar con niños y sus familias, los terapeutas ocupacionales se preocupan por el desempeño en la vida diaria, incluidas las actividades lúdicas y las escolares, y por cómo los niños participan en sus familias y en la comunidad. El proceso de evaluación es el eje para los servicios ofrecidos por la terapia ocupacional. La evaluación se centra en descubrir qué cosas quieren y necesitan hacer los pacientes, y en identificar los factores que apoyan o limitan su desempeño en las tareas diarias. Las habilidades de observación y entrevista de los terapeutas ocupacionales y la habilidad para utilizar e interpretar una serie de herramientas específicas de evaluación y para sintetizar datos de múltiples fuentes permiten determinar claramente cuáles son las áreas problema relevantes. En pediatría, las evaluaciones de niños proveen las bases para el desarrollo de los planes de intervención y se valoran como una parte integral de una evaluación más completa interdisciplinaria funcional y del desarrollo de los niños.

Este libro es un complemento del libro titulado "Evaluación de Terapia Ocupacional para Adultos" de Maureen Neistadt. Su objetivo es ofrecer a los terapeutas ocupacionales y en especial, a los profesionales noveles y estudiantes, una guía completa y práctica para evaluar a los niños. Será útil como libro de texto para cursos de terapia ocupacional que cubren contenidos relacionados con la evaluación, la valoración y la medición en pediatría. Como una guía gradual, puede usarse también como un manual de procedimientos en cursos prácticos. Se supone que los estudiantes y profesionales que usen este libro tienen conocimiento acerca del desarrollo normal y anormal del niño, de la teoría y práctica de la terapia ocupacional, y de los principios básicos de medición. Tomando en cuenta este conocimiento previo, este libro fue diseñado para incluir toda la información necesaria para guiar al terapeuta en el proceso de evaluación. El proceso de evaluación descrito es coherente con los conceptos incluidos en el Marco de referencia de la práctica de terapia ocupacional, adoptados por la Asociación Americana de Terapia Ocupacional (AOTA) (redactado por la Comisión sobre la Práctica de la AOTA, 2002). Este documento fue escrito para describir el dominio que centra y da las bases de la profesión de terapia ocupacional y describe el proceso de evaluación e intervención. Fue publicado en diciembre de 2002, y en la actualidad está disponible en la página web de la AOTA, www.aota.org.

Como terapeuta ocupacional clínica, instructora e investigadora, estoy comprometida en la administración de servicios de terapia ocupacional de calidad. Al crear este recurso, he organizado contenidos que ayudan al terapeuta y al estudiante a desarrollar las habilidades necesarias para dirigir evaluaciones que reflejen un alto estándar de servicios. Evaluar niños es un proceso complejo. Además de aplicar los aspectos técnicos de la entrevista, dirigir observaciones y efectuar e interpretar pruebas, los terapeutas deben crear un entorno que sea cómodo para los cuidadores de los niños y divertido para el niño. Valoro el tiempo adicional necesario para conocer realmente a los niños que son derivados e involucrar a los cuidadores a través del proceso de evaluación. Son las interacciones iniciales durante la evaluación las que forman las bases de las relaciones de confianza.

El capítulo 1 comienza por identificar las principales características de los sistemas y ambientes en donde el terapeuta ocupacional trabaja en pediatría. Las características del sistema y de los ambientes, que incluyen la legislación que apoya y guía los servicios de terapia ocupacional en diversos ambientes médicos y educacionales, deben considerarse en el proceso de evaluación. El capítulo 2 presenta los pasos del proceso de evaluación. En el capítulo 3 se considera información básica sobre el desarrollo del niño normal con una atención particular en las ocupaciones y en las habilidades típicas de los niños de distintas edades, para ayudar a los terapeutas a seleccionar actividades de evaluación apropiadas e interpretar los resultados obtenidos.

Estoy convencida de que los terapeutas ocupacionales necesitan conocer las ventajas y desventajas de las técnicas de evaluación que utilizan. El capítulo 4 cubre aspectos relacionados con la evaluación estandarizada, incluso cómo interpretar las puntuaciones y los factores que se deben considerar al seleccionar los instrumentos de evaluación, y provee información detallada sobre cómo evaluar las propiedades psicométricas de las pruebas estandarizadas. El capítulo 5 presenta técnicas de evaluación no estandarizadas, como entrevistas y observaciones. La información obtenida de las entrevistas y de las observaciones informales suele proveer los datos más valiosos, en especial para la planificación de la intervención. Por lo tanto, se enfatizan las ideas para la conducción y la documentación de las observaciones de los niños durante el juego, la escuela y otras actividades funcionales desarrolladas en sus contextos naturales. El contenido del capítulo 6 se centra en formar un equipo y brinda instrucciones para realizar evaluaciones en conjunto.

El contenido del capítulo 7 amplía el material del capítulo 2 en relación con las dos etapas finales del proceso de evaluación: la interpretación y la síntesis de los datos de la evaluación para planificar la intervención, y la comunicación y la documentación de los resultados de la evaluación. Se incluyen ejemplos de informes de evaluación y de planes de intervención así como consejos para escribir los objetivos de la intervención. En todo el libro la mayoría del material se presenta en cuadros, recuadros y figuras para facilitar una compresión sencilla y rápida de la información; los términos clave se presentan en negrita.

AGRADECIMIENTOS

La visión y muchas de las ideas de este libro pertenecen a Maureen Neistadt, quien creó la versión para adultos de este libro en el año 2000. Ella advirtió la necesidad de un libro similar para terapeutas ocupacionales que trabajaran con niños. Como amiga, colega y mentora, le agradezco la confianza que depositó en mí para llevar a cabo este proyecto y por los muchos años que le dedicó a la profesión, a sus estudiantes y a sus pacientes. Espero haber podido transmitir la importancia de llevar a cabo un acercamiento amable y sensible al evaluar a los niños y sus cuidadores. La sutileza con que Maureen trataba a los estudiantes y pacientes la diferenció de otros profesionales. Una de las lecciones importantes que ella hubiera querido que los lectores obtuvieran de este libro es la de anteponer las necesidades del cliente a las propias.

Agradezco a David Payne y Ulita Lushnycky de Lippincott Williams and Wilkins, quienes se desempeñaron como editores durante las diferentes fases del libro. David, tu amable persistencia, tu capacidad para resolver detalles y tus palabras de entusiasmo me ayudaron a terminarlo.

Varios miembros de mi familia y amigos aceptaron ser fotografiados para este libro. Les agradezco por brindar generosamente su tiempo para este fin y por ser tan fotogénicos, especialmente a Scott, Eric, Jessie, KC, Lindsay, Enin, Sam y Jake. Lisa Nugent y su grupo del departamento de fotografía de la Universidad de New Hampshire son extremadamente talentosos, y sobrellevaron bien el hecho de tener que tratar con niños pequeños y entretenerlos mientras esperaban sus turnos.

Me gustaría también agradecer a mi esposo Ted por su amor, su paciencia y su apoyo. Fue gracias a su interés en mi trabajo, su entusiasmo, su ayuda con todas las tareas cotidianas que tiene un matrimonio que cría a tres niños activos y su sentido del humor que logré escribir este libro.

REVISORES

Joanne Jackson Foss, MS, OTR
Departamento de Terapia Ocupacional
University of Florida
Gainseville, FL

Michele Biro, MS, OTR/L
Kennedy Child Study Center
New York, NY

Bonnie J. Hacker, MHS, OTR/L
Terapeuta Ocupacional
Durham, NC

Tana L. Hadlock, MA, OTR
Departamento de Terapia Ocupacional
University of Texas, El Paso
El Paso, TX

Anita W. Mitchell, MS, OTR, BCP
The University of Tennessee Health Sciences Center
Memphis, TN

Kathi L. Adams, MS, OTR/L
División de Terapia Ocupacional
Shenandoah University
Winchester, VA

Rebecca Thomas, OTR
Terapeuta Ocupacional Pediátrica
Memphis, TN

Elizabeth Werner DeGrace, PhD, OTR/L
Departamento de Rehabilitación
University of Oklahoma
Oklahoma, OK

Cyndi Haynes, MEd, OTR/L
Programa de Terapia Ocupacional
Philadelphia University
Philadelphia, PA

JoKaren S. Werner, MA, OTR
Departamento de Terapia Ocupacional
Newman University
Wichita, KS

ÍNDICE

CAPÍTULO 4
HERRAMIENTAS DE EVALUACIÓN ESTANDARIZADAS

CAPÍTULO 5
ENTREVISTAS Y OBSERVACIONES 195

CAPÍTULO 6
TRABAJAR COMO MIEMBRO DE UN EQUIPO 223

CUADROS

CAPÍTULO 1

CAPÍTULO 2

CAPÍTULO 3

CAPÍTULO 4

CAPÍTULO 5

CAPÍTULO 6

APÉNDICE A

RECUADROS

CAPÍTULO 2

CAPÍTULO 3

CAPÍTULO 4

CAPÍTULO 5

CAPÍTULO 6

CAPÍTULO 7

APÉNDICE A

FIGURAS

CAPÍTULO 2

CAPÍTULO 3

CAPÍTULO 4

CAPÍTULO 5

CAPÍTULO 6

CAPÍTULO 7

APÉNDICE E

I

EVALUACIÓN PEDIÁTRICA DE TERAPIA OCUPACIONAL EN DISTINTOS ÁMBITOS Y SISTEMAS DE LA PRÁCTICA

INTRODUCCIÓN AL PROCESO DE EVALUACIÓN

La evaluación de Terapia Ocupacional es un conjunto de procedimientos y un proceso de pensamiento. A pesar DE que los términos de "evaluación" (*evaluation*) e "instrumento de evaluación" (*assessment*) se usan en forma intercambiable, en este libro se distinguirán, para que sean compatibles con las definiciones de la Asociación Americana de Terapia Ocupacional (AOTA) (Neistadt y Crepeau, 1998). Evaluación es el proceso de obtener e interpretar datos necesarios para la intervención; en cambio, instrumento de evaluación (*assessment*) se refiere al uso de un "instrumento" específico, como por ejemplo una prueba estandarizada. El conjunto de procedimientos involucrados en la evaluación pediátrica incluye la administración de instrumentos del desarrollo, funcionales y de habilidades específicas, estandarizados y no estandarizados; entrevistas y la conducción de observaciones de niños mientras participan en actividades apropiadas para la edad y en varios contextos y ámbitos (Stewart, 2000).

El proceso de pensamiento en la evaluación de terapia ocupacional pediátrica es similar al utilizado por los terapeutas en otras áreas de la práctica. Involucra una manera de pensar acerca de la información obtenida y cómo debiera interpretarse. Este proceso de pensamiento ayuda también a determinar qué información usted, como terapeuta ocupacional, todavía tiene que completar y cómo procederá a obtener esta nueva información. La acción de evaluar es un proceso mental a través del cual los terapeutas observan e interactúan constantemente con los clientes y sus familias para obtener una imagen clara de los problemas, fortalezas y prioridades, y comenzar a construir una hipótesis acerca de las estrategias de intervención posibles. Usted va a participar en el proceso de pensamiento de la evaluación durante los procedimientos de evaluación y durante todas las demás interacciones con los niños y con quienes usted esté trabajando. Así es, los practicantes de terapia ocupacional evalúan los problemas, puntos fuertes y progresos tanto durante las sesiones de evaluación como en las sesiones de intervención. El proceso de pensamiento es continuo, desde el primero hasta el último encuentro con el cliente.

El proceso de la evaluación de terapia ocupacional descrito en este libro está basado en el nuevo **Marco de referencia de la práctica de terapia ocupacional** adoptado por la AOTA (AOTA, 2002). Partes importantes de este documento relacionadas con la evaluación se encuentran incluidas en el Apéndice A.

Una de las primeras decisiones que usted necesita tomar a menudo es si la evaluación de terapia ocupacional es necesaria. Por lo tanto, en algunas ocasiones va ser necesario un **cribado** (tamiz, detección sistemática). Este cribado involucra reunir información preliminar con el único propósito de determinar si se requiere una evaluación. Las actividades involucradas en un cribado varían y pueden incluir: dirigir una entrevista por teléfono con uno de los padres o con la fuente de derivación, conducir una observación en la sala de clases, examinar algunos trabajos de clase, revisar las fichas médicas o educacionales o aplicar un instrumento de evaluación estandarizado diseñado como un instrumento de detección sistemática.

Lo que se destaca en este capítulo se centra en tres áreas que contribuyen de forma significativa al proceso de evaluación en pediatría y que proveen una base de información esencial para prepararlo en la evaluación de niños y de sus familias. La primera, discute el proceso de razonamiento clínico que guía su toma de decisiones a través del proceso de evaluación; la segunda, enfatiza la importancia de la familia, porque en pediatría, ambos, el niño y su familia, se consideran sus clientes. Las funciones de los miembros de la familia a través del proceso de evaluación se discuten en conjunto con los métodos para examinar el funcionamiento de la familia. La tercera, discute las características de los ámbitos y sistemas para la terapia ocupacional pediátrica. Si bien la filosofía básica de la Terapia Ocupacional, los principios de evaluación y la importancia de considerar tanto al niño como a su familia permanecen estables a través de los ámbitos de práctica, algunos de éstos presentan características únicas y determinan cómo las evaluaciones de terapia ocupacional se llevan a cabo. Los lugares de práctica más frecuentes para los terapeutas ocupacionales pediátricos incluyen 1) intervención temprana, programas de base comunitaria; 2) lugares de enseñanza preescolar y otros ámbitos escolares; 3) programas comunitarios de salud mental, programas residenciales y clínicas de atención ambulatoria y 4) servicios intrahospitalarios. Se presentan las características de estos ámbitos frecuentes de la práctica y cómo influyen en el proceso de evaluación de terapia ocupacional.

RAZONAMIENTO CLÍNICO

El razonamiento clínico es un proceso cognitivo multifacético utilizado por los terapeutas ocupacionales para planificar, dirigir, realizar y reflexionar acerca de los servicios a sus clientes (Schell, 1998). Es importante que usted utilice diferentes tipos de razonamiento clínico durante el proceso de pensamiento de la evaluación (Neistadt, 1998). El cuadro 1-1 define los diferentes tipos de razonamiento clínico y presenta ejemplos de cómo se utiliza cda uno de ellos durante la evaluación y la intervención de terapia ocupacional. Sus evaluaciones e intervenciones de terapia ocupacional serán más efectivas cuando utilice primero el razonamiento narrativo, porque la comprensión de la historia de vida del cliente (prioridades de la familia y del niño, preocupaciones, estilo de vida, antecedentes médicos, etc.) le ayudará a centrarse en lo que es más importante. El razonamiento narrativo le permite pensar acerca del niño y de la familia como únicos, como seres humanos, y no como un conjunto de problemas. La secuencia de evaluación sugerida en el capítulo 2 centra la atención en el cliente y utiliza el razonamiento narrativo durante todo el proceso para asegurar que las prioridades y necesidades del niño se registren de forma adecuada durante todo el proceso de evaluación.

El capítulo 2 también sugiere que se centre en el razonamiento de procedimientos usando un acercamiento de **evaluación de "arriba–abajo"** (Stewart, 2000). Con este acercamiento, usted comienza obteniendo información acerca de las necesidades, problemas y preocupaciones del niño relacionadas con las ocupaciones y actividades significativas de la vida. Esta información se utiliza para desarrollar un **perfil ocupacional** del niño (Marco de trabajo de la práctica de la terapia ocupacional) (AOTA, 2002) (véase apéndice A). Un perfil ocupacional describe la historia ocupacional de una persona, los patrones de la vida diaria, inte-

CUADRO 1-1 TIPOS DE RAZONAMIENTO CLÍNICO USADOS DURANTE LA EVALUACIÓN

Tipo de razonamiento clínico	Definiciones	Acciones del profesional	Contribuciones al proceso de evaluación
Narrativo	Comprende la historia ocupacional del niño; enfatizando sus actividades preferidas, hábitos, roles y prioridades familiares. También encierra la historia del niño y del terapeuta identificando cómo el terapeuta y el cliente trabajarán juntos para construir un futuro significativo para el niño y la familia.	Entrevistar al niño y a la familia acerca de las actividades de rutina, prácticas del niño, preferencias de actividad, escuela e historia social.	Se centra en los objetivos de la familia y del niño, incremento de la participación y la motivación; ayuda a construir el perfil ocupacional del niño.
Interactivo	Comprende un entendimiento de cuál es el significado de la enfermedad, y la discapacidad para el niño y la familia, es decir, la experiencia de la enfermedad del niño. También incluye la relación entre el terapeuta y los clientes.	Uso terapéutico de uno mismo; trabajar en colaboración con los niños y con la familia.	Incrementa la motivación y participación del niño y la satisfacción del niño y su familia. Asegura que la intervención sea divertida y satisfactoria para el niño.
De procedimientos	El proceso de definir los problemas relacionados con el diagnóstico del niño con: 1) sus actividades de la vida rutinaria, 2) las habilidades necesarias para desempeñar esas actividades y 3) los ambientes donde esas actividades ocurren, y luego seleccionar intervenciones apropiadas.	Evaluación de procedimientos y aplicación de los instrumentos de evaluación, análisis de actividad y uso de la actividad como modalidad terapéutica.	Identifica los problemas e intervenciones apropiadas de terapia ocupacional para manejar esos problemas.

Pragmático	Usado para considerar todo lo referente a aspectos prácticos que influyen en los servicios de terapia ocupacional: el ambiente y el sistema de intervención; los valores, los conocimientos y las habilidades del terapeuta y del equipo; los recursos sociales y financieros del cliente; y los materiales.	Conocimiento y control de los sistemas de reembolso, conocimiento de las políticas y regulaciones de los sistemas, efectos del ambiente en los clientes y conocimiento de los recursos del cliente.	Identifica opciones de intervención con toma de decisiones en colaboración para seleccionar la mejor intervención para el ámbito o la situación en cuestión. Planificación de la transición/alta.
Ético	Usado para elegir un curso de acción sólido moralmente con los clientes en el caso de que exista conflicto de intereses.	Atención continua en los objetivos del cliente y la relación con los objetivos de los cuidadores y proveedores. Seguir los estándares éticos de la AOTA.	Identifica intervenciones éticas para cualquier cliente. Práctica basada en la evidencia.
Condicional	Usado para revisar la intervención momento a momento para cumplir con las necesidades del cliente. Esta revisión se realiza considerando los contextos actuales y futuros del cliente.	Flexibilidad de los servicios de terapia ocupacional en cualquier sesión en particular.	Mejor participación del cliente. Resalta la importancia del análisis de actividad para descubrir el potencial terapéutico de todas las actividades.

AOTA, Asociación americana de terapia ocupacional.

reses, valores y necesidades. Desarrollar un perfil ocupacional involucra la identificación y luego el examen de las habilidades de los niños para desempeñarse en las actividades que son parte de sus vidas diarias, es decir, las actividades que ellos valoran y dan sentido a sus vidas (p. ej., el juego, las actividades escolares, las interacciones con los miembros de la familia, las tareas de autoayuda). La información para desarrollar un perfil ocupacional suele obtenerse a través de entrevistas con los cuidadores, con el niño y con otros miembros de la familia. Además, observar a los niños en acción –cuando desempeñan sus habilidades de autocuidado, juegan en el patio, interactúan con sus familiares y pares, y participan en actividades de la escuela de niños de edad escolar– son útiles para desarrollar perfiles ocupacionales. Éstos son esenciales para comprender las prioridades del niño y de su familia, y estas prioridades guían los servicios que usted, como el terapeuta ocupacional, por último ofrece.

La segunda etapa en el proceso de evaluación genera y prueba hipótesis que determinan los factores que apoyan o disminuyen la habilidad del niño para participar con éxito en sus ocupaciones de interés. Esta segunda etapa se ha llamado "análisis del desempeño ocupacional" (Marco de trabajo de la práctica de la AOTA) e involucra examinar las habilidades de los niños para llevar a cabo sus actividades diarias. El examen de los factores de los niños, como las habilidades motoras, de procesamiento o interacción básicas (algunas veces mencionadas como componentes del desempeño), y los instrumentos de evaluación que miden las demandas de la actividad y los factores contextuales son necesarios para ayudar a identificar por qué el niño presenta dificultad. Luego, las hipótesis generadas pueden explorarse con más detalle al aplicar instrumentos de evaluación formales para examinar los factores específicos de los niños (habilidades motoras, de procesamiento y de interacción) identificadas como áreas deficitarias posibles. Se incluye un cuadro que enumera los factores de los clientes en el Marco de trabajo de la práctica de terapia ocupacional (véase apéndice A).

Este abordaje de "arriba-abajo" le ayuda primero a identificar los problemas del desempeño funcional que concierne a los niños y a sus familias y luego, a identificar aquellos componentes de habilidad que parecen problemáticos. Una de las contribuciones más importantes de la terapia ocupacional al cuidado del cliente en pediatría es la identificación de barreras que impiden al niño realizar sus ocupaciones de interés y la implementación subsiguiente de estrategias para eliminar las barreras. Centrarse en las barreras más relevantes, correspondientes a los componentes de habilidad del niño o a los factores ambientales, permite que el proceso de evaluación sea más eficiente. Esta eficiencia es vital en el sistema de salud y educacional actual.

LA PARTICIPACIÓN DE LA FAMILIA EN EL PROCESO DE EVALUACIÓN

El proceso de evaluación de terapia ocupacional en pediatría es único debido a que los familiares del niño, en particular los cuidadores, son tan importantes (si no más en muchos casos) para el proceso de evaluación como el niño. De la misma manera en que usted establece la relación inicial con su cliente (el niño), el establecer esa relación y confianza con los padres del niño (también sus clientes) es esencial para proveer servicios efectivos de terapia ocupacional. Sobre todo porque los cuidadores del niño y su ambiente hogareño siempre tendrán un impacto mayor en el desarrollo y finalmente en su desempeño funcional que usted u otros profesionales involucrados en forma temporal (Baloueff, 1998). Sus recomendaciones serán integradas o no en la acción por los familiares. Por lo tanto, la naturaleza del equipo que usted crea con la familia y sus habilidades como terapeuta para fortalecerlos para que puedan llevar a cabo sus responsabilidades de cuidadores día tras día se deben reflejar a través de todo el proceso de evaluación y de intervención.

Hay guías y requerimientos específicos para padres y cuidadores en el proceso de evaluación e intervención incluidos en la legislación de servicios ofrecidos para la intervención temprana, y servicios preescolares y otros servicios basados en la escolaridad (Ley de educación de personas con discapacidad, *Individuals With Disabilities Education Act* [IDEA], 1997, partes B y C). Los servicios de intervención temprana (para niños menores de 3 años), que se describen más adelante, siguen el modelo centrado en la familia. En este modelo, los cuidadores son miembros centrales del equipo que ayudan en desarrollar todos los aspectos de los servicios entregados al niño. Sin embargo, es importante que usted, como el terapeuta ocupacional, sea sensible a las preocupaciones, necesidades y prioridades de los familiares independientemente del ámbito clínico.

Los roles específicos típicos de los cuidadores o padres y familiares durante el proceso de evaluación incluyen: 1) entrevistado o proveedor de información; 2) participante, que apoya y asiste al niño y a usted, el evaluador; 3) participante, al examinar aspectos del funcionamiento de la familia y la calidad de las interacciones entre los miembros de la familia y 4) colaborador en el intercambio de información (compartiendo y recibiendo), y en la resolución de problemas y en la toma de decisiones a través de todo el proceso de evaluación.

Como proveedor de información, los cuidadores a menudo entregan la historia médica del niño y pueden completar instrumentos de evaluación tipo cuestionarios, como un cuestionario del perfil sensorial, escalas de puntaje de comportamiento, o instrumentos de evaluación del funcionamiento. Es importante obtener información desde la perspectiva de los familiares acerca de las fortalezas y debilidades del niño, lo que le gusta y lo que le disgusta, y de las actividades y ambientes típicos. Las preocupaciones, prioridades, anhelos y sueños para el niño y para la unidad de la familia son piezas vitales de información para el desarrollo del perfil ocupacional del niño y para determinar áreas importantes que requieren de evaluación e intervención adicional. Los cuidadores son los que mejor conocen al niño. Por lo tanto, los cuidadores proveen gran cantidad de información a través del proceso de evaluación.

Un segundo rol es que los cuidadores, y a veces los hermanos, ayuden durante la implementación de actividades de evaluación, sobre todo en infantes y niños jóvenes que no puedan desempeñarse bien delante de extraños. Los instrumentos de evaluación para niños a menudo se diseñan para que los cuidadores puedan evaluar ítems de las pruebas. Según el objetivo de la evaluación, es importante observar el comportamiento del juego entre padres e hijo, el juego social con los hermanos y a los familiares participando de otras actividades de la vida diaria.

Tercero, es importante la comprensión del funcionamiento de la familia y del ambiente del hogar, desde la perspectiva de la influencia del sistema familiar en el desarrollo del niño. Los instrumentos de evaluación especialmente diseñados para el funcionamiento de la familia pueden completarse por sus mismos miembros, y las observaciones informales pueden ser importantes, así como las actividades de evaluación diseñadas para examinar las interacciones, los roles, las influencias culturales y los hábitos de la familia.

Por último, la práctica centrada en el cliente significa enfocar las necesidades y prioridades expresadas por sus clientes, es decir, el niño y sus familiares. Animar a los cuidadores y a los niños mayores a participar de forma activa del proceso de toma de decisiones para identificar otras áreas para mayor evaluación y para intercambiar información durante todo el proceso de evaluación ayuda a establecer *rapport* y a obtener información importante acerca de sus valores y los objetivos de la intervención. Es crucial que usted escuche sus ideas, preocupaciones y prioridades cuando comienza el proceso de planificación de la intervención junto con la familia.

CONSIDERACIONES DEL ÁMBITO Y DEL SISTEMA EN LA EVALUACIÓN PEDIÁTRICA

Intervención temprana, servicios centrados en la familia

Los apoyos federales para los servicios de intervención temprana se han priorizado porque la investigación actual indica que estos servicios son útiles en 1) promover resultados positivos del desarrollo y de la función en niños en riesgo de presentar problemas del desarrollo y 2) preparar a niños pequeños para que tengan éxito en el comienzo de sus años escolares. La parte C de IDEA (101-476, 1997) (véase apéndice B) se desarrolló para ayudar a la comunidad en la implementación de servicios de colaboración, multidisciplinarios y de organismos gubernamentales de intervención temprana de niños con discapacidad, desde el nacimiento hasta su segundo año, y para sus familias. Los servicios son entregados comúnmente en ámbitos naturales (con mayor frecuencia, el hogar) y mantienen una filosofía con orientación médica y centrada en la familia.

En la intervención temprana, usted evaluará comúnmente niños y sus familias en colaboración con otros profesionales como miembros de un equipo interdisciplinario o transdiciplinario (véase cap. 6). Con una filosofía centrada en la familia, las preocupaciones, fortalezas y prioridades de los padres deben tomarse en cuenta durante todo el proceso de evaluación, y durante el desarrollo e implementación del programa de intervención, que es denominado el plan de servicios individual de la familia (*Individual Family Service Plan*, IFSP). Las evaluaciones del equipo deben determinar elegibilidad de los servicios, que incluye el criterio siguiente: 1) riesgo establecido (niños con una discapacidad conocida, como síndrome de Down, 2) retrasos del desarrollo, medidos por instrumentos de evaluación del desarrollo estandarizados que sean apropiados y 3) en riesgo de problemas del desarrollo, lo que puede incluir factores de riesgo ambiental, como tener una madre adolescente sin pareja, y riesgos biológicos, como tener bajo peso al nacer. Los requerimientos de evaluación de la parte C de IDEA se incluyen en el cuadro 1-2.

El servicio centrado en la familia está basado en varios principios importantes. Se asume que los padres conocen mejor a sus hijos y quieren lo mejor para ellos. Todas las familias son distintas y especiales, y los familiares aportan perspectivas únicas e importantes durante el proceso de evaluación y durante toda la intervención. De la misma manera, el manejo del estrés y las capacidades de adaptación de la familia pueden afectar enormemente la habilidad del niño para funcionar (King y col., 1998).

CUADRO 1-2	LEY DE EDUCACIÓN DE PERSONAS CON DISCAPACIDAD, PARTE C: LACTANTES Y NIÑOS PEQUEÑOS DESDE EL NACIMIENTO HASTA LOS 3 AÑOS DE EDAD

Tema	**Descripción**
Elegibilidad	Un bebé o niño pequeño menor de tres años que necesita servicios de intervención temprana porque experimenta retrasos del desarrollo en una de las áreas o más del desarrollo cognitivo, físico, de comunicación, social, o emocional y en el desarrollo adaptativo, o tiene una condición física o mental diagnosticada, la que tiene una alta probabilidad de resultar en retraso del desarrollo; puede también incluir, a discreción de cada estado, bebés y niños pequeños en riesgo.
Servicios de TO	Servicios de apoyo para asistir al niño con discapacidad a beneficiarse de educación especial. TO es un servicio entregado por un terapeuta ocupacional calificado e incluye: 1) mejorar, desarrollar o restablecer funciones dañadas o perdidas a través de la enfermedad, lesión o privación ambiental; 2) mejorar la habilidad de desempeñar tareas para un funcionamiento independiente si las funciones están dañadas o perdidas y 3) prevenir, a través de la intervención temprana, el daño o la pérdida inicial o posterior de la función.
Políticas de evaluación	Un sistema estatal debe proveer: 1) una evaluación multidisciplinaria de las fortalezas y necesidades únicas del bebé o del niño pequeño e identificación de servicios apropiados para satisfacer esas necesidades; 2) una evaluación dirigida a las familias acerca de los recursos, prioridades y preocupaciones de la familia e identificación de los apoyos y servicios necesarios para mejorar la capacidad de la familia de satisfacer las necesidades del desarrollo del bebé o del niño pequeño y 3) revisión periódica de los IFSP una vez al año y revisión del plan cada 6 meses (o más frecuente cuando sea apropiado basado en las necesidades de los bebés, niños pequeños y las familias) y en un tiempo razonable después de finalizar la evaluación.
Programas de intervención	Un IFSP desarrollado por un equipo multidisciplinario, que incluya a los padres. El IFSP debe incluir los niveles actuales del desarrollo del niño; una evaluación dirigida a la familia acerca de recursos y prioridades, los resultados esperados del niño, y el criterio, procedimientos y cronología para determinar el grado en el que los progresos hacia los objetivos se están logrando; si las modificaciones y revisiones de los resultados o servicios son necesarios y debe establecer los servicios específicos de intervención, frecuencia, intensidad, y además arreglos de pagos, si fuera necesario.

IFSP, plan de servicio individual de la familia; TO, terapia ocupacional.

En el cuidado centrado en la familia, el profesional colabora con familia como un socio en lugar de ser el "experto". Los servicios están basados en las fortalezas de la familia, y culturalmente son sensibles y flexibles (Prelock y col., 1999).

Los padres han dejado en claro que los principios del cuidado centrado en la familia y las prácticas interdisciplinarias son más eficaces en cumplir con los desafíos que ellos y sus niños con discapacidad enfrentan y en apoyar sus vidas en los contextos que les son significativos: el hogar y la comunidad (Prelock y col., 1999). Un equipo interdisciplinario consiste en profesionales que proveen servicios más allá de su dominio específico, superponiendo roles e integrando el conocimiento para cubrir las necesidades multifacéticas de la familia (Prelock y col., 1999). Los familiares tienden a valorar la cooperación y organización profesional, y creen que un equipo de profesionales que brinda tantas perspectivas diferentes está más preparado para cumplir con las necesidades complejas de sus hijos con discapacidad (Prelock, 1999). El capítulo 6 brinda información en profundidad acerca de la conducción de evaluaciones de equipo.

Los niños pequeños con condiciones y trastornos mentales, como una falla en el desarrollo no orgánico, autismo, trastornos de apego, y trastornos de regulación multisistémica de infantes y de la niñez temprana, pueden ser abarcados también a través de programas de intervención temprana. Las utilidades de salud mental, como una historia de abuso de sustancias o de depresión, puede exponer a los niños pequeños al riesgo de problemas del desarrollo, negación o abuso, y por lo tanto, tales familias pueden también ser derivadas para evaluación e intervención de los equipos de intervención temprana.

A pesar de que la mayoría de los servicios de terapia ocupacional para niños desde el nacimiento a los 2 años de edad lo imparten programas de intervención temprana centrados en la familia que son subvencionados y dirigidos federalmente, no todos nuestros servicios se entregan bajo este sistema. Las evaluaciones de terapia ocupacional para este grupo etario también pueden conducirse en servicios intrahospitalarios, en clínicas médicas ambulatorias, en programas comunitarios de financiamiento privado, y en programas comunitarios y residenciales de salud mental.

Ámbitos educacionales: terapia ocupacional como un servicio relacionado

En los Estados Unidos, las evaluaciones para niños de edad escolar son a menudo obligatorias y en algún grado controladas por la legislación federal. El congreso aprobó leyes que incluyen diferentes partes y secciones. Algunas de las partes y secciones son especialmente relevantes para terapia ocupacional, mientras que otras son más relevantes para administradores y otros. Cada ley se califica "PL" por "Ley pública" y se le otorga un número y una fecha de cuándo el escrito fue aprobado. La legislación de mayor preocupación para los terapeutas ocupacionales que trabajan en escuelas incluye 1) la IDEA (PL 105-17) (IDEA, 1997), que es legislación educacional, y 2) la sección 504 de la Ley de Rehabilitación Vocacional de 1973, que, similar a la Ley de americanos con discapacidad, es legislación de derechos humanos.

Terapia ocupacional, como se define en la parte B de la IDEA (1997) (véase apéndice C), es un servicio relacionado que se brinda a estudiantes de edades entre 3 y 21 años que son elegibles para educación especial y que han sido identificados por tener necesidades de terapia ocupacional. Los terapeutas ocupacionales que trabajan en escuelas deben seguir las reglas establecidas en la IDEA. En este contexto, las evaluaciones de terapia ocupacional son implementadas por cualquiera de las siguientes razones: 1) para determinar la elegibilidad de servicios de un niño, 2) para determinar el nivel de funcionamiento de un niño (y su progreso) en cualquier número de actividades relevantes a la educación en diferentes momentos y 3) para ayudar en el desarrollo de programas educacionales individuales (*individual education programs*, IEP). Los terapeutas ocupacionales en las escuelas trabajan con niños que presentan todo tipo de minusvalía física, cognitiva, conductual y social.

Los terapeutas ocupacionales de escuelas, ya sea que se ubiquen en programas preescolares o en escuelas de nivel primario o secundario, trabajan en colaboración con otros miembros del equipo educacional, como profesores y profesores especiales y logopedas, para diseñar e implementar los IEP. Tal como en intervención temprana las evaluaciones suelen conducirse en colaboración con otros miembros del equipo, y la información acerca de cómo se conducen las evaluaciones en equipo y el rol del terapeuta ocupacional en este proceso se discute en detalle en el capítulo 6.

Es importante tener presente que los servicios de terapia ocupacional en las escuelas pueden cubrir solo esos factores del niño y las áreas de habilidad consideradas relevantes para la educación o que impactan en la habilidad del niño para participar en forma exitosa en las actividades escolares (IDEA 1997). Por ejemplo, en el área de las actividades de autocuidado o automantenimiento, los terapeutas ocupacionales pueden evaluar el nivel de independencia en el comedor, su habilidad para usar el baño en la escuela, y su capacidad de vestirse para salir al recreo o a clases de gimnasia. Abarcar la habilidad del niño para usar la tina de baño en la casa u organizar una rutina de autocuidado antes del colegio puede no ser considerada relevante desde el punto de vista educacional. Las intervenciones orientadas en el modelo médico, como actividades de terapia ocupacional para aumentar el rango articular luego de una lesión de la mano o usar técnicas de integración sensorial solamente en el contexto clínico (sin la aplicación en el ámbito educacional) son, a menudo, beneficiosas para ciertos niños, pero pueden no ser consideradas relevantes educacionalmente. Por lo tanto, estas intervenciones se llevan a cabo en el contexto clínico de orientación médica y raramente se pagan por el sistema educacional. Sin embargo, es frecuente que niños en edad escolar reciban servicios a través de varios ámbitos o sistemas.

Además de considerar la relevancia educacional, la IDEA estipula que todos los servicios de educación especial que incluyen terapia ocupacional deben entregarse dentro del ambiente menos restrictivo en donde los servicios del niño puedan ser proporcionados en forma eficaz. Este requerimiento desempeñó un papel importante en obtener un apoyo contundente para la educación inclusiva durante la década pasada. Esto significa que los servicios de educación especial sean entregados en la medida de lo posible en el ámbito de la clase habitual de los niños y en los contextos de las actividades típicas de la sala de clases. Es, por lo tanto, esencial que usted, como terapeuta ocupacional, evalúe de forma específica cómo el niño se desempeña en sus ambientes escolares e incluya observaciones del niño en la clase como parte de la evaluación. Las evaluaciones de terapia ocupacional bajo la IDEA también debería considerar aspectos del currículo del niño y la rutina diaria en la escuela, porque esta información ayuda a determinar las demandas ambientales y las expectativas puestas en el niño.

Como se mencionó antes, la IDEA, parte B, exige los servicios de educación especial para niños entre 3 y 21 años de edad, lo que incluye programas para niños de rangos de edad extrema: servicios preescolares, y programas prevocacionales, vocacionales u otra programación de día para adultos jóvenes con discapacidad. Los servicios para niños preescolares por lo general se llevan a cabo en programas preescolares de educación especial o en programas integrados localizados en escuelas públicas de formación básica, o los servicios se brindan en ámbitos preescolares comunitarios. Los estudiantes de 18 a 21 años pueden continuar en las escuelas de secundaria, con educación especial y servicios relacionados, o pueden ser ayudados por personal de las escuelas en programas y ámbitos comunitarios. Además, algunas veces escuelas del distrito contratan programas que están fuera del distrito del colegio, de agencias con fines de lucro o sin ellos, para brindar servicios a niños que viven dentro de sus distritos, en el caso de que estas escuelas no cuenten con los recursos o si las opciones de los programas relacionados se consideran apropiados para un estudiante en particular.

Las evaluaciones para el colegio se producen en tiempos designados. Primero, una evaluación inicial, para determinar la necesidad de servicios puede ocurrir en cualquier momento en el que el niño se acerque a los tres años de edad o más y se sospeche de tener dificultades en cualquier área del desarrollo. Se requieren, a menudo, instrumentos de evaluación estandarizados porque es más probable que éstos provean información diagnóstica y entreguen puntajes estandarizados del desempeño funcional. Los datos de los instrumentos de evaluación son útiles para tomar decisiones acertadas y para la codificación escolar (los niños elegibles para educación especial deben ser aptos al menos con un código educacional diagnóstico). Todos los niños que reciben servicios de educación especial deben tener una evaluación formal y abarcativa a los 6 años de edad y, luego, de ahí en adelante cada 3 años. Además, las evaluaciones anuales son necesarias específicamente por el desarrollo de los IEP. Las influencias específicas de las normas federales que dirigen las evaluaciones de la escuela se resumen en el cuadro 1-3, y las políticas y definiciones relevantes incluidas en la IDEA se entregan en los apéndices B y C.

Además de recibir servicios de educación especial a través de las normas establecidas en la IDEA, los servicios de terapia ocupacional para niños se pueden proveer a través de la legislación de los derechos civiles. Un "plan 504", que está basado en parte de la Ley de rehabilitación revisada de 1973, asegura que los estudiantes con discapacidad reciban igual acceso a las actividades (como las actividades escolares) en organizaciones públicas y privadas, y que se realicen las acomodaciones adecuadas para permitirle a los estudiantes acceder a dichas actividades (véase apéndice D). A usted le pueden solicitar dirigir evaluaciones de terapia ocupacional para determinar si el estudiante puede acceder a sus actividades deseadas y, si no, determinar qué acomodaciones serían necesarias para permitirle el acceso. Las evaluaciones relacionadas con la Sección 504 deben incluir evaluaciones contextuales (es decir, valuación del estudiante desempeñando las actividades que necesita hacer en la escuela en los ámbitos naturales), así como evaluaciones de las áreas de desempeño en esos contextos. Las características específicas de los servicios de terapia ocupacional bajo la Sección 504 se resumen en el cuadro 1-4, y las políticas y definiciones relevantes incluidas en la Sección 504 se suministran en el apéndice D.

CUADRO 1-3	LEY DE EDUCACIÓN PARA PERSONAS CON DISCAPACIDAD, PARTE B: NIÑOS PREESCOLARES Y ESCOLARES DE 3 A 21 AÑOS

Tema	Descripción
Elegibilidad	Un niño entre los 3 y 21 años identificado y codificado con una discapacidad, lo que significa que fue evaluado y tiene una o más de las siguientes actitudes: retraso mental; impedimentos auditivos, que incluyen la sordera; trastornos del lenguaje o el habla; impedimentos visuales, incluida la ceguera; alteraciones emocionales severas; impedimentos ortopédicos; autismo; lesión traumática cerebral; otros trastornos de la salud; una discapacidad de aprendizaje específica; sordera-ceguera; o discapacidades múltiples, y por lo tanto necesite educación especial y servicios relacionados.
Servicios de TO	Terapia ocupacional es un servicio de apoyo entregado por un terapeuta ocupacional, requerido para asistir al niño con alguna discapacidad para que se beneficie de la educación especial e incluye: 1) mejorar, desarrollar, o restablecer funciones dañadas o perdidas a través de la enfermedad, lesión o privación; 2) mejorar la habilidad de desempeñar tareas para un funcionamiento independiente si las funciones están dañadas o perdidas y 3) prevenir, a través de la intervención temprana, daño o pérdida inicial o posterior de la función. Los servicios pueden ser entregados indirectamente, a través de asesoría, supervisión y monitoreo de otros, o directamente en sesiones grupales o individuales.
Políticas de evaluación	En general, una agencia educacional estatal o local debe conducir una evaluación inicial completa e individual antes del comienzo de la educación especial y de los servicios relacionados al niño con discapacidad. Esta evaluación inicial del niño debe determinar si éste tiene una discapacidad y debe identificar las necesidades educacionales del niño. Una agencia educacional local debe asegurar que la reevaluación del niño con discapacidad se realice si las condiciones lo ameritan, si los padres o profesores la solicitan, o, por lo menos, una vez cada 3 años. La agencia educacional local debe informar a la familia describiendo cualquier procedimiento de evaluación que la agencia proponga: al conducir la evaluación, la agencia educacional local debe: 1)usar una variedad de instrumentos de evaluación y estrategias para obtener información relevante funcional y del desarrollo; 2) incluir información entregada por los padres que ayude a determinar si el niño tiene una discapacidad; 3) incluir información útil para determinar el contenido del IEP del niño, incluida información relacionada para facilitar que el niño se involucre en el currículo general o

(continúa)

CUADRO 1-3	LEY DE EDUCACIÓN PARA PERSONAS CON DISCAPACIDAD, PARTE B: NIÑOS PREESCOLARES Y ESCOLARES DE 3 A 21 AÑOS *(Continuación)*
Tema	**Descripción**
Políticas de evaluación	para niños preescolares, para que participe en actividades apropiadas; 4) no usar cualquier procedimiento aislado, como único criterio para determinar si el niño tiene una discapacidad o para determinar un programa educacional para el niño y 5) usar instrumentos sonoros de evaluación técnicos conocidos que puedan evaluar la contribución relativa de factores cognitivos o conductuales además de factores físicos o del desarrollo.
Programas de evaluación	Un IEP escrito desarrollado por un equipo educacional, que incluye el profesor de la clase, los padres y el niño cuando sea apropiado. El IEP debe incluir el nivel del desempeño educacional del estudiante, metas anuales y objetivos medibles a corto plazo, la educación especial y servicios relacionados que serán implementados, y la duración y localización de los servicios, fechas de iniciación y el tiempo de duración de los servicios en forma anticipada, procedimientos de evaluación y horarios de obtención de datos para determinar si los objetivos se cumplen, y los servicios de transición para niños de 12 años en adelante.

IEP, programa educacional individual; TO, terapia ocupacional.

Programas comunitarios ambulatorios, residencias y clínicas ambulatorias

Como parte de un hospital de niños o un hospital de rehabilitación, las clínicas ambulatorias multidisciplinarias están, algunas veces, disponibles para niños con condiciones crónicas específicas, como parálisis cerebral, artritis reumatoide juvenil o distrofias musculares. Algunas clínicas también están diseñadas para atender problemas específicos, como disfagia (trastornos de la alimentación y de la deglución) y necesidades de adaptaciones tecnológicas (incluidas evaluaciones de silla de ruedas, necesidades computacionales y de comunicación aumentada). El papel más importante de los terapeutas ocupacionales en estos lugares es, a menudo, el de evaluación y asesoramiento acerca de las necesidades de la programación. Los servicios directos, por ejemplo, una vez por semana, pueden también realizarse a corto plazo. Algunas veces los terapeu-

CUADRO 1-4	SERVICIOS ESCOLARES BAJO LA SECCIÓN 504 DE LA LEY DE REHABILITACIÓN VOCACIONAL
Tema	**Descripción**
Elegibilidad	Una persona con una discapacidad que requiere adaptaciones moderadas para participar en las actividades de la vida importante (actividades escolares y del entorno) o tener igual acceso a las que se otorgan tanto por los sectores públicos como por los sectores privados.
Servicios de TO	Puede ser el apoyo o servicio más importante requerido para evaluar y determinar las necesidades de adaptaciones de los estudiantes con discapacidad para facilitarles la participación completa en las actividades escolares; puede involucrar el desarrollo de un plan de servicio 504, y su implementación y monitoreo.
Políticas de evaluación	Es necesario que la documentación escrita describa la discapacidad del estudiante, el impacto de la discapacidad sobre la habilidad del estudiante para realizar actividades escolares, y las adaptaciones necesarias para permitirle participar completamente de las actividades escolares.
Programas de intervención	Un plan escrito 504 que determine las adaptaciones que son necesarias y cómo se proveerán.

TO, terapia ocupacional.

tas que trabajan en estas clínicas actúan como asesores de otros terapeutas que trabajan con mayor regularidad con niños, como los terapeutas ocupacionales que trabajan en escuelas.

Las clínicas comunitarias de pediatría también están disponibles para proveer intervenciones especializadas, como intervenciones de integración sensorial o programas para niños y adolescentes con discapacidad o problemas psicosociales y emocionales. A menudo, estas clínicas, programas, o terapeutas que trabajan en áreas de especialización son contratados por las agencias escolares o programas de intervención temprana para proveer servicios especializados que ellos no pueden ofrecer en sus distritos. El porcentaje de terapeutas ocupacionales que trabajan específicamente en salud mental de niños es relativamente pequeño (aproximadamente el 10% de los practicantes, encuesta de miembros de la AOTA, 1990), a pesar de que tenemos una riqueza de habilidades para otorgar servicios en el área de salud mental. Los servicios de terapia ocupacional ambulatorios se brindan a través de varios tipos diferentes de ámbitos, como clínicas generales, centros comunitarios de salud mental y programas ambulatorios de los hospitales. Fuentes de financiamiento incluyen Medicaid, proyectos federales, seguros de salud y pago privado. En 1992 el congreso autorizó el Centro comunitario integral de salud mental para niños y sus familias. Este programa federal provee financiamiento a agencias estatales para organizar y entregar servicios de salud mental para niños y familias.

Los centros residenciales de tratamiento son otro tipo de ámbito disponible para niños con problemas significativos de salud mental y conductual. A pesar de que estos lugares no atienden comúnmente problemas agudos, los programas residenciales proveen mayor estructura, restricciones y seguridad que los programas de día. El tiempo de estadía en programas residenciales de tratamiento varía tremendamente desde semanas a varios años con el objetivo de preparar a niños y a adolescentes para el regreso exitoso a la comunidad y a sus familias. Los programas educacionales se brindan con mayor frecuencia dentro de estos lugares, a pesar de que algunas veces los niños puedan asistir a otros colegios privados o públicos. En las residencias, los terapeutas ocupacionales pueden brindar servicios relacionados como parte del IEP del niño (a través de la legislación de IDEA) o pueden implementar evaluaciones e intervenciones a través de los sistemas médicos y de salud mental.

La práctica privada es otra opción para los terapeutas. Pueden establecer su propia práctica y entregar servicios a los niños y a sus familias en forma ambulatoria. También pueden contratar sus servicios a programas de intervención temprana, programas escolares u otros programas comunitarios. El reembolso de los servicios de terapia ocupacional entregados en clínicas pediátricas privadas puede obtenerse a través de acuerdos contractuales con agencias, como los sistemas escolares, o de seguros de salud, de pago privado y Medicaid. Cada una de estas fuentes de pago tiene sus propias regulaciones y políticas con respecto a los procedimientos y requerimientos de reembolso. Relacionadas de forma específica con las evaluaciones, algunas compañías de seguros de salud, por ejemplo, pueden requerir que usted sea un miembro de su red para pagar por los servicios, algunas pueden requerir autorización previa y algunas pueden reembolsar solo por ciertos tipos de códigos de diagnóstico y procedimientos de evaluación. Los códigos de diagnóstico y de evaluación utilizados con más frecuencia para reembolso de las evaluaciones de terapia ocupacional por las compañías de seguro médico, incluidas las organizaciones de mantenimiento de la salud, se presentan en

CUADRO 1-5 CÓDIGOS FRECUENTES DEL CIE-9 Y CPT PARA EL COBRO DE LOS SERVICIOS DE TERAPIA OCUPACIONAL PEDIÁTRICA[a]

Códigos de la CIE-9 (diagnóstico)	**Códigos de la CPT (Servicios de TO)**
299.0 Autismo	96110 Pruebas del desarrollo
315.4 Trastorno de la coordinación (del desarrollo)	96115 Examen del estatus de comportamiento neurológico
314 Trastorno con déficit de atención e hiperactividad	97110 Ejercicio terapéutico
315.8 Retraso del desarrollo (específico)	97112 Reeducación neuromuscular
315.9 Retraso del desarrollo (inespecífico)	97530 Actividades terapéuticas
348.3 Encefalopatía	97535 Autocuidado/AVD
343.9 Parálisis cerebral	97533 Técnicas de integración sensorial
349.9 Trastorno inespecífico del sistema nervioso	
758.0 Síndrome de Down	
768.9 Hemorragia intracraneana	
312.8 Trastorno conductual	
313.81 Trastorno negativista desafiante	
309.21 Trastorno de ansiedad por separación	

[a] Éste no es un listado completo; los códigos se actualizan periódicamente.
AVD, actividades de la vida diaria; CPT, Terminología de Procedimientos Actualizada, CIE-9, Clasificación Internacional de Enfermedades, novena revisión; TO, terapia ocupacional.

el cuadro 1-5. Por lo tanto, antes de conducir evaluaciones de terapia ocupacional en las clínicas ambulatorias es esencial que se familiarice con las políticas de cobro y de reembolso, y que esté preparado para seguir cualquier procedimiento que sea requerido por la agencia a la que se le cobra por los servicios. Estos códigos se actualizan con frecuencia, por lo que necesitará mantenerse informado de forma regular.

Servicios intrahospitalarios

Los terapeutas ocupacionales, a menudo, proveen servicios en una variedad de ámbitos y programas de los hospitales que incluyen las unidades de cuidados intensivos neonatales y otras guarderías de cuidado especial, atención de agudos, programas de salud mental y servicios de rehabilitación de niños. Trabajan, en general, como miembros del equipo multidisciplinario. Esto significa que los terapeutas ocupacionales realizan sus evaluaciones individuales y colaboran con otros miembros del equipo de forma regular o informal para compartir información y para desarrollar programas integrales y eficientes (Sparling, 1980).

Los programas de hospital tienen sus propias políticas y procedimientos para ser seguidos en relación con la evaluación de terapia ocupacional. Por ejemplo, pueden haber estipulaciones de tiempo en relación a cuán rápido deben completarse las evaluaciones y estar disponibles en la ficha médica desde el momento que la derivación se recibe. Procedimientos y guías específicas pueden proveerse para documentar una evaluación, y algunas veces, se deben completar registros de evaluación específicos como parte del proceso de evaluación. Los servicios de terapia ocupacional en programas de hospitales pediátricos son casi siempre iniciados a través de las órdenes del médico. Fuentes múltiples de datos, que incluyen la revisión de las fichas médicas, el uso de pruebas estandarizadas y no estandarizadas, observaciones funcionales y entrevistas, son normalmente utilizadas en el proceso de evaluación. El propósito principal de las evaluaciones es determinar el nivel de funcionamiento, establecer necesidades de programación y, en algunos casos, obtener información diagnóstica.

Es su responsabilidad como terapeuta estar al tanto y seguir las políticas y procedimientos en el hospital donde usted trabaja. Los servicios de un hospital pediátrico se financian por diferentes seguros de salud, que incluyen compañías privadas de seguro, organizaciones de mantenimiento de la salud y Medicaid. Puede ser necesaria la autorización previa para los servicios de evaluación de terapia ocupacional, y si un terapeuta ocupacional recomienda los servicios se debe proveer de evidencia en la evaluación correspondiente de la necesidad médica de la intervención y de los resultados funcionales o potencial de rehabilitación predecibles.

Desde el punto de vista histórico, los niños que requieren de servicios de rehabilitación, por ejemplo, por traumatismo cerebral o una lesión de la médula espinal, permanecían en el hospital por meses e incluso años en algunos casos extremos (Dungeon, 2000). En la actualidad, los programas basados en la escuela y otros centros comunitarios, y programas y apoyos implementados en el hogar han reemplazado muchos de los papeles de rehabilitación de los terapeutas en los programas de los hospitales. Por lo tanto, los programas de hospitales enfatizan hoy las fases más agudas de la enfermedad o lesión, o la evaluación y el tratamiento de niños con condiciones médicas más raras y complejas.

Los niños derivados a sus servicios dentro del hospital pueden, por lo tanto, estar médicamente frágiles debido a la naturaleza aguda de sus entidades médicas. El cuidado debe realizarse durante la evaluación chequeando los signos vitales como el ritmo respiratorio y cardíaco, siguiendo indicaciones para prevenir la expansión de una infección, y siguiendo cualquier otra precaución. Antes de comenzar su evaluación con un niño hospitalizado, se recomienda que usted hable con la enfermera del niño para obtener información actualizada acerca del estado médico del niño y procedimientos de prevención médica que se necesiten seguir.

RESUMEN

Este capítulo introdujo la evaluación del terapeuta ocupacional como un proceso centrado en el cliente, y un proceso "arriba-abajo". El proceso comienza con el desarrollo de un perfil ocupacional del niño y luego continúa con la evaluación de actividades para descubrir los factores que limitan y que promueven la habilidad del niño de participar con éxito en ocupaciones diarias de su interés. Se presentó la relación entre el razonamiento clínico y la evaluación, y se presentó el Marco de trabajo de la práctica de la AOTA como la base del proceso de evaluación descrito en este libro. Los familiares se presentaron como nuestros clientes en conjunto con el niño derivado a nuestros servicios, y se explicaron las importantes funciones de los familiares a través de todo el proceso de evaluación pediátrica. Por último, se describieron los diferentes ámbitos de práctica y sistemas en donde los terapeutas ocupacionales trabajan más comúnmente, entre los que se incluyen intervención temprana, programas comunitarios centrados en la familia, ámbitos educacionales, residencias, clínicas ambulatorias y programas dentro del hospital. Se discutieron las características específicas de los ámbitos y sistemas, como las leyes de educación especial y los aspectos relacionados con reembolso de los seguros de salud, que impactan directamente sobre el proceso de evaluación.

El próximo capítulo provee un marco de trabajo de guía para ayudarle a seguir el proceso de evaluación paso a paso, con descripciones detalladas de las acciones que deben realizarse en cada paso.

Bibliografía

American Occupational Therapy Association (2002). Occupational Therapy Practice Framework: Domain and process. *American Journal of Occupational Therapy, 56*, 609-639.

Baloueff, O. (1998). Introduction to the pediatric population. En M.E. Neistadt & E.B. Crepeau (Eds.), *Willard & Spackman's occupational therapy* (9th ed., pp. 569-575). Philadelphia, PA: Lippincott Williams & Wilkins.

Dungeon. B. (2001). Pediatric rehabilitation. En J. Case-Smith (Ed.), *Occupational therapy for children* (4th ed, pp. 843-863).

Individuals With Disabilities Education Act (IDEA) Amendments of 1997 (Pub L No.105-17), USC 1400.

King, G., Law, M., King, S., & Rosenbaum P (1998). Parents' and service providers' perceptions of the family-centeredness of children's rehabilitation services. *Physical and Occupational Therapy in Pediatrics, 18*(1), 21-37.

Neistadt, M. (1998). Teaching clinical reasoning as a thinking frame. *American Journal of Occupational Therapy, 52*, (3), 221-229.

Neistadt, M. & Crepeau, E.B. (1998). Glossary. En M.E. Neistadt & E.B. Crepeau (Eds.), *Willard & Spackman's occupational therapy* (9th ed., pp. 866-873). Philadelphia, P.A: Lippincott Williams & Wilkins.

Prelock, P.A., J. Beatson, Contompasis, S.H. & Bishop, K.K. (1999). A model for family-centered interdisciplinary practice in the community. *Topics in Language Dissorders*, 19(3), 36-51.

Schell, B. (1998). Clinical reasoning: The basis of practice. En M.E. Neistadt & E.B. Crepeau (Eds.), *Willard & Spackman's occupational therapy* (9th ed., pp. 90-100). Philadelphia, PA: Lippincott Williams & Wilkins.

Sparling, J. W. (1980). The transdisciplinary approach with the developmentally delayed child. *Physical and Occupational Therapy in Pediatrics*, 1(2), 3-16.

Stewart, K. B. (2001). Purposes, processes and methods of evaluation. En J. Case-Smith (Ed.), *Occupational therapy for children* (4th ed, pp. 190-213).

2

GUÍA PARA LA EVALUACIÓN

INTRODUCCIÓN

La **evaluación** es el proceso de reunir e interpretar información acerca de los niños y de sus familias. Las evaluaciones se realizan por muchas razones, como arribar a un diagnóstico, evaluar el progreso o para investigar y programar los propósitos de la evaluación. Este capítulo presenta el proceso de evaluación para determinar como se seleciona a un niño, y la necesidad de servicios adicionales de terapia ocupacional para planificar un programa. De acuerdo con el **Marco de trabajo de la práctica de terapia ocupacional de la Asociación Americana de Terapia Ocupacional** (AOTA, 2002) (véase apéndice A), el proceso de evaluación consiste en dos partes principales: 1) el **desarrollo de un perfil ocupacional** y 2) el **análisis del desempeño ocupacional.** El primero describe a la persona y sus ocupaciones; el segundo involucra el examen de las habilidades del desempeño (motoras, de procesamiento y de comunicación) y los factores del cliente (función del cuerpo y estructuras) que apoyan el desempeño ocupacional. Además de los factores del cliente, el análisis del desempeño ocupacional implica el examen de las demandas específicas de las actividades y de los contextos en los que se desempeñan en forma habitual las actividades y ocupaciones.

Es importante que usted esté al tanto del lenguaje adoptado por la Organización Mundial de la Salud (OMS) para definir varios niveles del funcionamiento humano, porque éste fue el lenguaje que la AOTA incorporó en su Marco de trabajo de la práctica. Este lenguaje provee un sistema de comprensión y comunicación útil, consistente a nivel nacional e internacional acerca de temas de importancia relacionados con las competencias funcionales de las personas con discapacidad. El propósito de la Clasificación Internacional de Impedimentos, Actividades y Participación (ICIDH-2) (OMS, 1998) es clasificar el funcionamiento humano a nivel del cuerpo, de la persona en su totalidad, y de la persona en su contexto social y físico. Las consideraciones de "participación" y "actividades" del ICIDH-2 reflejan en su mayoría las recomendaciones de la AOTA: que usted desarrolle primero el perfil ocupacional del niño, y que los factores ambientales y las demandas de la actividad deben considerarse en la evaluación de la habilidad de alguien para participar en una actividad significativa. La evaluación de la "función del cuerpo" y de la "estructura del cuerpo", como se define en el ICIDH-2 comprende los factores de la persona que pueden considerarse importantes para una evaluación adicional durante el análisis del desempeño ocupacional. Las definiciones específicas para los conceptos principales del ICIDH-2, y las relaciones entre la terminología del ICIDH-2, la terminología uniforme de la AOTA (AOTA, 1994), y la usada en el Marco de trabajo de la práctica de la AOTA, se encuentran incluidas en el apéndice E. Las actualizaciones del nuevo lenguaje del ICIDH-2 se pueden encontrar en el sitio www.who.int/icidh.

La figura 2-1 describe las etapas que usted seguirá cuando dirija sus evaluaciones después de recibir la derivación. El resto del material de este capítulo brinda información detallada correspondiente a cada una de las etapas.

ETAPAS EN EL PROCESO DE LA EVALUACIÓN

ETAPA 1 Reúna información básica relevante

La cantidad y el tipo de información básica disponible varía de forma significativa según el ámbito. Por ejemplo, en los hospitales tendrá la ficha clínica para revisar, y en las escuelas puede tener una ficha de educación especial donde consultar si el estudiante recibió educación especial en el pasado. La cantidad de información entregada como parte de la derivación también es variable. Por ejemplo, usted puede recibir una derivación dentro de un hospital que solo diga "evaluación y tratamiento de terapia ocupacional", con nombre, sexo, edad, diagnóstico y número de habitación. En una escuela, puede recibir una derivación que diga, "evaluación y tratamiento de dificultades motoras finas; el niño actualmente recibe educación especial por problemas de aprendizaje".

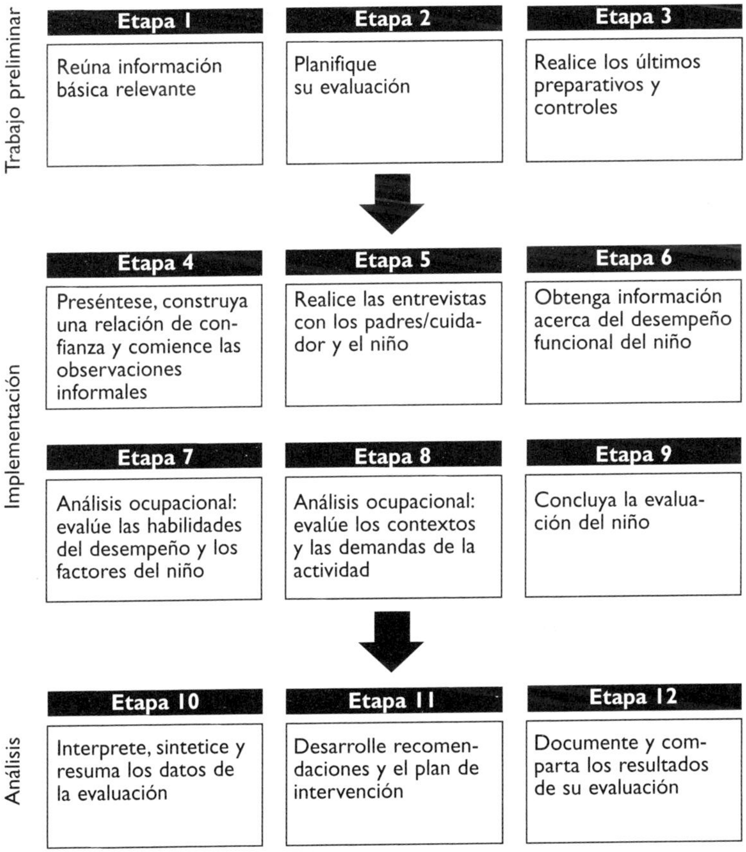

Fig. 2-1 El proceso de evaluación de terapia ocupacional de 12 etapas.

Si la naturaleza de los problemas del niño o los motivos de la derivación son confusas, es importante que obtenga más datos de la fuente de derivación. Por lo menos usted debe conocer las razones de la derivación y debe estar al tanto de los problemas más importantes, que motivaron la derivación. Esta aclaración a menudo requiere una entrevista telefónica con la fuente de la derivación (un padre, un profesor o un médico). Obtener esta información básica puede considerarse también como parte del cribado para determinar si la derivación para la evaluación de terapia ocupacional es apropiada y necesaria.

La descodificación del diagnóstico o nivel educacional brinda algo de información inicial acerca de problemas comunes asociados con el diagnóstico, o acerca de precauciones que deben tomarse en cuenta durante su evaluación. Las fichas médicas también sirven para identificar evaluaciones y herramientas de evaluación ya utilizadas y el tiempo de su uso. La información acerca de la capacidad del niño para separarse de sus padres, o desempeñarse ante extraños, acerca de sus gustos y desagrados, o su habilidad para sentarse a la mesa y seguir instrucciones (necesario para implementar muchas herramientas de evaluación estandarizados), es muy útil para planificar las actividades de su evaluación.

Las fuentes comunes de **información de preevaluación** incluyen 1) fichas médicas, 2) fichas escolares, 3) informes de otros profesionales (personal médico o docente) que han visto al niño, 4) entrevistas con los padres u otros cuidadores y 5) entrevistas con la fuente de derivación, profesor o médico. Es esencial obtener información acerca del diagnóstico del niño, de los problemas presentados y de las razones de la derivación antes de verlo. También es importante obtener en algún punto del proceso de evaluación, una información más detallada acerca de los antecedentes médicos del niño, de su nacimiento, sus etapas del desarrollo (como sentarse y caminar) y participación de cualquier servicio médico o servicios y programas de educación especial pasados o presentes. Las entrevistas para obtener estos datos pueden realizarse antes de ver al niño, durante la sesión de evaluación, o después de ella. El capítulo 5 aporta información más detallada acerca de cómo entrevistar al cliente.

ETAPA 2 Planifique su evaluación

Planificar su evaluación involucra concertar una cita para ver al niño y seleccionar las herramientas de evaluación, materiales y actividades que usará. Es importante que usted programe un horario cómodo para el niño y para otras personas que participan o que contribuyen con la evaluación. Estos "otros" pueden incluir personal de enfermería, profesores y, por supuesto, los padres. Es importante considerar el momento del día, los horarios del niño y de la familia, etc., cuando se busca un horario que sea conveniente para todas las partes involucradas y que ayudará a optimizar la información recogida con la evaluación. Puede también haber reglas legales e institucionales que indiquen la duración de su evaluación de terapia ocupacional después de recibir la derivación.

La selección de las herramientas de evaluación, actividades, herramientas y materiales requiere de mucho razonamiento clínico, y es una de las partes más difíciles del proceso porque usted tiene que considerar muchos factores (p. ej., características del niño y de la familia, propósito de la evaluación, sus habilidades y el ambiente) cuando crea su plan de evaluación. Hay tres tipos de evaluación disponibles: 1) aplicación de las herramientas de evaluación estandarizadas; 2) procedimientos, observaciones y entrevistas no estandarizados, pero sí formales y 3) observaciones informales, que incluyan observaciones habituales. Probablemente para la mayoría de las evaluaciones usted usará todos estos procedimientos. En el capítulo cuatro se entrega información detallada para evaluar, seleccionar y usar herramientas de evaluación estandarizadas, relacionadas con la normalidad y con un criterio de puntación. El capítulo 5 cubre los procedimientos de herramientas no estandarizadas en mayor profundidad, que incluyen entrevistar y conducir observaciones formales e informales, y sistemáticas.

Dentro de la planificación del proceso de evaluación, también es importante considerar el desarrollo normal (véase cap. 3). Esta información le ayuda a 1) formular preguntas apropiadas en la entrevista, 2) seleccionar juguetes y actividades apropiadas para la evaluación, 3) obtener un conocimiento profundo acerca de las maneras eficaces de acercarse a los niños de varias edades y niveles de desarrollo y 4) interpretar los datos de la evaluación.

Usted considerará diferentes factores a medida que participa del proceso de razonamiento clínico a través de la planificación y etapas de preparación de su evaluación (véase cuadro 1-2). En los cuadros 2-1 a 2-4 se presentan ejemplos de planes de evaluación que pueden ser utilizados con niños de varias edades y con cierto diagnóstico o problemas derivados en diferentes ámbitos de la práctica. Sin embargo, es importante que usted comprenda que cada niño derivado viene con una única combinación de características individuales y contextuales que influirán en sus decisiones durante la planificación de las actividades de evaluación. Algunas veces deberá conducir sus actividades de evaluación en más de una sesión, y a menudo en más de un ámbito. No hay un conjunto perfecto de actividades que funcione para todos los niños con un diagnóstico o con desafíos específicos. Por lo tanto, la planificación cuidadosa es crucial para todas sus evaluaciones.

CUADRO 2-1 EJEMPLO DE PLANES DE EVALUACIÓN PARA PACIENTES INTERNADOS

Ámbito/edad/ diagnóstico	Instrumentos de evaluación estandarizados	Procedimientos no estandarizados
Unidad de cuidados intensivos neonatal/31 semanas de gestación/ prematurez, displasia broncopulmonar	NAPFI (Dubowitz y Dubowitz, 1981)	Antecedentes médicos incluido antecedentes prenatales de la madre; antecedentes perinatales del bebé, cuadro clínico actual (equipamiento, alimentación, medicamentos, homeostasis, precauciones); entrevista a enfermería; observar estado de regulación, incluyendo el nivel de alerta, orientación auditiva y visual, llanto y consuelo; alimentación, tono muscular, postura, patrones de movimiento y reflejos específicos; entrevista con los padres, observación de la interacción de los padres con el bebé
Unidad de rehabilitación/5 años de edad/traumatismo cerebral; alerta	Wee-FIM (Hamilton y Granger, 1991); MVPT-R (Colarussi y Hammill, 1995); Ranchos LOCF-r (Hagen, 1998)	Entrevista con enfermería, con los padres y con el niño; reunir información acerca de los intereses, actividades y programa escolar del niño; observar AVD instrumentales; función neuromuscular (tono, patrones de movimiento, fuerza, equilibrio, coordinación, habilidades motoras gruesas y motoras finas); observar habilidades de procesamiento y de comunicación durante las AVD instrumentales y el juego, que incluyan funciones mentales globales y específicas y comportamiento

(Continúa)

ETAPA 3 Realice los últimos preparativos y controles

Algunos **preparativos o consideraciones de último minuto** son necesarios antes de la evaluación, y varían de acuerdo con su lugar de traba-

CUADRO 2-1	EJEMPLO DE PLANES DE EVALUACIÓN PARA PACIENTES INTERNADOS *(Continuación)*

Ámbito/edad/ diagnóstico	Instrumentos de evaluación estandarizados	Procedimientos no estandarizados
Unidad de rehabilitación/17 años de edad/lesión de la médula espinal C5-6	COPM (Law y col., 1994)	Entrevista con la persona y con los miembros de la familia, realizar pruebas formales de función sensorial; realizar pruebas de movimiento funcional, amplitud del movimiento articular y fuerza muscular manual, observar el funcionamiento de la persona en AVD instrumentales, evaluar por tecnología alta o baja, que incluya la necesidad de silla de ruedas automática y otros instrumentos de adaptación para asistir en las AVD instrumentales y en la participación en ocupaciones deseadas
Unidad de salud mental/14 años de edad/anorexia nerviosa	Instrumentos de evaluación del rol del adolescente (Black, 1976); AMPS (Fisher, 1994)	Entrevista con el niño y con los padres; obtener información acerca de la autoestima y autocontrol del niño; dibujo expresivo de una persona; manejo del tiempo y horario de actividades; observaciones durante las actividades sociales y de ocio, y durante el momento de la alimentación

AMPS, Instrumento de evaluación de habilidades motoras y de procesamiento; COPM, Medición canadiense del desempeño ocupacional; AVD instrumentales, actividades de la vida diaria instrumentales; MVPT, Prueba de percepción visual no motora; NAPFI, Instrumento de evaluación del bebé de pretérmino y término; Ranchos LOCF-r, Niveles de función cognitiva de Ranchos-revisada; Wee-FIM, Medición de la independencia funcional para niños.

jo y de la situación específica. En todos los casos usted necesitará obtener materiales de evaluación y formularios de registro. En una clínica quizá necesita preparar el ambiente para la prueba y organizar los materiales. Si su cliente está hospitalizado, debe chequear con el personal de

CUADRO 2-2 EJEMPLO DE PLANES DE EVALUACIÓN PARA CLÍNICAS AMBULATORIAS

Ámbito/edad/ diagnóstico	Instrumentos de evaluación estandarizados	Procedimientos no estandarizados
Clínica especializada en trastornos de IS/7 años de edad/DCD	SIPT (Ayres, 1989); Perfil sensorial (Dunn, 1999); TVMS-R (Gardner, 1995)	Entrevistas con cuidadores, con profesor y con el niño, con hincapié en sus preocupaciones por el desempeño ocupacional y los intereses del niño, y las prioridades de los padres/hijo; observaciones de las habilidades motoras gruesas y finas durante el juego y en las actividades relacionadas con la escuela; observaciones formales del tono muscular, control postural, equilibrio y coordinación
Clínica del desarrollo del niño/4 años de edad/síndrome de Down	PDMS-2 (Folio y Fewell, 2000); Vineland ABS (Sparrow y col., 1984); Perfil sensorial (Dunn, 1999)	Entrevista con el cuidador; observaciones de las habilidades motoras, de procesamiento y de comunicación del niño durante las AVD instrumentales, que incluyan alimentación y vestido, y durante el juego
Clínica de parálisis cerebral/16 años de edad/cuadriplejía espástica, crisis epilépticas, retraso mental	COPM (Law y col., 1994); Escala de ajuste persona-ambiente (Coulton, 1979)	Entrevistas con el cuidador y con el profesor; revisión de las fichas médicas relevantes y programas actuales; observaciones en la sala de clases, evaluación de habilidades motoras a través de observaciones clínicas formales de la movilidad funcional, amplitud del movimiento articular, fuerza muscular, postura sedente, transferencias, coordinación de las extremidades superiores y uso funcional; evaluación de las habilidades de procesamiento y comunicación a través de las observaciones de AVD instrumentales relevantes (limpieza personal y alimentación); evaluar la necesidad de alta o baja tecnología relacionada con sentarse, usar el ordenador, con la comunicación; y otras adaptaciones para asistir con las AVD instrumentales y otras actividades de interés

(Continúa)

CUADRO 2-2	EJEMPLO DE PLANES DE EVALUACIÓN PARA CLÍNICAS AMBULATORIAS *(Continuación)*	
Ámbito/edad/ diagnóstico	**Instrumentos de evaluación estandarizados**	**Procedimientos no estandarizados**
Programa comunitario de salud mental/15 años de edad/abuso de sustancias	Instrumento de evaluación del rol del adolescente (Black, 1976); Escala de autoconcepto de niños de Piers Harris (Piers, 1984)	Entrevistar a los padres y al niño; evaluar habilidades de procesamiento y comunicación durante actividades de grupo estructuradas y durante otras actividades relevantes de la escuela, actividades vocacionales, del hogar, y de ocio

COPM, Medición canadiense del desempeño ocupacional; DCD, trastorno de coordinación del desarrollo; PDMS-2, Escalas del desarrollo motor de Peabody-2; IS, integración sensorial; SIPT, Pruebas de integración sensorial y praxis; TVMS-R, Prueba de habilidades visuomotoras - revisada; Vineland ABS, Escalas de comportamiento de adaptación de Vineland.

enfermería, leer notas recientes en la ficha médica para asegurarse de que pueda ver al niño, y leer cualquier aviso puesto en el ambiente del cliente relacionado con las precauciones médicas o procedimientos de cuidado. Si usted realiza la evaluación dentro del hogar, entonces es mejor avisar a los padres que va en camino. Por último necesita aclarar su mente y estar preparado para centrarse en el niño y en otros involucrados en la evaluación, como un padre o el cuidador. Sus **observaciones informales** agudas serán probablemente sus datos de evaluación más poderosos.

ETAPA 4 Preséntese, construya una relación de confianza y comience las observaciones informales

Cuando comienza con su evaluación, su primer objetivo es **establecer una relación de confianza** con las personas (por lo general, el niño y uno de sus padres; en un ambiente escolar, puede ser el profesor y el niño), y es esencial que los haga sentir cómodos y que sea respetuoso. Algunas actitudes de su parte que le ayudarán a lograrlo son las siguientes:

- siempre llamar a la puerta antes de entrar al espacio del cliente (hogar, habitación del hospital o sala de clases)

CUADRO 2-3 EJEMPLO DE PLANES DE EVALUACIÓN PARA ÁMBITOS DE INTERVENCIÓN TEMPRANA Y PREESCOLARES

Ámbito/edad/ diagnóstico	Instrumentos de evaluación estandarizados	Procedimientos no estandarizados
Intervención temprana/9 meses de edad/síndrome de alcoholismo fetal	BSID-II (Bayley, 1993); TSFI (DeGangi y Greenspan, 1989); HOME-r (Caldwell y Bradley, 1984)	Entrevista con el cuidador; observaciones de la interacción entre el cuidador y el bebé y el juego social; observaciones de las habilidades de procesamiento, motoras y de comunicación del bebé durante el juego y durante las AVD relevantes, como la alimentación
Intervención temprana/2 años y medio de edad/PDD-NOS	PDMS-2 (Folio y Fewell, 2000); KPPS-r (Knox, 1997); HELP (Furuno y col., 1984)	Entrevista con el cuidador; observaciones de la interacción entre el cuidador y el bebé y el juego social; observaciones de las habilidades de procesamiento, motoras y de comunicación del bebé durante el juego y durante las AVD relevantes, como la alimentación
Preescolar/4 años de edad/parálisis cerebral-hemiplejía espástica	PEDI (Haley y col., 1992); Guía de observación de la sala de clases (Griswold, 1994)	Entrevistas con los padres y con el profesor; observaciones que incluyan las actividades de la clases en el patio de juegos; evaluación de factores neuromusculares, que incluyan el tono, la fuerza muscular, amplitud de movimiento funcional, equilibrio y coordinación motora; uso bilateral de las manos; observaciones de habilidades motoras gruesas y finas
Preescolar/5 años de edad/retraso del desarrollo	SFA (Coster y col., 1998); Evaluación para preescolares de Miller (Miller, 1998)	Entrevistas con los padres y con el profesor, observación del niño participando en actividades en la sala de clases y en el patio de juegos; evaluación de factores sensoriales y motores que incluyan el tono, la fuerza muscular rango de movimiento funcional, equilibrio y coordinación motora; uso bilateral de las manos; observaciones de habilidades del juego, de habilidades motoras gruesas y finas

BSID-II, Escalas del desarrollo del bebé de Bayley II; HELP, El perfil del aprendizaje temprano de Hawai; HOME-r, Observación del hogar para la medición del ambiente-revisada; AVD instrumentales, actividades de la vida diaria instrumentales; KPPS-r, Escala del juego preescolar de Knox-revisada; PDD-NOS, trastornos generalizados del desarrollo especificado de otra manera, PDMS-2, Escalas del desarrollo motor de Peabody-2; PEDI, Inventario de la evaluación de discapacidad pediátrica; SFA, Instrumento de evaluación de la función escolar; TSFI, Prueba de la función sensorial en bebés.

CUADRO 2-4 EJEMPLO DE PLANES DE EVALUACIÓN PARA ESCUELAS DE ENSEÑANZA PRIMARIA Y SECUNDARIA

Ámbito/edad/ diagnóstico	Instrumentos de evaluación estandarizados	Procedimientos no estandarizados
Cuarto grado/ 9 años de edad/ trastornos del aprendizaje y de atención	BOTMP (Bruininks, 1978); ETCH (Amundson, 1995; SFA (Coster y ol., 1998)	Entrevistas con el niño, los padres y los maestros; antecedentes de procesamiento sensitivo; observaciones en la escuela; revisión de las tareas escritas y de otro tipo realizadas en la escuela; observaciones clínicas de las funciones motoras y sensitivas, que incluyen tono postural, patrones de movimiento, equilibrio, fuerza y coordinación
Sexto grado/ 11 años de edad/ parálisis cerebral, displejía espástica, mala escritura	AMPS escolar (Fisher y Bryze, 1997); TVMS-R (Gardner, 1995); TVPS (no motoras) (Gardner, 1997)	Entrevistas con el niño, los padres y los maestros; observaciones en el entorno escolar, con especial atención a la movilidad funcional y la escritura; observaciones clínicas de las funciones motoras y sensitivas, que incluyen tono postural, patrones de movimiento, equilibrio, fuerza y coordinación
Undécimo grado/ 17 años de edad/ atrofia muscular espinal, tipo II	COPM (Law y col., 1994)	Entrevistas con el niño, los padres y los maestros, que incluyan un análisis de los planes de transición; observaciones en el entorno escolar y durante la participación en AVD instrumentales, actividades relacionadas con la escuela y otras actividades de interés; evaluación de los requerimientos tecnológicos; evaluación pormenorizada de la alimentación

(Continúa)

- presentarse y explicar el propósito de su visita tanto al niño como al padre/madre con un lenguaje apropiado al nivel del desarrollo del niño
- preguntar a los clientes cómo les gustaría que se los trate y no tratar a los adultos por su nombre a menos que le den permiso de hacerlo

CUADRO 2-4 EJEMPLO DE PLANES DE EVALUACIÓN PARA ESCUELAS DE ENSEÑANZA PRIMARIA Y SECUNDARIA *(Continuación)*

Ámbito/edad/ diagnóstico	Instrumentos de evaluación estandarizados	Procedimientos no estandarizados
Noveno grado/15 años de edad/retraso mental moderado y problemas conductuales	AMPS escolar (Fisher y Bryze, 1997); Perfil sensorial, versión adolescentes/adultos (Brown y Dunn, 2002)	Entrevistas con el niño, con los padres y con el profesor, observaciones en el ambiente escolar durante actividades relacionadas a la escuela, durante la participación del niño en AVD instrumentales relevantes, y durante actividades vocacionales y actividades de ocio

BOTMP, Prueba de habilidad motora de Bruininks-Oseretsky; COPM, Medición canadiense del desempeño ocupacional; ETCH, Instrumento de Evaluación para la escritura a mano en los niños; AVD instrumentales, actividades de la vida diaria instrumentales; AMPS Escolar, Versión escolar del instrumento de evaluación de las habilidades motoras y de procesamiento; SFA, Instrumento de evaluación de la función escolar; TVMS-R, Prueba de las habilidades visuomotoras-revisada; TVPS-R, Prueba de las habilidades de percepción visual (no motoras)-revisada.

- colaborar con el padre/madre o con el profesor para determinar el rango de participación y la presencia en el proceso de evaluación
- interactuar o jugar con el niño de formas divertidas que lo hagan sentirse bien y relajado

Desde el momento que entra en el espacio o ambiente del niño (p. ej., hogar o sala de clases), tome nota de cualquier característica específica, que pueda estimular o inhibir el desempeño del niño. Por ejemplo, los ambientes ¿están desordenados o permiten que el niño se mueva con libertad? ¿Qué materiales, juguetes y actividades están accesibles y disponibles? Comience con observaciones informales del comportamiento del niño, como atención, afecto, lenguaje usado, nivel de actividad, y reacciones hacia usted como extraño. También esté atento a las necesidades del niño y de los padres, lea el lenguaje corporal, y adapte su comportamiento para maximizar el nivel de comodidad de las personas con el proceso de evaluación. Algunas veces esto significa participar y hacer lo que el niño estaba haciendo antes de iniciar las actividades nuevas que usted planificó.

ETAPA 5 Realice las entrevistas con los padres/cuidador y el niño

Las **entrevistas informales** con el niño (niños mayores de 3 o 4 años) y su padre o madre son útiles para obtener información acerca de los intereses, fortalezas y puntos débiles del niño, y ayudará a descubrir las **prioridades del niño y de la familia**. Además, permiten establecer una relación armoniosa con sus clientes y usted puede explicar lo que espera lograr a través del proceso de evaluación. Las entrevistas también son útiles para obtener información inicial acerca del desempeño funcional, que se enfatiza en el paso 6 del proceso de evaluación. La entrevista debe corresponder a un período de conversación más que a uno de preguntas y respuestas. Usted debe hacer preguntas basadas sobre todo en lo que su cliente le acaba de contar. Con este método se asegura que usted ha **escuchado cuidadosamente** a la persona. Sus preguntas deben ser abiertas de tal modo que requieran más que un sí o un no como respuesta y no deben estar influenciadas por la manera en que se expresen. El capítulo 5 presenta técnicas específicas y ejemplos de preguntas de entrevista, y el capítulo 4 incluye algunas herramientas de evaluación estandarizadas que siguen los formatos de entrevistas estructuradas.

El momento de las entrevistas con los padres/cuidadores puede ser complicado porque casi siempre es necesario que usted entreviste a los cuidadores así como a los niños mayores. Por ejemplo, los padres pueden no querer hablarle de las dificultades con su hijo presente, pero el niño requiere supervisión; o los padres pueden no ser capaces de relajarse y concentrarse durante la entrevista porque están distraídos por su hijo. Es importante, por lo tanto, que usted sea reflexivo en su planificación de la evaluación acerca de cuándo y dónde se realizan estas entrevistas. Algunas sugerencias para manejar situaciones desafiantes son las siguientes:

- entreviste al niño en el contexto de una situación de juego y mientras usted realiza observaciones informales
- considere una entrevista telefónica con el padre o la madre, ya sea antes de la evaluación o poco después (antes es mejor porque puede obtener conocimiento detallado de factores o áreas importantes para centrarse con el niño durante la evaluación)
- prepare al niño con los juguetes favoritos cerca suyo y de sus padres, ya sea al comienzo o al final de la sesión de evaluación mientras usted habla con ellos

- hable con los padres mientras trabaja con el niño (esto se puede hacer algunas veces con bebés muy pequeños); sin embargo, no es muy recomendado debido a que es difícil establecer una relación con el niño cuando se está hablando con el cuidador, y es muy difícil (si no imposible) obtener información de los padres y el niño simultáneamente
- explique al padre/madre con anticipación que a usted le gustaría tener un momento para hablar con ellos acerca de sus preocupaciones y prioridades principales, y ellos con usted resolver problemas acerca de cómo esto puede llevarse a cabo; algunas veces otro adulto puede estar presente en la evaluación para mirar al niño mientras se desarrolla la entrevista.

ETAPA 6 Obtenga información acerca del desempeño funcional del niño

Cuando se utiliza un **abordaje de evaluación "arriba-abajo"**, se comienza reuniendo información acerca de la habilidad del niño para realizar habilidades funcionales y desempeñarse con éxito en roles y actividades que son significativas para él. Las **áreas de ocupación** que usted podría querer abordar se presentan en el Marco de trabajo de la práctica de la AOTA (véase apéndice A). Las áreas de ocupación incluyen las actividades de la vida diaria (AVD), como actividades de autocuidado; instrumentales, que para los niños pueden incluir actividades relacionadas con el cuidado de mascotas, tareas del hogar, manejo de dinero, actividades de la escuela y de trabajo; y relacionadas con el juego y el ocio. La información de las habilidades para desempeñarse en áreas de ocupación puede haberla obtenido de sus entrevistas con el niño y los cuidadores. La información acerca del desempeño funcional del niño también puede adquirirse en forma efectiva a través de las observaciones informales, en particular de las observaciones habituales. Por ejemplo, si un niño presenta dificultades de alimentación, lo ideal es observarlo cuando come. Si el niño tiene dificultades para seguir la rutina de la sala de clases, entonces es importante que usted observe en ese ámbito, sobre todo cuando el niño debe realizar transiciones de una actividad a la próxima. Si una madre se preocupa de las interacciones sociales de su hijo cuando juega con él, entonces usted debería realizar observaciones de ellos jugando juntos.

Mientras realiza observaciones del desempeño de un niño, debería contestarse varias preguntas: ¿cómo desempeña la tarea el niño? ¿En qué medida y qué tipo de asistencia requiere el niño? ¿Qué tipo de compensaciones realiza el niño? ¿Qué componentes específicos del desempeño o factores del niño (p. ej., sensoriales, motores, cognitivos y emocionales) parecen estar afectando de forma negativa el desempeño del niño? ¿qué demandas de tareas o factores ambientales afectan la habilidad del niño para desempeñarse en la actividad?

La terminología común utilizada por los terapeutas ocupacionales para **describir la cantidad de asistencia** requerida o los rangos del nivel de independencia de un niño varían, desde ser totalmente dependiente, requerir varios grados y tipos de asistencia, a ser totalmente independiente. Esta terminología se describe en detalle en el recuadro 2-1 (Rogers y Holm, 1998; Trombly y Quintana, 1989).

Varias herramientas de evaluación estandarizadas también están disponibles para obtener datos de evaluación respecto de las habilidades funcionales de un niño (véase cuadro 2-5). **Las herramientas de evaluación funcional pediátricas** más comunes incluyen el Instrumento de evaluación de la función escolar (Coster y col., 1998), las Escalas de adaptación del comportamiento de Vineland (Sparrow y col., 1984), el Inventario de evaluación de discapacidad pediátrico (Haley y col., 1992), el Instrumento de evaluación de las habilidades motoras y de procesamiento (Fisher, 1999; y la versión escolar, Fisher y Bryze, 1997) y la Medición del desempeño ocupacional canadiense, tercera edición, por Law y col. (1994). Es particularmente útil usar herramientas de evaluación estandarizadas cuando usted considera importante obtener datos objetivos acerca de los resultados funcionales y objetivos que quiera lograr. Las herramientas de evaluación estandarizadas también ayudan a dirigir su atención hacia las áreas funcionales otorgando al niño las habilidades funcionales más dificultosas y, en algunos casos, las más valoradas por el niño y sus cuidadores.

Al final de esta etapa, usted tendrá datos de evaluación amplios para formular un perfil ocupacional del niño que usted está evaluando. Además, podrá formular una hipótesis acerca de los factores que inhiben o facilitan la habilidad del niño para participar exitosamente en sus ocupaciones de interés.

ETAPA 7 Análisis ocupacional: evalúe las habilidades del desempeño y los factores del niño

No hay un orden específico para evaluar las **habilidades del desempeño y los factores del niño**, sin embargo es importante que usted con-

RECUADRO 2-1	TERMINOLOGÍA USADA PARA DESCRIBIR LOS NIVELES DE ASISTENCIA

Dependiente: el niño requiere asistencia con más del 75% de la tarea o es incapaz de desempeñar cualquier aspecto de la tarea.
Asistencia máxima: el niño requiere asistencia con el 50%-75% de la tarea.
Asistencia moderada: el niño requiere asistencia con el 25%-50% de la tarea.
Asistencia mínima: el niño requiere asistencia con el 25% de la tarea.
Con claves verbales: el niño es capaz de desempeñar la tarea cuando se le entregan claves verbales.
Supervisión: el niño es capaz de desempeñar la tarea independientemente, pero requiere supervisión por seguridad o cuando ocasionalmente necesite ayuda.
Preparación de la tarea: el niño puede desempeñar la tarea independientemente cuando el ambiente o materiales necesarios están organizados.
Independiente con adaptaciones: el niño es independiente con las adaptaciones y tecnología apropiadas.
Totalmente independiente: el niño es independiente con todos los aspectos de la tarea sin el uso de adaptaciones o tecnología.

Adaptado de Rogers JC, Holm MB. Evaluación de las actividades de la vida diaria (AVD) y manejo del hogar. En: Neistadt ME, Crepeau EB, eds. Willard & Spackman's Occupational Therapy. 9th Ed. Philadelphia: Lippincott Williams & Wilkins, 1998: 185-208; y Trombly CA, Quintana LA. Actividades de la vida diaria. En: Trombly CA, ed. Occupational Therapy for Physical Dysfunction. 3rd Ed. Baltimore: Williams & Wilkins, 1989: 386-410.

sidere la resistencia física del niño, el rango de atención, el bienestar emocional, etc., cuando tome decisiones acerca de qué áreas evaluar primero. Las habilidades de desempeño que necesitan ser evaluadas varían en cada niño y se basan en hipótesis que usted desarrolla para ayudar a explicar el "por qué" un niño tiene dificultades en desempeñar sus ocupaciones diarias. También la derivación debe haber dejado establecidas algunas áreas para que usted enfatice en su evaluación, como habilidades motoras finas. Las áreas de desempeño incluidas en el Marco de trabajo de la práctica de la AOTA (véase apéndice A) comprenden: 1) **habilidades motoras**, como postura, movilidad, fuerza, resistencia y coordinación; 2) **habilidades de procesamiento,** como energía mental, conocimiento general y habilidades de organización y 3) **habilidades de comunicación,** que incluyen las relaciones sociales. Las habilidades de desempeño se refieren al comportamiento, es decir, qué "hace" una persona; en cambio, los factores del cliente se refieren a qué "tiene" una persona.

CUADRO 2-5 INSTRUMENTOS DE EVALUACIÓN FUNCIONAL PEDIÁTRICOS USADOS EN TERAPIA OCUPACIONAL

Instrumento de evaluación	Autor	Rango de edad	Propósito(s) principal(es)
Inventario de evaluación de discapacidad pediátrica	Haley y col., 1992	6 meses a 7 años y medio	Evalúa auto-cuidado, movilidad funcional y funcionamiento social a través de una entrevista estructurada u observación; considera el nivel de la asistencia del cuidador y el uso de adaptaciones
Instrumento de evaluación de la función escolar	Coster y col., 1998	Jardín de infantes a sexto grado	Instrumento relacionado con el contenido para evaluar el desempeño del niño, el nivel de participación y necesidad de asistencia en actividades escolares, incluidas las tareas tanto físicas como cognitivas/de comportamiento
Instrumento de evaluación de las habilidades motoras y de procesamiento	Fisher, 1994	Versiones para adultos, adolescentes y niños pequeños, y una nueva versión escolar	Se le pide al niño que realice de 5 a 6 tareas de una lista de 56 tareas calibradas de AVD. El instrumento mide las habilidades motoras y de procesamiento en relación con el desempeño de la tarea, provee información acerca de cómo el niño se desempeña en un contexto determinado, y se usa para predecir el desempeño en las áreas de las AVD
Escalas de comportamiento de adaptación de Vineland	Sparrow y col., 1984	Desde el nacimiento hasta los 18 años	Mide comunicación, AVD, socialización y habilidades motoras; usa una escala de califición conductual a través de una entrevista estructurada con los padres

(Continúa)

CUADRO 2-5 INSTRUMENTOS DE EVALUACIÓN FUNCIONAL PEDIÁTRICOS USADOS EN TERAPIA OCUPACIONAL *(Continuación)*

Instrumento de evaluación	**Autor**	***Rango de edad***	**Propósito(s) principal(es)**
Medición canadiense del desempeño ocupacional	Law y col., 1994	Puede completarse por el padre a favor del niño (para niños pequeños)	Mide la percepción del niño (o la de los padres) del desempeño y la satisfacción del niño en las áreas de auto-cuidado, ocio y productividad; útil para priorizar los objetivos de intervención y para medir resultados funcionales
Autoevaluación del funcionamiento ocupacional	Baron y Curtin, 1990	Versión para niños y versión para adolescentes-adultos	Medición de autoevaluación para ser completada durante una entrevista estructurada; basada en el Modelo de ocupación humana, aborda las fortalezas y debilidades relacionadas con la volición, la habituación, el desempeño y el ambiente
Medición de la independencia funcional para niños	Hamilton y Granger, 1991	La versión de niños es para aquellos de 6 meses a 6 años	Instrumento universal diseñado para medir los resultados de rehabilitación relacionados con las habilidades funcionales, incluidos el auto-cuidado, la movilidad, el control de esfínteres, la comunicación y la cognición social
Escala de las actividades de la vida diaria de Klein-Bell	Klein y Bell, 1982	Todas las edades (excepto bebés y niños pequeños)	Escala de calificación que mide seis áreas de función: vestido, eliminación, movilidad, baño y arreglo personal, alimentación y comunicación telefónica de emergencia

AVD, actividades de la vida diaria.

El Marco de trabajo de la práctica de la AOTA reemplazó en muchas formas lo que previamente la AOTA consideró como terminología uniforme (AOTA, 1994). En la terminología uniforme de la AOTA, lo que en la actualidad denominamos habilidades el desempeño y factores del niño se refería a áreas de desempeño y componentes del desempeño, respectivamente. Cuando se debe decidir qué factores del niño y habilidades de desempeño requieren evaluación adicional, puede ser útil la terminología uniforme anterior incluida en el apéndice E, como también las áreas y factores incluidos en el Marco de trabajo de la práctica de la AOTA (apéndice A). Por el bien de la organización, y para ser consistente con este Marco de trabajo, el cual fue adoptado por la profesión en mayo de 2002, se presentan procedimientos específicos para el análisis del desempeño ocupacional cuando se relaciona el examen de las habilidades motoras, de procesamiento y de comunicación. Se presentan también los procedimientos para evaluar factores específicos del cliente (función y estructura del cuerpo) que apoyan o contribuyen a la habilidad de participar en las diferentes habilidades de desempeño.

Evaluación de habilidades motoras

Es importante observar la habilidad del niño para desempeñar habilidades motoras finas, habilidades motoras gruesas, habilidades visuomotoras y habilidades motoras orales que sean apropiadas a la edad y significativas en el contexto del juego o de actividades de ocio, actividades preescolares y escolares, actividades de autocuidado, actividades laborales (solamente para niños mayores) (véase cap. 3). También pueden aplicarse varias herramientas de evaluación estandarizadas para evaluar estas áreas (véase cap. 4) en niños de varias edades. Los procedimientos de evaluación estandarizados y no estandarizados para evaluar estos componentes se resumen en los cuadros 2-6 a 2-8. Los factores del cliente que contribuyen a la habilidad de desempeñar habilidades motoras incluyen funciones del cuerpo y estructuras relacionadas a las funciones sensoriales, neuromusculares y de movimiento. Por lo tanto se presentan en esta sección, bajo el área general de habilidades motoras, procedimientos más específicos relacionados a cada una de estas áreas.

Evaluación de habilidades motoras gruesas. En el área motora gruesa es importante evaluar la calidad y formas de movimiento para todos los niños a través de las entrevistas con los cuidadores y las observaciones de las habilidades motoras gruesas en el contexto donde el niño las está usando. Los primeros pasos de un niño pequeño, logrados por lo común entre los 10 y los 15 meses de edad, son vistos como una gran etapa motora gruesa y provee al niño de oportunidades nuevas y excitantes para explorar su ambiente y aumentar su independencia. Para los niños preescolares, el juego motor grueso incluye competencias y en forma segura con los escaladores, resbaladores y columpios del patio de juego, y el dominio del pedaleo en un triciclo. Funcionalmente, necesitan aprender a sortear obstáculos en su casa y en los ambientes preescolares, subir escaleras, mantener el equilibrio cuando se visten, y tener el ritmo del resto de la familia cuando salen, una vez que ya no usan la sillita de paseo. Entre los 4 y 6 años de edad, los niños aprenden muchas habilidades motoras gruesas específicas que aumentan aún más su juego social con otros, como nadar, patinar, andar en bicicleta y jugar al fútbol. En los años de educación básica, la participación en las actividades deportivas, educación física y en juegos motores no estructurados, como dar vueltas de carnero, o juegos de pelota, son ocupaciones importantes. Cuando se evalúan niños con trastornos importantes del movimiento, las áreas específicas de evaluación incluyen sus formas y nivel de independencia y su habilidad para acceder a los ambientes que les son importantes en su vida cotidiana. Además es importante determinar si tienen oportunidades de experimentar y de participar en deportes y en otras actividades motoras gruesas de oio que les sean de interés, aunque se necesiten modificaciones. Los roles de los terapeutas ocupacionales se superponen con los del kinesiólogo en la evaluación de las habilidades motoras gruesas. Por lo tanto, es importante tener en cuenta otros servicios que el niño pueda estar recibiendo en esta área para evitar su duplicación.

Evaluación de las habilidades motoras finas y visuomotoras. Las evaluaciones de terapia ocupacional tienden a enfatizar más el desempeño de habilidades motoras finas que el desempeño motor grueso, probablemente por el mayor impacto que la función de la mano tiene en la habilidad de completar las habilidades funcionales. Las habilidades motoras finas se usan para realizar la mayoría de las habilidades de cuidado, como alimentarse, vestirse y asearse. Las actividades escolares, como la escritura a mano, uso del ordenador, las artes y manualidades, y las tareas del hogar, como cocinar, deshacerse de pertenencias, y lavar el automóvil, dependen significativamente de la habilidad de usar las manos. Por lo tanto, realizar observaciones de las habilidades motoras finas cuando el niño desempeña alguna de estas actividades funcionales es útil para determinar cómo estas habilidades impactan en la habilidad del niño para desempeñar con éxito las diferentes actividades que

CUADRO 2-6 PROCEDIMIENTOS PARA EVALUAR LAS HABILIDADES MOTORAS GRUESAS Y LA PRAXIS

Área específica de habilidad	Procedimientos no estandarizados	Herramientas estandarizadas
Habilidades motoras gruesas	Observe y documente la habilidad del niño para desempeñar las habilidades motoras gruesas apropiadas a la edad (caminar, correr, saltar, escalar, brincar en un pie, saltar por encima, jugar con el equipamiento de un patio de juegos y jugar a la pelota; también véase cap. 3); durante el juego y el desempeño en vestirse, alcanzar o trasladar objetos, cambios de lugar y sortear obstáculos y desplazarse en un terreno irregular, observe los indicadores de equilibrio, fuerza y resistencia, agilidad y rango de movimiento, coordinación e integración bilateral; pregunte al niño o cuidador acerca de la habilidad del niño para montar una bicicleta, nadar, desempeñarse en clases de educación física, etc., y acerca de la participación y el interés en actividades deportivas	MAI (Chandler y col., 1980); PDMS-2 (Folio y Fewell, 2000); BOTMP (Bruininks, 1978); AIMS (Piper y Darrah, 1994); TIME (Miller y Roid, 1994); GMFM (Russell y col., 1993)
Planificación motora o praxis	Observe y documente la habilidad del niño para desempeñarse en tareas motoras nuevas, para jugar con objetos de maneras distintas, ser creativo en el juego y para maniobrar su cuerpo a través de obstáculos; observe al niño realizar secuencias o patrones motores siguiendo instrucciones verbales y luego en respuesta a una demostración (juegos de imitación de posturas motoras como "Simón dice"); note la habilidad del niño para desempeñar tareas funcionales de múltiples pasos, como una preparación de comida simple, participar en juegos deportivos, vestirse, regar plantas, uso de juguetes de construcción	SIPT (Ayres, 1989); ítems de la prueba de imitación de posturas, como en el MAP (Miller, 1988)

AIMS, Escala motora de bebés de Alberta; BOTMP, Prueba de habilidades motoras de Bruininks-Oseretsky; GMFM Medición de la función motora gruesa; MAI, Herramienta de evaluación del movimiento para bebés; MAP, Herramienta de evaluación para preescolares de Miller; PDMS-2, Escalas del desarrollo motor de Peabody-2; SIPT, Pruebas de integración sensorial y praxis; TIME, Herramienta de evaluación motora de niños pequeños y bebés.

CUADRO 2-7 PROCEDIMIENTOS PARA EVALUAR LAS HABILIDADES MOTORAS FINAS Y VISUOMOTORAS

Área específica de habilidad	Procedimientos no estandarizados	Herramientas estandarizadas
Habilidades motoras finas	Observe y documente la habilidad del niño para desempeñar habilidades motoras finas de la edad (tales como alcanzar, agarrar y soltar objetos; habilidades con el lápiz; apilar bloques de 3 cm; ensartar cuentas; usar tijeras, amarrar, subir cierres; abrir paquetes; comer por sí solo y usar un ordenador [véase cap. 3]); note los patrones de pinza del niño, destreza y habilidades de manipulación, uso de ambas manos, preferencia por una mano, control postural y factores sensoriales que influencian la función motora fina	PDMS-2 (Folio y Fewell, 2000); BOTMP (Bruininks, 1978); Herramienta de evaluación del desarrollo de la prehensión de Erhardt (Erhardt, 1994); Prueba de la calidad de las habilidades de los miembros superiores (DeMatteo y col., 1993)
Habilidades visuomotoras	Observe la habilidad para desempeñar actividades visomotoras de la edad, como clasificar formas, armar rompecabeza de variada dificultad; usar tijeras; realizar tareas con papel y lápiz, que incluya colorear, calcar, copiar diseños y escribir a mano; habilidad para manipular el ratón del ordenador y para juegos con él	Prueba de las habilidades visuomotoras-revisado (Gardner, 1995); Prueba de la integración visomotora (Beery, 1997)

BOTMP, Prueba de habilidad motora de Bruininks-Oseretsky; PDMS-2, Escalas de desarrollo motor de Peabody-2.

CUADRO 2-8 PROCEDIMIENTOS DE EVALUACIÓN DE LAS HABILIDADES MOTORAS ORALES

Área de habilidad específica	**Procedimientos no estandarizados**
Estructuras motoras orales	Examine la anatomía oral; incluya los labios, la mandíbula, la lengua, los dientes, las encías y el paladar blando y el duro
Control motor oral, deglución y reflejos	Evalúe los reflejos de succión, de fijación y el reflejo tónico de morder; observe los movimientos orales-motores durante la alimentación, incluida la habilidad de masticar, cerrar los labios en una cuchara o taza, control de mandíbula, iniciación del reflejo de deglución y signos de aspiraciones; note la habilidad para manejar de forma segura las texturas de comida diferentes; note dificultades de articulación
Praxis oral	Note la habilidad del niño para imitar varios movimientos de boca y lengua y secuencias de movimiento
Sensibilidad motora oral	Observe la respuesta del niño al tacto dentro y fuera de la boca; pregunte acerca de las preferencias del niño por gustos y texturas de comida
Antecedentes alimentarios	A los padres (y al niño mayor) se les deben realizar preguntas acerca de la dieta del niño, peso corporal, problemas nutricionales, preferencias de comida y habilidad para tolerar y manejar varias texturas y consistencias de comida

Adaptado de Logemann JA. Evaluación y tratamiento de los trastornos de la deglución. San Diego: College Hill Press, 1983; Morris SE, Klein MD. Habilidades de prealimentación. Tucson: Therapy Skills Builders, 1987.

necesita hacer todos los días. La evaluación estandarizada lo ayudará para determinar los aspectos del desempeño motor fino o funciones de las extremidades superiores que son más problemáticas (p. ej., destreza, integración visomotora y fuerza de las manos) y también le proveerá de una medida de cuán diferente es un desempeño de un niño de otros niños de edad similar.

La integración visomotora se refiere a cómo los ojos y las manos trabajan juntos, y las pruebas de las habilidades visuomotoras, a menudo, incluyen ítems como calcar y copiar diseños (véase Bruininks, 1978). Los niños con problemas de escritura a mano a menudo se desempeñan mal en las pruebas de habilidades visuomotoras. Llevar a cabo pruebas de percepción visual no motoras y de destreza motora fina y coordinación, ayudará a determinar si es que los problemas visuomotores están más relacionados con dificultades del área de la percepción visual o con el componente motor. Las observaciones clínicas y algunas pruebas estandarizadas usadas para medir las habilidades visuomotoras y las motoras finas se incluyen en el cuadro 2-7.

Planificación motora. La planificación motora o praxis involucra tanto un componente cognitivo (idear, planificar y secuenciar) como un componente motor (la ejecución física de un comportamiento motor o tarea). Los niños con problemas de planificación motora suelen ser torpes. Pueden ser lentos para posicionarse correctamente para el juego motor, y para iniciar y aprender nuevas actividades de juego. Pueden encontrar más desafiante jugar con juguetes nuevos que con otros niños, y tener problemas para adaptarse a cambios en la rutina o participar exitosamente en situaciones nuevas de juego. Los niños con problemas de planificación motora a menudo parece que carecen de creatividad en su juego. Para evaluar las habilidades de planificación motora, las observaciones de cómo el niño participa de las actividades novedosas son importantes. La imitación motora de posturas corporales simples y gradualmente la realización de posturas corporales y secuencias motoras más complejas también se puede efectuar. Hay también pruebas estandarizadas, como las Pruebas de integración y praxis (Ayres, 1989), que miden áreas de praxis (véase cuadro 2-6). Esta prueba en particular es ideal porque divide la praxis en muchos tipos, por lo que puede determinarse información más específica acerca del tipo de problemas de praxis que el niño puede tener.

Evaluación de habilidades motoras orales. La evaluación de las habilidades motoras orales, en particular las que se relacionan con las habilidades de alimentación, caen dentro del dominio de terapia ocupacional; sin embargo, usted colaborará a menudo con el fonoaudiólogo en esta área. Para los terapeutas que trabajan en esta área de alimentación y del desarrollo de habilidades motoras orales es esencial comprender la anatomía de la boca y de la faringe y del proceso normal de la deglución (Morris y Klein, 1987). Para protegerse y proteger al niño que usted toca, el uso de guantes se considera la mejor práctica al realizar una evaluación motora/oral de alimentación, porque involucra el contacto con la membrana de la mucosa.

La disfagia se define como la dificultad de tragar. Tragar, que generalmente demora menos de 2 segundos, incluye un componente voluntario llamado la fase oral, y dos componentes involuntarios llamados las fases faríngea y esofágica (Logemann, 1983). La fase oral implica desmenuzar la comida localizada en la boca y transformarla en un bolo pequeño para tragar, e incluye masticar y mover la comida hacia la parte de atrás de la lengua, lo que inicia el reflejo de tragar. La fase faríngea se inicia con el reflejo de tragar e involucra lo tres eventos siguientes: 1) el paladar blando se eleva y la pared posterior de la faringe se contrae para cerrar la cavidad nasal; 2) la laringe se eleva y la epiglotis se dobla hacia abajo para cubrir la vía aérea abierta (las cuerdas vocales también se contraen para proteger la vía aérea), y el bolo alimenticio atraviesa la faringe y 3) el bolo supera la vía aérea cerrada y el músculo cricofaríngeo se relaja y se abre para permitir que pase al esófago. Durante la fase esofágica, el bolo pasa a través del esófago al estómago mediante movimientos peristálticos (Logemann, 1983).

Debido a que alimentarse y tragar puede ser potencialmente fatal, es esencial que los padres o los cuidadores de un niño se involucren en la evaluación de la alimentación, incluyendo la evaluación motora oral. Una evaluación completa de este tipo debe incluir la evaluación de las estructuras orales, habilidades de deglución, sensibilidad oral, reflejos motores orales y movimientos y control motor oral incluidas la fuerza de los músculos alrededor de la cara, de la boca, del cuello y del tronco, y los movimientos de la lengua. Los factores de control motor postural, como el tono muscular, estabilidad del tronco y la postura al sentarse, también deben evaluarse debido a que estos factores influyen en el control motor oral.

Habilidades específicas relacionadas con la alimentación, que incluyen el cierre de los labios y masticar, deben evaluarse de manera ideal en el contexto (es decir, durante el momento habitual de la comida. Además, se debe interrogar a los cuidadores (y al niño cuando sea posible) acerca de la dieta del niño, de cualquier problema del peso corporal o de nutrición, preferencias de comida, y habilidad para tolerar y manejar varias texturas y consistencias de comida. En el cuadro 2-8 se presentan los procedimientos estandarizados y no estandarizados específicos para la evaluación de la función motora oral. Si se determinó que el niño experimenta dificultades de deglución y está en riesgo de aspiración, deben considerarse estudios adicionales por videofluoroscopia y considerándose la deglución con bario modificada (Zerilli y col., 1990). Si ya se ha realizado videofluoroscopía debe revisar los resultados de la evaluación como parte de su evaluación motora oral.

Factores de la persona relacionados con las funciones sensoriales. Una evaluación de procesamiento sensorial evalúa la habilidad del niño para tomar, modular y procesar información desde los sistemas sensoriales. La evaluación rápida debe incluir pruebas para (o preguntas a los padres sobre) la visión y la audición. Dependiendo de las preguntas de la derivación, otros sistemas sensoriales que podrían necesitar ser abordados incluyen el táctil, el propioceptivo y el vestibular. Hay varios cuestionarios de antecedentes sensoriales que pueden ayudarlo para reunir y organizar información desde los padres o cuidadores durante una entrevista. Las evaluaciones de terapia ocupacional también deben determinar cómo los problemas sensoriales identificados, como la pérdida de audición o de visión, impactan en la habilidad de la persona para llevar a cabo sus ocupaciones diarias. Un análisis más profundo del procesamiento sensorial puede cumplirse al aplicar una herramienta de evaluación estandarizada, como el Perfil sensorial (Dunn, 1999); la Escala de puntaje sensorial (Provost y Oetter, 1995); las Pruebas de integración sensorial y de praxis (Ayres, 1989) o el Instrumento de evaluación sensorial (Cooper y col., 1993) (véase cap. 4). Algunos instrumentos de evaluación están diseñados para medir la función de sistemas sensoriales específicos. Las técnicas para evaluar cada sistema sensorial se presentan a continuación, e incluyen una selección de los instrumentos más comunes utilizados por los terapeutas ocupacionales para evaluar las áreas específicas de procesamiento sensorial.

Procesamiento visual y auditivo. La visión, el sentido dominante utilizado por los seres humanos para interactuar con eficacia en sus ambientes, debe considerarse en el proceso de evaluación. Primero es importante preguntar a los cuidadores si su niño presenta antecedentes de problemas visuales o si ha tenido una evaluación de la visión. Los informes de los profesionales que se especializan en la evaluación y en el tratamiento de problemas relacionados con la visión y percepción visual, como un optometrista, un oftalmólogo y un psicólogo, pueden ser de ayuda. Muchos aspectos de esta evaluación están fuera del campo y de la especialización de la terapia ocupacional, pero algunos aspectos pueden ser evaluados directamente por terapeutas ocupacionales. Además de comprender cómo los niños utilizan la visión para completar sus actividades funcionales, el cribado de los problemas visuales debe ser siempre parte del proceso de evaluación, los procedimientos para hacerlo se incluyen en el cuadro 2-9.

Muchas pruebas estandarizadas fueron diseñadas para evaluar habilidades de percepción visual no motoras (p. ej., constancia de la forma, memoria visual, discriminación visual y de figura-fondo, agudeza visual, y relaciones espaciales), como la Prueba de habilidades perceptivas visuales-revisada (Gardner, 1997) y la Prueba de percepción visual no motoras-revisada (Colarussi, y Hammill, 1995). Partes de otras pruebas estandarizadas, como las Pruebas de integración sensorial y de praxis (Ayres 1989) y el Instrumento de evaluación de Miller para preescolares (Miller, 1988), también contienen algunos ítems de las pruebas de percepción visual no motoras (véase cap. 4). Los psicólogos con frecuencia también evalúan esta área, y es importante revisar los datos de evaluación de los informes de psicología cuando corresponda. Las observaciones clínicas de las habilidades de percepción visual pueden realizarse observando al niño participar en actividades de juego o en tareas funcionales, cuidadosamente seleccionadas, como crear diseños de bloques o juegos de encastre, jugar con encastres pequeños, dibujar y escribir, vestirse, jugar con el ordenador, distinguir figuras escondidas sobre distintos fondos, jugar a la pelota, y armar rompecabezas.

Las habilidades oculomotoras, incluidas la fijación visual, el seguimiento visual y habilidades de barrido visual, también pueden evaluarlos los terapeutas ocupacionales. Es importante notar que el sistema vestibular cumple un papel en el control voluntario de los movimientos oculares, a través del control de éstos en respuesta al movimiento de la cabeza y orientarse en el espacio. Por ejemplo, los conductos vestibulo-oculares ayudan a que los ojos se mantengan centrados en un objeto mientras que la cabeza y el cuerpo se mueven. En el cuadro 2-9 se incluyen las observaciones clínicas para evaluar las habilidades oculomotoras. Entre las herramientas de evaluación estandarizadas que pueden utilizarse, se incluyen el Análisis del desempeño sensoriomotor (Richter y Montgomery, 1991) que mide seguimiento visual, evasión visual, procesamiento visual y coordinación ojo-mano; el Instrumento del desarrollo de la visión de Erhardt (Erhardt, 1989), que mide los movimientos reflejos y voluntarios de los ojos; y el Instrumento cribado para terapeutas ocupacionales de la visión clínica pediátrica (Scheiman, 1991), que evalúa la visión binocular, la movilidad ocular y la acomodación visual.

Cuando realice un cribado por problemas de procesamiento auditivo evalúe la habilidad del niño para responder a instrucciones verbales de menor a mayor complejidad (sin el uso de claves visuales). Note si los niños pequeños giran hacia su voz o hacia otros objetos ruidosos, como una campana o un juguete sonoro. Investigue si tuvo una evaluación formal de audición realizada por un fonoaudiólogo o médico general. Las respuestas a información auditiva también se pueden examinar pregun-

CUADRO 2-9	PROCEDIMIENTOS PARA EL CRIBADO Y PARA LA EVALUACIÓN VISUAL

Área específica de habilidad	**Procedimientos no estandarizados**
Agudeza visual	Pregunte a los cuidadores por la fecha del último examen visual y si tienen cualquier preocupación acerca de la visión del niño; observe la habilidad del niño para el seguimiento visual, para localizar y enfocarse en los objetos
Seguimiento visual y control óculo-motor	Pídale al niño seguir su dedo o un objeto interesante al tiempo en que usted se mueva lentamente a través del campo visual de izquierda a derecha, derecho hacia arriba y abajo, y diagonalmente; observe específicamente los movimientos sutiles de los ojos, habilidad parade separar los movimientos de los ojos de los movimientos de la cabeza, movimientos circulares, precisión visual, y habilidad para cruzar la línea media suavemente
Visión funcional	Observe al niño en tareas que requieren de la visión, como rompecabezas, identificación de objetos y láminas, leer, seleccionar colores y formas, localizar cosas en la página de un libro y en el ambiente, copiar desde la pizarra, usar o jugar en el ordenador, habilidad de moverse a través de un espacio con obstáculos y buscar objetos en fondo (como localizar cosas en un refrigerador o una goma de borrar en un cajón de desechos
Sensibilidad al estímulo visual	Pregunte a los padres cómo responde el niño a las luces brillantes o a la luz del sol; note cuán distraído se torna el niño ante los estímulos visuales en el ambiente

tando a los cuidadores y a los profesores cómo responden sus niños a instrucciones verbales y ruidos fuertes, y cuán distraídos son en ambientes ruidosos.

Procesamiento somatosensorial (táctil). La evaluación del procesamiento somatosensorial (respuesta al estímulo del tacto) incluye evaluar el sistema discriminatorio (percibir y localizar el tacto suave y el tacto de presión profunda y la discriminación de dos puntos) y el sistema de protección (tacto agudo frente al grueso, percepción de caliente y frío y evaluar hiperreactividad o hiporreactividad táctil). Los receptores táctiles se encuentran en toda la piel y generalmente se activan a través de estímulos del tacto, que incluyen dolor, presión y temperatura. Una evaluación completa de las funciones somatosensoriales puede ser requerida para niños con diagnósticos neurológicos, como lesión de la médula espinal, daño de los nervios periféricos o daño cerebral (véase cuadro 2-10). Se pueden identificar problemas más sutiles en el procesamiento somatosensorial en niños con problemas de integración sensorial. Por ejemplo, se considera que una mala discriminación táctil está asociada con el desarrollo del esquema corporal y con las habilidades de planificación motora, y se cree que contribuye al desarrollo de las habilidades motoras finas (Brasic-Royeen y Lane, 1991). Los niños hipersensibles al estímulo táctil tienden a evadir actividades muy cargadas de este estímulo, como tareas de aseo personal, jugar con materiales artísticos, usar ciertas telas, y pueden evitar el contacto con otros o sentirse estresados cuando están con otros niños. Estos problemas más delicados del procesamiento táctil pueden evaluarse a través del autoinforme estandarizado o con cuestionarios a los cuidadores como también a través de observaciones clínicas de niños involucrados en actividades muy cargadas de estímulo táctil. Los procedimientos específicos para evaluar el procesamiento somatosensorial se incluyen en el cuadro 2-10.

Procesamiento vestibular y propioceptivo. El sistema vestibular incluye receptores neuronales que se localizan en el canal semicircular, el utrículo y la cavidad del oído interno. Este sistema es estimulado por el movimiento de la cabeza y es influenciado por la gravedad. La función vestibular cumple una función importante en el reconocimiento de la posición corporal y del cuerpo en movimiento en el espacio y en el control postural, que incluye el tono muscular, el equilibrio del cuerpo, y la estabilización de los ojos en el espacio al mover la cabeza (Fisher, 1991). La evaluación del procesamiento vestibular debe, por lo tanto, incluir: enderezamiento, equilibrio, reacciones de protección, tono muscular y habilidades de balance (véase cap. 3 para una descripción del desarrollo normal de estas reacciones y otras funciones neuromotoras).

La evaluación de los factores de control postural depende de la edad del niño. En los bebés y en los niños pequeños, así como en los niños mayores con impedimentos motores significativos (como parálisis cerebral), la atención se centra en si pueden lograr las etapas del desarrollo motor apropiadas, el desarrollo de posturas antigravitacionales, el desarrollo de las reacciones posturales y la integración de patrones de reflejos primitivos. En los niños mayores (los que deambulan bien), su evaluación involucra el control y la eficiencia postural del niño

CUADRO 2-10 PROCEDIMIENTOS PARA LA EVALUACIÓN DE LAS FUNCIONES SOMATOSENSORIALES (TÁCTILES)

Área específica	Procedimientos no estandarizados	Pruebas estandarizadas
Modulación de la estimulación táctil	Observe la respuesta del niño ante la estimulación táctil intensa (mesas sensoriales, pintura con dedos, plastilina); note la respuesta del niño cuando le tome la mano; entreviste al niño o a los padres, acerca de la tolerancia al tacto (abrazar), actividades de aseo personal (p. ej., bañarse, cepillarse el cabello y los dientes), ropas de diferentes telas y texturas de comida u otras actividades altamente cargadas de estimulación táctil; pregunte al niño si se da cuenta cuando se pega o se magulla	Perfil sensorial (Dunn, 1999); Inventario del tacto para niños de edad escolar (Brasic- Royeen y Fortune, 1990)
Funciones somáticas primarias: tacto suave, dolor, temperatura. Considere la edad del niño para determinar si esta prueba es apropiada	Generalmente, aplique estímulos de proximal a distal en las superficies dorsales y ventrales de los brazos (lados afectado y no afectado) dispersos al azar, y pídale al niño que le muestre dónde lo tocó; con la visión del niño cubierta, el tacto suave puede ser aplicado con la yema de los dedos del terapeuta o un hisopo, se le pregunta entonces al niño dónde fue tocado; el estímulo del dolor se puede aplicar con un alfiler usando la punta y la cabeza, y el niño indica si siente que le pinchan o le tocan; para evaluar temperatura, llene un tubo de ensayo, con agua caliente y otro con agua fría, tapados; ponga al azar los tubos en contacto con la piel por alrededor de un segundo y pregunte al niño si el estímulo fue caliente o frío	

Discriminación táctil	Con la visión del niño cubierta, tóquelo suavemente en las manos o brazos con su dedo y vea si el niño puede identificar si lo tocó o no; determine si el niño puede identificar objetos pequeños (monedas, clips para papel, bolitas, diferentes formas de bloques) en sus manos con la visión cubierta; observe la destreza motora fina y manipulación de pequeños objetos en la mano, con visión y sin ella	Porciones del MAP (Miller, 1988); SIPT (Ayres, 1989)

MAP, Instrumento de evaluación para preescolares de Millar; SIPT, Pruebas de integración sensorial y praxis.

durante el juego motor grueso y las habilidades funcionales que requieren equilibrio, como andar en bicicleta, subir y bajar escaleras, jugar a saltar la cuerda, caminar sobre una barra vástago de equilibrio y vestirse.

El procesamiento propioceptivo se refiere al funcionamiento de receptores especializados localizados en los músculos y en las articulaciones, y estimulados a través del movimiento activo. La propiocepción nos da información acerca de la orientación espacial de nuestro cuerpo, la velocidad y tiempo de nuestros movimientos, la cantidad de fuerza muscular que se ejerce, y cuán rápido y cuánto estira un músculo (Matthews, 1988; Fisher, 1991). La propiocepción cumple una función importante en el desarrollo de la conciencia corporal, la planificación motora y la precisión de los movimientos (Fisher, 1991). Debido a que es difícil separar las contribuciones del sistema vestibular de las del propioceptivo durante el desempeño motor, nuestras evaluaciones clínicas de terapia ocupacional de estos sistemas ocurren en forma simultánea.

Además de examinar los factores de control postural relacionados con el procesamiento vestibular y propioceptivo, también es importante evaluar la respuesta del niño o la modulación de la estimulación sensorial vestibular y propioceptiva. Los niños se pueden encontrar a lo mejor hipersensibles a ciertos tipos de actividad de movimiento y pueden estar necesitando otros. Por ejemplo, algunos niños pueden tenerle miedo a las alturas y evitar escalar en los patios de juego, mientras que otros pueden necesitar dar vueltas en forma continua o estar constantemente saltando o moviéndose. Otros pueden llegar a estar demasiado excitados por el juego motor grueso. Los estímulos sensoriales vestibulares y propioceptivos afectan nuestro nivel de estimulación o actividad. Por lo tanto, es importante observar cuidadosamente cómo responde un niño a ciertas formas de información sensorial vestibular y propioceptiva. En el cuadro 2-11 se incluyen procedimientos más específicos para evaluar el procesamiento vestibular y propioceptivo.

Factores de la persona relacionados con las funciones músculo-esqueléticas y de movimiento. La evaluación de los componentes neuromusculoesqueléticos incluye la evaluación del tono muscular, reflejos, control postural y alineación, amplitud del movimiento, fuerza y resistencia. Los procedimientos para evaluar el control postural y el tono muscular se presentan en el cuadro 2-11 ya que se relacionan con la función vestibular y con los patrones de reflejos primitivos. Éstos se tratan con mayor detalle en el capítulo 3. A diferencia de las evaluaciones para adultos, los procedimientos formales para evaluar la amplitud del movimiento con un goniómetro y pruebas manuales para evaluar la fuerza muscular son pocas veces necesarios en la evaluación pediátrica en terapia ocupacional. Con mayor frecuencia estos factores motores se observan informalmente y su impacto se destaca en el desempeño de las habilidades funcionales.

Sin embargo, algunos niños pueden requerir pruebas formales de la amplitud del movimiento, como aquellos con movimiento articular limitado debido a una lesión ortopédica, como una lesión de la mano; aquellos con parálisis cerebral, que tienen riesgo de contracturas, y aquellos con artritis reumatoide juvenil. La realización de pruebas formales es importante cuando hay convicción de que este parámetro puede mejorar con la intervención o cuando un niño pueda estar en riesgo de perder su amplitud del movimiento. Hay numerosas fuentes adicionales de información acerca de la realización de evaluaciones formales de la amplitud del movimiento y, por lo tanto, no se incluyen (véase Neistadt, 2000; Trombly, 1995; Gilliam, 1997).

La realización de pruebas musculares generales evalúan la fuerza de los grupos musculares que ejecutan movimientos específicos en cada articulación, mientras que las pruebas manuales de los músculos evalúan la fuerza de un músculo en particular. En las pruebas de los grupos musculares se debe observar al niño cuando se sienta y se levanta, empuja, y cuando dobla las rodillas notando su control postural durante el juego motor grueso; o pidiéndole al niño que mueva sus piernas o su tronco contra resistencia. También pueden utilizarse algunas herramientas de evaluación estandarizadas como la Prueba de eficiencia motora de Bruininks-Oseretsky (Bruininks, 1978), que incluye una subprueba para medir la fuerza muscular.

Las evaluaciones de niños con ciertos diagnósticos, como lesión de la médula espinal, distrofias neuromusculares y lesiones de los nervios periféricos, pueden necesitar pruebas manuales específicas. Para realizar pruebas musculares usted debe conocer los músculos del cuerpo y sus funciones, las posiciones anatómicas y direcciones de las fibras musculares, y el ángulo de acción de las articulaciones. Las pruebas musculares no pueden realizarse en niños que tienen un tono muscular anormal. Los procedimientos para conducir las pruebas manuales musculares se pueden encontrar en otras fuentes y, por lo tanto, no se incluyen (véase Neistadt, 2000; Trombly, 1995; Simmonds, 1997).

La resistencia física puede evaluarse al observar la tolerancia física de un niño cuando desempeña tareas necesarias o deseadas, y en general se mide por el tiempo que necesita el niño para poder realizarla. La resistencia también se evalúa al notar el control postural del niño en el tiempo durante la actividad, la indicación verbal de fatiga o la necesidad de dormir.

CUADRO 2-11 PROCEDIMIENTOS PARA LA EVALUACIÓN DEL PROCESAMIENTO PROPIOCEPTIVO Y VESTIBULAR

Área específica	Procedimientos no estandarizados	Herramientas de evaluación estandarizadas
Control postural y equilibrio	Evaluación del enderezamiento, equilibrio y reacciones de protección (cuadro 3-6); evaluación de movimiento antigravitacional, incluida la habilidad de asumir y mantener la extensión en posición ventral y flexión en decúbito dorsal y otras posiciones apropiadas del desarrollo; observaciones de actividades de juego que requieren equilibrio, como caminar sobre una línea o vástago, jugar en un equipamiento suspendido, como la superficie de un columpio; saltar en un pie, montar en bicicleta	MAI (Chandler y col., 1980); AIMS (Piper y Darrah, (1994); BOTMP (Bruininks, 1978); SIPT (Ayres, 1989); TIME (Miller y Roid, 1994); Prueba clínica pediátrica de interacción sensorial para el Equilibrio (Horack y otros, 1988); (Deitz y col., 1991); Prueba de integración sensorial de DeGangi-Berk (Berk y DeGangi, 1987)
Tono muscular	Observe el grado de resistencia que se percibe cuando los músculos se estiran manualmente; note la suavidad relativa (tono bajo) o tensión (tono alto) en las masas musculares en reposo (evaluadas usualmente en los miembros superiores); note cualquier falta de movimiento articular (tono alto) o demasiado movimiento (tono bajo), comúnmente en flexión/extensión de hombro, en flexión/extensión de codo y muñeca, en aducción/abducción de la cadera, en flexión plantar/dorsal de tobillo	MAI (Chandler y col., 1980); TIME (Miller y Roid, 1994)

Propiocepción	Note si el niño puede imitar posturas y movimiento con los ojos cerrados y los brazos estirados, evalúe si el niño puede llevar su dedo índice a la nariz alternativamente con cada mano; con los ojos cerrados, mueva el brazo del niño en cierta dirección y pídale al niño replicar el movimiento con el otro brazo; note cuanto usa el niño su visión para interactuar con los objetos en el juego y mantener el equilibrio	SIPT (Ayres, 1989)
Modulación de la estimulación vestibular y propioceptiva	Note las atracciones o no del niño por tipos de actividad de movimiento; note la respuesta del niño a estímulos vestibulares rápidos (dar vueltas, columpiarse, saltar) y estimulación vestibular suave (mecerse suavemente); note la respuesta a las actividades que involucran el empujar y tirar fuertemente (estímulo vestibular)	Perfil sensorial (Dunn, 1999); La escala de punteo sensorial (Provost y Oetter, 1995); Nistagmo posrotatorio del SIPT (Ayres, 1989)

BOTMP, Prueba de habilidades motoras de Bruininks-Oseretsky; MAI, Evaluación del movimiento de los bebés; SIPT, Pruebas de integración sensorial y praxis; TIME, Evaluación motora de niños pequeños y bebés.

Los roles de los kinesiólogos se superponen con los de los terapeutas ocupacionales en la evaluación de las funciones musculoesqueléticas y de control motor. Por lo tanto, algunas veces puede que no haya necesidad de conducir una evaluación detallada de estos factores si estas áreas ya fueron evaluadas por un kinesiólogo. Además los kinesiólogos y los terapeutas ocupacionales pueden tener oportunidad de evaluar en conjunto los factores neuromusculares. Sin embargo, es importante, que las implicancias de los problemas neuromusculoesqueléticos sean documentados con claridad en su evaluación de terapia ocupacional.

Evaluación de las habilidades de procesamiento

Las habilidades de procesamiento incluyen comportamientos que reflejan funciones mentales básicas, entre ellas habilidades cognitivas y perceptivas; habilidades sociales y emocionales. En general, las habilidades de procesamiento son las que usamos para planificar, iniciar, organizar, manejar, controlar y modificar nuestras acciones para completar nuestras actividades diarias. Las habilidades de comunicación e interacción abordan como una categoría distinta en el Marco de trabajo de la práctica de la AOTA (véase apéndice A) y, por lo tanto, se toman en cuenta en la próxima sección.

Las habilidades de procesamiento importantes para la terapia ocupacional mencionadas en el Marco de trabajo de la práctica de la AOTA (véase apéndice A) incluyen la energía mental o la habilidad de mantener un esfuerzo; el conocimiento y las habilidades de seleccionar, de usar y de adquirir conocimiento; la organización temporal y la capacidad de secuenciar; la organización del espacio y de los objetos; y la habilidad de adaptar el comportamiento de forma apropiada, como las funciones anticipatorias y la habilidad de modificar el comportamiento en respuesta a la retroalimentación. Las habilidades de procesamiento pueden evaluarse de manera informal a través de observaciones a los niños cuando completan sus actividades diarias. Es de particular importancia para usted, como el terapeuta ocupacional, determinar cómo las habilidades de procesamiento y sus problemas influencian en las habilidades del niño para jugar, para tomar decisiones, para resolver problemas y para desempeñar actividades funcionales o significativas en forma eficiente y segura. El Instrumento de evaluación de las habilidades motoras y de procesamiento (Fisher 1999) y su versión escolar (Fisher y Bryze, 1997) son ejemplos de herramientas de evaluación estandarizadas específicamente diseñadas para evaluar habilidades de procesamiento.

Los factores del paciente que contribuyen a la capacidad para desempeñar las habilidades de procesamiento incluyen funciones del cuerpo y estructuras relacionadas a las funciones mentales, entre éstas las funciones cognitivas tanto globales como específicas, y comportamiento psicosocial y emocional. Los profesores de educación especial, los psicopedagogos, y algunas veces, los fonoaudiólogos, son profesionales con los que usted podría trabajar, quienes a menudo realizan evaluaciones de las funciones cognitivas, incluido el CI (coeficiente intelectual), habilidades cognitivas verbales y no verbales, habilidades del habla y del lenguaje, y pruebas de habilidades académicas. Como terapeuta ocupacional usted está bien entrenado para evaluar algunos aspectos del funcionamiento mental de los niños, incluido el desarrollo psicosocial y emocional. Sin embargo, como en muchas áreas de la práctica de la terapia ocupacional, nuestro rol al abordar estos temas se superponen con el de los otros profesionales. Los psicólogos clínicos y psiquiatras centran sus evaluaciones en las capacidades mentales y en el comportamiento, que incluyen el temperamento, la personalidad, y desarrollo y habilidades socioemocionales. Sin embargo, es importante también para usted evaluar ciertas funciones mentales según los problemas del niño y según las razones de su evaluación. El desarrollo normal de habilidades cognitivas específicas y el desarrollo emocional-social se presentan en el capítulo 3; donde se brinda una guía acerca de las habilidades cognitivas y tipos de comportamiento que se pueden esperar de los niños en diferentes edades.

En general, el reembolso para los servicios de salud mental en los Estados Unidos, suele no ser de rápida accesibilidad como el reembolso de otros sistemas de servicio (Soloman y Evans, 1992). Por lo tanto, es importante revisar las fichas de otros profesionales que abordan temas psicológicos cuando están disponibles y consultar con otros miembros del equipo, para que todos conozcan el rol de cada uno de los miembros del equipo que trabajan con un niño en particular. Cuando prepara su evaluación para un niño que se sospeche por tener problemas psicológicos, es importante determinar si son necesarias algunas precauciones o si algunas actividades o procedimientos específicos pueden ser inefectivos o contraproducentes. Cuando se evalúan a niños o adolescentes con antecedentes de problemas conductuales, es importante tener una idea de cómo abordar al niño para evitar o minimizar dificultades o situaciones peligrosas, como reacciones bruscas de temperamento, comportamiento agresivo, o molestia emocional, y para facilitar el mejor desempeño del niño.

En el nuevo Marco de trabajo de la práctica de la AOTA (véase apéndice A), las funciones mentales están divididas en globales y específicas. Las primeras son funciones más básicas e incluyen el nivel de conciencia, la orientación, el sueño, el temperamento y la personalidad (incluida la estabilidad emocional), y la energía o impulso de hacer (como la motivación y control de impulsos). Las funciones mentales específicas incluyen las capacidades cognitivas de mayor nivel, como el juicio, la formación de conceptos, la habilidad para el cálculo, secuenciación y uso del lenguaje. La atención, la memoria y las funciones perceptuales, psicomotoras y emocionales también se encuentran clasificadas como funciones mentales específicas. A diferencia de la terminología uniforme de la AOTA, que claramente separaba los factores psicológicos y conductuales de las funciones cognitivas, en este nuevo sistema, los factores tanto cognitivos como psicológicos y conductuales están agrupados juntos bajo la categoría general de las funciones mentales. A continuación se describen en mayor detalle las sugerencias de los procedimientos de evaluación para las funciones mentales globales y específicas.

Evaluación de los factores del cliente relacionados con las funciones mentales globales. En los bebés, los problemas con las funciones globales mentales se asocian a menudo con una falta de interés por explorar el ambiente o apatía, y con las dificultades del sueño y regulación emocional. Pueden dormir demasiado, con apenas períodos cortos de alerta, o pueden presentar problemas para quedarse dormidos, con períodos de excesiva agitación. Estos bebés pueden tener dificultad para calmarse cuando están alterados y pueden llorar en exceso. Las herramientas de evaluación diseñadas para medir la regulación del comportamiento, que incluyen los ciclos de dormir-despertar, conducta alimentaria, preferencias sensoriales y temperamento, son útiles para descubrir impedimentos mentales globales en bebés y en niños muy pequeños.

Los niños con daños por traumatismo cerebral o con sospecha de tener una enfermedad mental a menudo requieren evaluaciones más formales de las funciones mentales globales, como conciencia alerta, orientación, falta de atención, regulación emocional y control de impulsos. La Escala del coma de Glasgow (véase cap. 4) y con Niveles de funcionamiento cognitivo de Ranchos (véase Neistadt, 2000) son herramientas de evaluación comunes usadas para evaluar estas funciones mentales globales, así como funciones más específicas como juicio, memoria y resolución de problemas. En los cuadros 2-12 y 2-13 se presentan métodos de evaluación informal relacionados con la cognición de niños de edades diferentes.

Evaluación de los factores del cliente relacionados con funciones mentales específicas. Con propósitos de organización, se discutirán primero las funciones mentales específicas relacionadas con el funcionamiento psicosocial-emocional, seguidas por las funciones mentales específicas relacionadas con los procesos cognitivos. Sin importar el ámbito en el que trabaje, usted verá a niños con dificultades psicosociales, emocionales y de comportamiento. Tales niños pueden tener un trastorno documentado, como un trastorno de déficit de atención con hiperactividad o un trastorno de ansiedad, o pueden experimentar dificultades psicosociales o emocionales junto con otros trastornos físicos y de aprendizaje. Puede que le soliciten evaluar a un niño para determinar si se ajusta al criterio diagnóstico de un trastorno mental, y su evaluación de terapia ocupacional es una parte de la información que contribuirá al proceso diagnóstico. Como se discutió en el capítulo 1, algunos terapeutas ocupacionales trabajan en centros de salud comunitaria y en hospitales psiquiátricos de niños o en residencias, donde los problemas fundamentales de los niños que ven se relacionan con su salud mental, con el desarrollo emocional-social y con el comportamiento.

Además de revisar las fichas, los procedimientos comunes para evaluar las habilidades psicosociales y otros componentes de desempeño incluyen 1) observaciones del comportamiento, particularmente las observaciones rutinarias; 2) entrevistas con el niño (a menudo llamadas examen del estado mental) y con los cuidadores; 3) realización de pruebas estandarizadas, que incluyen habitualmente herramientas de evaluación del tipo de los cuestionarios que los completa el niño o su cuidador y 4) actividades proyectivas.

Para bebés y niños pequeños, las habilidades psicosociales y psicológicas de las que usted se preocupará más como parte de una evaluación de terapia ocupacional, son 1) las habilidades de adaptación, que incluye la habilidad de mostrar comportamientos autorregulados; 2) afecto y el nivel de interés y participación en las interacciones sociales; 3) el desarrollo de comportamientos de apego saludables con los padres o con cuidadores y 4) autoexpresión y desarrollo de autoconcepto. La evaluación de comportamientos autorregulados, temperamento, nivel de interés y participación en las interacciones sociales, autoexpresión, intereses, y autoconcepto en bebés y niños pequeños puede lograrse en su mayoría por las observaciones informales del juego del niño y a través de entrevistas con los cuidadores. Esta evaluación incluye observar sus interacciones con juguetes propios de la edad y el interés de jugar con ellos, las interacciones sociales con usted, y sus interacciones con sus padres durante el juego. Los padres también pueden proveer información invaluable acerca de su hijo, que incluye su temperamento, los patrones de dormir-despertar, comportamientos de apego y la habilidad para manejar el estrés. Hirshberg (1996) discutió algunas formas de evaluar los comportamientos de apego. Algunos instrumentos de evaluación estandarizados se incluyen en el capítulo 4 (véase cuadro 4-6).

Las observaciones de rutina también son muy útiles para evaluar los componentes psicosociales e incluyen el desarrollo social y emocional, y los comportamientos en los niños de edad preescolar y escolar. Esta evaluación puede incluir observaciones en la sala de clases, y observaciones del juego e interacción con pares y padres o cuidadores. Es importante obtener información relacionada con los intereses; comportamiento en situaciones estructuradas y no estructuradas; respuestas a las peticiones directas y desafíos, estilos de interacción con pares, familiares y personas de autoridad; y habilidades de adaptación. Las entrevistas con los padres, así como con otros que cuidan o ven al niño con regularidad (como los profesores), y entrevistas con el niño son una parte importante de la evaluación. Las entrevistas con niños mayores de 10 años son, en particular, útiles para obtener información acerca de los valores, intereses y autoconcepto del niño, habilidades sociales e interpersonales y conducta, capacidad de adaptación y autocontrol. Las entrevistas con los niños también proveen de información acerca de su estado mental, procesos de pensamiento y afecto. Usted puede necesitar derivar al niño a una evaluación más completa y profunda realizada por un psicólogo u otro especialista del comportamiento cuando se identifican problemas significativos.

Es importante que usted determine cómo impacta el funcionamiento psicológico y cognitivo del niño en su habilidad para 1) desempeñar tareas y actividades significativas de cada día, como juego y ocio; 2) mantener relaciones saludables con pares y familiares y 3) desempeñar actividades escolares. Además es importante comprender la magnitud en la que el niño está desarrollando una autoimagen positiva. En el capítulo 4 (véase cuadro 4-6) se muestran herramientas de evaluación estandarizadas específicas para evaluar las habilidades psicosociales, el comportamiento y el desarrollo emocional en niños de edad preescolar y escolar básica.

Como sucede con niños pequeños, la evaluación del funcionamiento psicosocial, psicológico y emocional en los adolescentes incluye observaciones de comportamientos y consideraciones de factores ambientales

CUADRO 2-12 MÉTODOS INFORMALES PARA EVALUAR HABILIDADES COGNITIVAS EN BEBÉS Y EN NIÑOS

Habilidad cognitiva	Métodos informales de evaluación
Habilidad para reconocer cosas o personas conocidas y nuevas	Note la respuesta del niño (expresión facial, acciones de alcanzar) a los padres versus extraños; note el nivel de interés del niño con juguetes nuevos frente a los conocidos
Atención/nivel de alerta/energía mental	Note claves de comportamiento de alerta, como las expresiones faciales, y el enfoque y seguimiento visual durante el juego y las interacciones; note el tiempo que el bebé o niño participa en una actividad en particular; investigue acerca de los patrones típicos de sueño-vigilia del niño; note la persistencia del niño ante los desafíos
Permanencia del objeto	Note si el niño busca un objeto escondido
Adaptación/relaciones entre causa y efecto	Note la habilidad del niño para activar juguetes de causa-efecto; note los comportamientos anticipatorios y la habilidad para aprender de errores y ajustar el comportamiento de acuerdo con claves y retroalimentación ambientales
Organización temporal	Note la habilidad del niño para clasificar formas y colores y para clasificar objetos de acuerdo con temas, como animales frente a objetos de la casa; note la habilidad del niño para iniciar secuencias de pasos y para terminar las acciones, como el devolver los juguetes donde pertenecen
Conocimiento general y conocimiento de conceptos básicos	Note la habilidad del niño de edad preescolar para clasificar e identificar formas, colores y números; note su habilidad para usar objetos de acuerdo con su propósito; note la seguridad y la habilidad para expresar el deseo de ser asistido
Uso del lenguaje	Note la habilidad del niño para reconocer su nombre; seguir instrucciones simples frente a complejas; note el uso de lenguaje expresivo (p. ej., número de palabras, extensión de las frases, habilidad para expresar lo que quiere)

CUADRO 2-13	MÉTODOS INFORMALES PARA EVALUAR HABILIDADES COGNITIVAS EN NIÑOS DE EDAD ESCOLAR Y ADOLESCENTES

Habilidades cognitivas	**Métodos informales de evaluación**
Orientación × 3	Note la orientación del niño respecto del tiempo, de personas y del lugar
Energía y atención	Durante la actividad, note la habilidad del niño para atender y centrarse en un estímulo en particular y el tiempo que el niño participa en una actividad específica; note el nivel de persistencia cuando se lo desafía
Memoria	Note la habilidad del niño para recordar o reconocer a personas o eventos y desempeñar tareas aprendidas; note la habilidad del niño para el aprendizaje de nuevas cosas a través de presentarle/enseñarle una tarea nueva, como un juego en el ordenador o un juego de cartas
Planificación, organización y secuenciación	Note la capacidad del niño para delinear un abordaje etapa por etapa para múltiples tareas y para desempeñar actividades funcionales de múltiples pasos, como completar su rutina matinal de auto-cuidado, completar sus deberes, mantener su escritorio de la escuela ordenado y su cama prolija, y su habilidad para aprender y jugar con pasos y reglas múltiples
Rendimiento académico	Pregunte al profesor o a los padres del niño cómo se desempeña en los tópicos académicos, como matemática y lectura
Juicio/conocimiento de sí mismo	Note la habilidad del niño para jugar seguro, para identificar situaciones peligrosas, para aprender y cumplir con las reglas de seguridad, y ser adecuado socialmente con los pares y con los adultos
Resolución de problemas	Note las habilidades de identificar problemas y soluciones viables, de aprender actividades nuevas independientemente, y aprender de los errores

importantes como la familia y el colegio, y las relaciones con los familiares, pares y otras personas importantes en su vida.

Las observaciones pueden realizarse en lugares estructurados, como las sesiones de terapias grupales, o en ámbitos no estructurados, por ejemplo, durante un período de vacaciones escolares. Es importante notar cómo los factores psicosociales, psicológicos y emocionales afectan los procesos de pensamiento, los sentimientos acerca de sí mismo, la habilidad para relacionarse con otros y la habilidad para desempeñar actividades funcionales y cualquier otra actividad de interés.

Los incidentes, como los disparos en la Escuela Secundaria Columbine en Littleton, Colorado, en 1999 que ocasionaron la muerte de estudiantes y profesores enfatizaron la necesidad de determinar el potencial de los individuos para hacer daño, a ellos mismos o a otros. Las entrevistas con los adolescentes que incluyen exámenes del estado mental son extremadamente valiosas para obtener información acerca de los miedos y problemas del estudiante, de sus habilidades de adaptación y de sentimientos sobre sí mismo y hacia otros, así como información acerca de sus intereses, anhelos y sueños para el futuro.

Cuando las personas tienen dificultad para expresarse verbalmente o tienen pensamientos y sentimientos suprimidos, el uso de técnicas proyectivas o medios de expresión es a menudo útil (Drake, 1999). Las técnicas expresivas pueden utilizarse para obtener información acerca del autoconcepto, del conocimiento de sí mismo, de sentimientos y emociones, y comúnmente incluye el dibujo o la pintura, pero también el uso de arcilla, la escritura creativa, o la dramatización y el juego (Drake, 1999). En el capítulo 4 se incluye una lista de herramientas de evaluación estandarizadas para examinar esta área en adolescentes.

La información acerca de las funciones cognitivas de los bebés y de los niños muy pequeños puede obtenerse al observar sus 1) habilidades de reconocer gente y cosas conocidas frente a no conocidas y 2) juegos con juguetes adecuados para la edad que requieren habilidades cognitivas, como comprender la causa-efecto simple, permanencia del objeto, conceptos espaciales y resolución de problemas. Ejemplos de estos juguetes son presionar el botón en los electrónicos, tipos diferentes de rompecabezas, juguetes con objetos que aparecen de repente, y de los construcción simple. Las deficiencias cognitivas en niños de edad preescolar a menudo dan como resultado retardo en la adquisición del lenguaje y comprensión, y dificultades con actividades de juego que requieren encontrar parecidos, seleccionar y clasificar. Los niños de edad preescolar con deficiencias cognitivas también pueden presentar dificultades de planificación motora y de secuenciar, un juicio deficiente de seguridad, y una imposibilidad de notar la presencia de objetos y de otras personas en el ambiente. Por ejemplo, pueden necesitar supervisión directa o asistencia física para estar seguros con el equipamiento del patio de juegos, y pueden experimentar dificultades para aprender conceptos, como colores, formas y números, y para encontrar maneras de jugar con objetos o actividades novedosos.

Algunos instrumentos cribados del desarrollo usados por terapeutas ocupacionales (y otros especialistas del desarrollo) incluyen ítems de pruebas cognitivas, como la Evaluación de Miller para preescolares (Miller, 1988) y el Denver II (Frankenburg y Dodds, 1992). Las Escalas del desarrollo de los bebés de Bayley (Bayley, 1993) incluye una escala completa para medir funciones mentales en bebés y en niños muy pequeños. Las habilidades de atención, juicio y resolución de problemas suelen ser evaluadas de manera informal al observar a los niños realizando tareas funcionales, juego y manualidades propias de la edad. Otros métodos para evaluar informalmente funciones cognitivas se presentan en los cuadros 2-12 y 2-13.

Evaluación de las habilidades de comunicación e interacción

El Marco de trabajo de la práctica de la AOTA (véase apéndice A) describe a las habilidades de comunicación e interacción como la intención, necesidad y coordinación del comportamiento social para interactuar con las personas. Estas habilidades incluyen tres áreas fundamentales: el área física y de la comunicación no verbal; el área del intercambio de información, que incluye el uso de lenguaje para entregar y recibir información, y el área de la habilidad para mantener relaciones apropiadas con otros. Los terapeutas de lenguaje y del habla tienen experiencia en estas áreas y deben ser consultados por evaluaciones más detalladas cuando se identifican problemas de comunicación. Sin embargo, es importante que usted determine cómo influyen las habilidades de comunicación del niño en la participación exitosa en las ocupaciones diarias. El desarrollo normal de las habilidades de comunicación y lenguaje se describe en el capítulo 3. Esta información puede consultarse para determinar si los bebés y los niños pequeños cumplen las pautas de cada etapa importante del lenguaje, de la comunicación y del área social en las edades apropiadas.

La mayoría de los cribados o herramientas de evaluación del desarrollo, como la Evaluación de Miller para preescolares (Miller, 1988), las

Escalas de comportamiento adaptativo de Vineland (Sparrow y col., 1984) y el Denver II (Frankenburg y Dodds, 1992), incluyen ítems que evalúan comunicación o lenguaje. Algunas herramientas de evaluación estandarizadas para la evaluación de habilidades sociales se incluyen en el capítulo 4 (véase cuadro 4-6).

Cuando se realiza el cribado de las habilidades de comunicación y sociales de los bebés o de niños pequeños es importante observar su contacto visual, su respuesta al escuchar su nombre y directivas simples, y su habilidad para hacer saber sus necesidades y deseos. También es importante notar sus expresiones verbales o sonidos espontáneos, el uso de palabras, de gestos de comunicación (como apuntar con el dedo o decir adiós con la mano) y su habilidad para imitar sonidos y palabras simples. En relación con el comportamiento social, observe en los niños sus conductas de apego y su nivel de comodidad y preferencia en la interacción con los cuidadores y pares frente a la preferencia de estar solo.

Una vez que los niños comienzan a usar el lenguaje, es importante notar cuán fácil es comprender lo que el niño dice (articulación), la extensión de las expresiones (p. ej., una a dos frases solamente) y los propósitos funcionales del lenguaje (satisfacer sus necesidades, compartir información y comentar, hacer preguntas, etc.).

Para niños que usan adaptaciones para mejorar la comunicación o se beneficiarían con su uso, es importante que los terapeutas ocupacionales analicen las demandas (motoras y cognitivas) de operar una adaptación en particular y determinar si el niño tiene las habilidades necesarias para operar la adaptación en forma práctica y funcional. Las evaluaciones complejas de mejoría de la comunicación para determinar la posibilidad de usar adaptaciones altamente tecnológicas es un proceso de equipo. El rol del terapeuta ocupacional en esta área especializada de evaluación se aborda en mayor detalle en el capítulo 6.

La habilidad de un niño para desarrollar y usar el lenguaje en forma efectiva puede estar afectada por deficiencias básicas cognitivas, sensoriales, motoras (particularmente control oral motor y praxis oral), o deficiencias emocionales. Por lo tanto, dependiendo de su hipótesis de por qué un niño puede experimentar problemas en esta área, usted puede querer examinar más acerca de los factores básicos del niño discutidos con anterioridad en este capítulo. Los problemas de habilidades sociales también pueden ser consecuencia de inmadurez del desarrollo socioemocional o de problemas psicológicos y, si se sospechan deben evaluarse en mayor profundidad.

ETAPA 8 Análisis ocupacional: evalúe los contextos y las demandas de actividad

A pesar de que el **análisis de demandas de actividad y contextos** se presenta aquí como un paso separado luego del análisis de las habilidades de desempeño y de los factores de la persona, las consideraciones sobre las demandas y contextos deben realizarse desde el momento en que comienza sus observaciones de rutina y las interacciones con el niño y la familia, es decir, la etapa 4. Es un proceso continuo que puede realizarse desde la etapa 4 hasta la 8.

Contexto se refiere tanto a los contextos interno (espiritual y creencias personales) como al externo (ambiental y sociocultural) y se describieron en el Marco de referencia de la práctica dentro de los siguientes tipos: cultural, físico, social, personal, espiritual, temporal y virtual (véase apéndice A). El contexto provee varias condiciones que, a veces, apoyen o limiten el desempeño ocupacional. Por lo tanto, cuando trate de identificar todos los factores que contribuyen o afectan la habilidad del niño para participar y tener éxito en sus ocupaciones de interés, el contexto es una parte esencial del proceso de evaluación. También es un componente importante de la evaluación debido a que muchos de los elementos contextuales pueden ser modificados hasta cierto punto. Por lo tanto, una evaluación de los factores contextuales a menudo permite una buena planificación de la intervención.

Las evaluaciones contextuales algunas veces se denominan evaluaciones ecológicas (Neisworth y Bagnata, 1988). Examinan los patrones de interacción entre los individuos y sus respectivos ambientes, y consideran las influencias físicas, sociales y culturales. No es solo importante conocer los ambientes físicos y las actividades desempeñadas dentro de esos ambientes, sino también apreciar las filosofías básicas de los programas educacionales a los que asisten los niños que usted evalúa, como también su contexto religioso y cultural.

La evaluación de los contextos físicos, sociales y culturales suele realizarse a través de la inspección visual de los ambientes en los que el niño desempeña sus ocupaciones diarias, como el hogar, la escuela, las guarderías infantiles y de bebés, el patio de juegos, o lugares de trabajo (para niños mayores). La información acerca de los factores contextuales también puede obtenerse a través de las entrevistas con los niños y sus cuidadores, y leyendo literatura relevante. Para esta información también pueden utilizarse varias herramientas de evaluación (véase cap. 4, cuadro 4-10).

Además de examinar los ambientes físicos para la accesibilidad (p. ej., facilidad del manejo de la silla de ruedas y de los andadores), la habilidad del niño para acceder a juguetes y materiales debe también examinarse. Observe la cantidad y el tipo de estimulación sensorial visual, auditiva y táctil o distracciones y la organización de los materiales en el espacio. Los ámbitos para niños pequeños deben tener varios juguetes tanto para el juego motor-grueso como para el juego motor-fino, el juego imaginario, la exploración sensorial y libros simples con láminas grandes. Estos ambientes deben estar limpios y ordenados, con mesas, sillas y lavamanos adaptados al tamaño de los niños. Se requiere investigar acerca del horario de actividades del niño (durante el día escolar y durante el tiempo menos estructurado), y examinar el ambiente en cuanto a sus potenciales de proveer oportunidades de interacciones sociales, y que el niño participe en actividades que promuevan su nivel de independencia o desarrollo de habilidades.

Una evaluación de las demandas de actividad involucra el examen de los objetos, del espacio físico, de las demandas sociales, de la secuencia y del tiempo de las acciones requeridas, y de las funciones básicas del cuerpo y estructuras necesarias para llevar a cabo una actividad en particular (véase apéndice A). Dicho en forma más simple, ésta es parte de su evaluación en la cual usted realiza un análisis en detalle de la actividad o tareas específicas en que el niño, que usted evalúa, participa, o quiere participar y que le presentan dificultad. Como el contexto, las demandas de actividad pueden ser algunas veces fáciles de modificar para ayudar al niño a ser más capaz de desempeñar la actividad. Esto dirige, entonces, su intervención más que a modificar al niño, a modificar la tarea o actividad. En general, las demandas de la actividad pueden identificarse al observar al niño desempeñando la actividad en el contexto. Mientras observa al niño, formule (y luego conteste) las siguientes preguntas: ¿cuáles son las características de esta actividad y los pasos involucrados para realizarla? ¿Qué aspectos de la actividad son los que la hacen fácil o difícil para que el niño pueda realizarla? ¿Puede realizarse esta actividad de otras maneras? ¿Cómo podría modificarse la actividad o eliminarse algunas de las demandas al mismo tiempo, para que el niño pueda ser más exitoso? Hay procesos de análisis de actividad más completos, que se ofrecen en la mayoría de los textos de terapia ocupacional, como Terapia Ocupacional de Willard y Spackman (véase Blesedell-Crepeau, 1998).

ETAPA 9 Concluya la evaluación del niño

Cerca del término de su sesión de evaluación, usted necesita determinar cuáles son sus planes, y debe hacérselo saber al niño y a sus familiares, al personal de enfermería o al profesor. Esto podría incluir programar otra cita para completar la evaluación si usted no pudo obtener toda la información necesaria. Podría querer programar un tiempo para revisar los resultados de la evaluación con los padres, o si es apropiado el lugar de trabajo, podría planificar una reunión de equipo con otros profesionales que trabajan con el niño. Puede estar preparado para discutir y desarrollar un plan de intervención y luego programar una sesión para comenzar la intervención. Con frecuencia, necesitará algún tiempo para revisar toda la información de la evaluación, para otorgar puntuación e interpretar cualquier prueba estandarizada, e integrar todos los datos de la evaluación para comenzar el proceso de la intervención. Debe asegurarse agradecerle al niño y a otros que estuvieron involucrados en la evaluación, y reconocerlos por su buen trabajo. Por último, es importante que documente sus observaciones y cualquier otra información que considere importante. Escribir informes completos es crucial, de tal modo de que no olvide información importante.

ETAPA 10 Interprete, sintetice y resuma los datos de la evaluación

Luego de completar su evaluación inicial y de que haya interpretado el puntaje de los instrumentos de evaluación estandarizados que utilizó (véase el capítulo 4 para los procedimientos de cómo realizar la puntuación e interpretar las pruebas estandarizadas), necesita sintetizar y resumir los datos de la evaluación. Se necesitan considerar algunos factores importantes para sintetizar los datos de la evaluación. Lo más importante es que recuerde el propósito de la evaluación y las preguntas específicas de la derivación. Al final de este paso habrá abordado claramente las preguntas de la derivación, con datos para apoyar sus resultados, y estará preparado para comenzar el proceso de planificación de la intervención.

La síntesis de los datos de la evaluación de fuentes múltiples es un proceso complejo. El proceso requiere obtener una comprensión del niño y de la familia y de las habilidades del niño para participar en sus ocupaciones de interés, así como un análisis detallado del "por qué" el niño presenta dificultades en las actividades identificadas como problemáticas. Luego, esta información se utiliza en consideración con los sistemas que prestan servicios, el ámbito y las consideraciones del programa para formular un plan de intervención apropiado. Con frecuencia en pediatría, usted va a colaborar con otros miembros del equipo durante la fase de planificación de la intervención para desarrollar un programa lo más eficiente y completo posible.

El proceso de interpretación y de síntesis se divide en un proceso de 4 pasos delineados en el recuadro 2-2. Cada uno de estos pasos se discute con mayor detalle en las siguientes subsecciones. A pesar de que el proceso se presenta como una serie de pasos secuenciados, es importante destacar que, a menudo, los dos últimos pasos se producen en forma simultánea.

Paso 1: formulación del perfil ocupacional

Usted comienza la interpretación, la síntesis y el resumen de todos sus datos de evaluación con una narración breve del niño, un perfil ocupacional. El perfil ocupacional describe quién es el niño e incluye información clave, como la edad; las principales áreas problema para terapia ocupacional; características importantes de la familia, la escuela o los programas de cuidado del niño; un resumen de los intereses y de las actividades principales del niño; información diagnóstica; y las fortalezas, desafíos y prioridades del niño y su familia. En los recuadros 2-3, 2-4, y 2-5 se proveen ejemplos de perfiles ocupacionales.

Éste no es un paso fácil. La narrativa debe ser concisa pero también debe incluir suficiente información para el lector o interlocutor para desarrollar una comprensión básica del niño y por qué está con un terapeuta ocupacional. La mayoría de la información incluida en la narrativa se obtiene a través de las entrevistas con los padres, de la revisión de las fichas médicas y educacionales, y de observaciones informales a los niños.

Paso 2: identificación de las fortalezas y desafíos ocupacionales del niño

El uso del abordaje de evaluación "arriba-abajo", implica comenzar por resumir la habilidad del niño para desempeñar sus ocupaciones valoradas (p. ej., actividades de la vida diaria instrumentales, juego, actividades escolares). ¿Cuáles son las habilidades funcionales en las que el niño presenta dificultad? ¿Qué puede hacer bien el niño? El Marco de trabajo de la práctica de la AOTA (2002, XVIII, borrador final) (véase apéndice A), incluye las siguientes áreas de ocupación que pueden ser importantes para abordar en la evaluación: AVD, como bañarse y comer; AVD instrumentales, como cuidar mascotas, usar medios de comunicación y salir de compras, educación o participación en la escuela, trabajo, juego, ocio y participación social con la familia, los pares amigos y con los miembros e instituciones de la comunidad.

Los resultados de los instrumentos de evaluación funcionales, como el Inventario de evaluación de discapacidad (Haley y col., 1992) y el Instrumento de evaluación de función escolar (Coster y col., 1998) son útiles para resumir la habilidad del niño para desempeñar actividades funcionales. Considere las prioridades discutidas por el niño, por los padres del niño y por otras personas significativas (p. ej., el profesor del niño) ¿Cuáles son los roles y actividades más importantes en las que se involucra el niño y en las que tiene problemas? Esta información le ayuda, como terapeuta ocupacional, a determinar la importancia de las áreas funcionales que se deben abordar en un programa de intervención. Estas áreas a menudo se utilizan para desarrollar los objetivos funcionales de largo plazo en la intervención del niño. Por ejemplo, en un hospital, usted podría enumerar una lista de problemas que incluya las áreas de movilidad, el área social y las habilidades de juego, y la alimentación para un niño que demuestre dificultades para desempeñar este tipo de ocupaciones y cuando el niño y los padres consideraron importantes la mejoría en estas áreas.

Paso 3: identificación de las habilidades de desempeño y factores del niño que influyen en el desempeño ocupacional

Los resultados de las pruebas diseñadas para medir factores específicos del niño y habilidades de desempeño proveen información acerca de por qué el niño puede o no ser capaz de participar exitosamente en sus ocupaciones diarias. Como se discutió antes en este capítulo, el análisis del desempeño ocupacional involucra la evaluación de las habilidades motoras, de procesamiento y de comunicación. Los factores del niño se relacionan directamente con las funciones fisiológicas y estructurales del cuerpo. Por ejemplo, un examen de las funciones mentales puede ayudarnos a contestar preguntas como las siguientes: ¿hay dificultades básicas de memoria y de organización que contribuyen a la dificultad del niño para realizar las transiciones entre las clases en la escuela? Las evaluaciones específicas de la función motora pueden ayudarnos a determinar si el niño tiene problemas neuromusculares, como una disminución del movimiento articular, tono muscular anormal o debilidad muscular, que afectan su juego motor grueso. Recuerde que su decisión de aplicar instrumentos de evaluación que miden las habilidades de desempeño y factores específicos del niño se fundamentó en su hipótesis de que algunos de estos factores del niño y habilidades de desempeño probablemente estaban contribuyendo para desempeñar con dificultad actividades funcionales. Por lo tanto, los resultados de las pruebas estandarizadas a menudo ayudan a identificar algunos de los factores básicos o por qué el niño tiene dificultad con una tarea en particular. Las puntuaciones de las pruebas de referencia normalizada también proveen una comparación de las habilidades básicas de su niño con una muestra de niños de una edad similar y puede obtener información acerca del grado o severidad del problema del niño.

Cuando se interpretan los resultados de las pruebas estandarizadas, es importante considerar cuán válidos usted cree que son las puntuaciones

RECUADRO 2-2	INTERPRETACIÓN Y SÍNTESIS DE LOS DATOS DE LA EVALUACIÓN PARA LA PLANIFICACIÓN DE LA INTERVENCIÓN

Paso uno: formulación del perfil ocupacional. *¿Quien es este niño y cuales son las características familiares importantes? ¿Cuáles son los problemas más importantes que presenta? ¿Cuáles son las ocupaciones más importantes, incluyendo el programa escolar del niño, las actividades extracurriculares y sus intereses?*

Paso dos: identificación de las fortalezas y desafíos ocupacionales del niño. *¿Qué áreas de ocupación (p.ej., actividades de la vida diaria, educación, trabajo, participación social y juego) están presentando desafíos para el niño? ¿En qué sobresale este niño?*

Paso tres: identificación de las habilidades de desempeño y de los factores del niño que influyen en el desempeño ocupacional. *¿Cuáles habilidades específicas, funciones y estructuras del cuerpo, y capacidades mentales están interfiriendo con o apoyando la habilidad del niño para desempeñarse en actividades valoradas? ¿Confía en que los resultados de las pruebas estandarizadas reflejan las habilidades reales del niño? ¿Cómo se compara el desempeño del niño con los de los niños típicos o niños que tienen las mismas condiciones diagnósticas? ¿Cómo se compara el desempeño del niño con su desempeño en evaluaciones previas?*

Paso cuatro: identificación de los factores contextuales y demandas de actividad que influyen en el desempeño ocupacional. *¿Cómo y cuándo se espera que el niño desempeñe sus actividades diarias, y bajo qué condiciones? ¿Qué objetos y acciones son requeridas por parte del niño para desempeñar sus actividades de interés? ¿Qué factores culturales y espirituales impactan el desempeño ocupacional del niño? ¿Qué aspectos del ambiente físico apoyan o disminuyen las habilidades del niño?*

obtenidas. ¿Aplicó la prueba en la forma estandarizada en la que fue diseñada para aplicar? ¿Fue capaz el niño de comprender las direcciones? ¿Cuán válida y confiable es la herramienta de evaluación en sí? ¿Hizo el niño su mayor esfuerzo? Es importante incluir una afirmación acerca de su confianza al respecto hasta el punto en que las puntuaciones de la evaluación reflejen las habilidades verdaderas del niño. ¿Fueron los resultados de la prueba consistentes con los informes de los padres y con sus observaciones informales?

Luego, considere la información de la evaluación obtenida de las observaciones formales e informales. Aplique su conocimiento del desarrollo normal del niño y lo que usted espera de los niños en diferentes edades. Comience por identificar cómo las fortalezas o áreas deficitarias del niño, influyen en sus habilidades para desempeñar actividades u ocupaciones de interés, tales como las de autocuidado, actividades escolares o de juego. Esto es particularmente importante en las escuelas en donde la legislación (Acta educacional de las personas con discapacidad [1997]) necesita que los proveedores de servicios relacionados, como

RECUADRO 2-3 EJEMPLO DE PERFIL OCUPACIONAL: NIÑO DE EDAD ESCOLAR PRIMARIA

Aarón es un niño de seis años de edad en quien se diagnosticó recientemente el síndrome de Asperger. Vive con sus padres y con una hermana de dos años de edad. Sus antecedentes médicos y de nacimiento son normales, a pesar de que presenta infecciones de las vías respiratorias con frecuencia. Se informa que las etapas del desarrollo se han logrado siguiendo los rangos apropiados de la edad, incluyendo el caminar a los 13 meses de edad y decir sus primeras palabras a los 16 meses. El entrenamiento de control de esfínteres fue desafiante y se completó cuando tenía tres años y medio de edad. Aarón asiste regularmente a media jornada de programa de jardín de infantes, y es evaluado para determinar si requiere servicios de educación especial. Fue derivado para una evaluación de terapia ocupacional debido a dificultades en sus habilidades motoras finas y sospecha de problemas de procesamiento sensorial. Sus padres y profesor están especialmente preocupados por su falta de habilidad para adaptarse al cambio, la frecuencia y la intensidad de reacciones bruscas de temperamento, y su reacción emocional en general; sienten que sus comportamientos del juego y habilidades sociales son muy inmaduras. A Aarón le gusta jugar con figuras de dinosaurios en acción y ordenadores, y es fiel seguidor de los programas de Nickelodeon de la televisión. Actualmente toma clases de natación y tiene muchos niños con quien jugar en su vecindario, sin embargo, habitualmente elige jugar solo. Ambos padres trabajan fuera del hogar, y su abuela cuida a él y a su hermana mientras ellos están en el trabajo.

RECUADRO 2-4	EJEMPLO DE PERFIL OCUPACIONAL: ADOLESCENTE

Ray es un joven de 18 años de edad que cursa el último año de enseñanza secundaria. Vive con su hermano de 12 años de edad y sus padres en una comunidad rural. Ray es un alumno excelente y un miembro activo de la Sociedad de honor nacional; ha sido aceptado para asistir a la universidad en el otoño con una beca completa en tecnología informática. Ray tiene una atrofia muscular espinal del tipo II. La progresión de su enfermedad fue lenta. Tiene poco movimiento activo y fuerza en sus extremidades inferiores, y actualmente usa un transporte permanente, una silla de ruedas a motor que se reclina, eleva y baja dependiendo del objetivo de la movilidad. Tiene una bandeja de falda para apoyar su ordenador y otras necesidades de la sala de clases. Ray requiere de asistencia máxima para todos los cambios de posición y para vestirse, bañarse e ir al retrete. Puede realizar las actividades más simples de su higiene personal y puede comer solo una vez organizado el ambiente para él. Necesita ayuda para posicionarse y oxígeno durante la noche. En la escuela persiste en sus responsabilidades usando su ordenador personal para tomar apuntes. Usa principalmente el teclado para navegar debido a que el uso del ratón le causa demasiada fatiga. Fuera de la escuela Ray tiene un trabajo de media jornada como diseñador de páginas Web, y es voluntario en una comunidad de personas jubiladas, donde ayuda a los residentes a aprender a usar los ordenadores. Es un fan ávido del fútbol. Ray tiene una familia muy continente, sin embargo, se encuentra entusiasmado en dejar su casa e ir a la universidad en un futuro próximo.

los terapeutas ocupacionales, demuestren cómo las áreas de dificultad de los niños y los objetivos de intervención se relacionan directamente con la habilidad para desempeñarse en actividades escolares.

Este paso concluye con la identificación y con la descripción de la extensión de las habilidades específicas de desempeño y factores del niño que están contribuyendo a sus dificultades para desempeñar sus ocupaciones diarias. Muchas de estas habilidades y factores del niño pueden ser las áreas que se aborden como parte del programa de intervención de terapia ocupacional que usted desarrollará. Algunas de estas áreas serán abordadas por otros miembros del equipo. Otras pueden que no se aborden, si se cree que no pueden alterarse significativamente o cuando hay otras prioridades o formas a través de las cuales el niño puede aprender a participar exitosamente en ocupaciones desafiantes, las que, como se hizo notar antes, reflejan algunas de las áreas que usted abordaría en última instancia en un programa de terapia ocupacional. Finalmente es importante destacar los factores y las habilidades del niño que representan las fortalezas del niño, y porque las fortalezas necesitan ser consideradas y capitalizadas para desarrollar su plan de intervención.

RECUADRO 2-5	EJEMPLO DE PERFIL OCUPACIONAL: BEBÉ

Molly es un bebé de tres meses de edad (edad cronológica) con una edad de desarrollo de 1 mes. Nació prematuramente a las 32 semanas de gestación, debido principalmente al abuso de sustancias de su madre durante el embarazo. Molly vive con su madre y abuela materna, las que reciben asistencia social. Tiene dos hermanas, de cinco y seis años de edad que viven con ella. Todas las niñas tienen diferentes padres y solamente la mayor tiene contacto regular con su padre. La madre de Molly recibe tratamiento ambulatorio por abuso de sustancias, y tiene una historia de trastorno bipolar. Su abuela asume el rol de cuidadora principal de todas las niñas, a pesar de que su madre está muy involucrada y parece motivada en mejorar sus habilidades y asumir toda la responsabilidad. Ellas viven en una casa pequeña con muchos juguetes.

Molly fue hospitalizada durante seis semanas después de nacer. Los resultados de los análisis de orina de cocaína perinatal de ambas resultaron positivos. Su peso al nacer fue de un kilo con seiscientos gramos y las puntuaciones de Apgar fueron 5 y 7 al minuto y a los 5 minutos, respectivamente. Mientras se encontraba hospitalizada, desarrolló un síndrome de dificultad respiratoria y experimentó dificultades de alimentación y retraso en el desarrollo. También tuvo problemas de regulación de su estado, caracterizados por alteraciones del sueño y agitación frecuente al estar despierta. Estos problemas decrecieron gradualmente. Al ser dada de alta del hospital, Molly se alimentaba en forma adecuada con biberón, a pesar de que continuaba irritable y difícil de calmar. Actualmente es evaluada por los servicios de intervención temprana del condado.

Paso 4: identificación de demandas contextuales y de actividad que influyen en el desempeño ocupacional

Cuando interpreta la información relacionada con los factores del niño, simultáneamente usted identificará los factores contextuales, entre ellos los socioculturales, espirituales y ambientales, y las demandas de actividad que más sobresalen para apoyar o disminuir las habilidades del niño de participar con éxito en sus ocupaciones diarias. Cuando intenta descubrir las razones por las que un niño está experimentando éxito o no lo está, considere las oportunidades que el niño tuvo para desarrollar ciertas habilidades. ¿Cuáles son las expectativas socioculturales, los valores y prioridades que han influenciado en el desarrollo del niño y que continúan siendo una parte integral de sus vidas? Para que los terapeutas ocupacionales puedan ayudar a los niños a interactuar exitosamente con las personas y con los objetos en sus ambientes, y cumplir con las demandas esperadas de ellos cada día, es importante identificar cada factor contextual. Por ejemplo, cuando se evalúa a un niño de edad escolar con problemas de aprendizaje, conocer su currículo, el ambiente físico de la sala de clases; el estilo del profesor, la filosofía y la expectativa de los niños en la sala de clases; y las actitudes de los padres hacia los logros escolares son todos fatores necesarios para realizar recomendaciones eficaces para mejorar las habilidades del niño para desempeñar actividades en clase. El análisis de los contextos y demandas de actividad involucra principalmente la síntesis de información de los instrumentos de evaluación ecológicos; observaciones de los ambientes físicos, incluidos el espacio, el equipamiento y los materiales; observaciones del niño desempeñando actividades en contextos habituales; y entrevistas con el niño y con los cuidadores.

Se deben considerar los factores contextuales durante la evaluación de las AVD, como el alimentarse, las que están altamente influenciadas por factores socioculturales. La práctica del rol de padres también es culturalmente sensible y tiene un impacto directo en el comportamiento del niño. Una vez examinados los factores contextuales, necesitan considerarse en sus interpretaciones de los resultados de las pruebas estandarizadas y, también, al interpretar sus observaciones formales e informales. Por último, es vital considerar la información contextual mientras formula sus planes de intervención. De esta manera, se asegura que las sugerencias de programación tienen sentido para los niños y para las familias que les son derivados, son prácticas y abordan las áreas de interés y, finalmente, que se entreguen de la manera que mejor encastra con sus vidas contextuales.

ETAPA 11 Desarrolle recomendaciones y el plan de intervención

El proceso de evaluación inicial termina con el desarrollo y documentación de recomendaciones y, cuando es apropiado, el desarrollo de un plan de intervención de terapia ocupacional. Por lo general, un plan de intervención no es necesario cuando el propósito de la evaluación fue de asesoramiento (conducida para proveer recomendaciones acerca de un área problemática específica) o cuando la evaluación arrojó resultados que indican que el niño no requería servicios de intervención de terapia ocupacional. Sin embargo, en ambos casos, se deben entregar las recomendaciones e incluir sugerencias útiles para promover la habilidad del niño de participar en sus ocupaciones diarias. Además, cuando sea apropiado, se pueden sugerir derivaciones para otros servicios o evaluaciones.

El desarrollo de un plan de intervención involucra la síntesis de todos sus datos de evaluación, con los factores del ámbito, del sistema y del programa, y otras consideraciones prácticas. Como se comentó antes, es raro que usted cree un programa de intervención de terapia ocupacional aisladamente. Por el contrario, usted colaboraría con el niño, con sus padres o cuidadores, con sus profesores y con otros miembros del equipo del niño. Algunas veces sus esfuerzos de la planificación se utilizarán para crear un programa de servicios interdisciplinario, transdisciplinario ya sea educacional, de rehabilitación o familiar. Otras veces, dependiendo del ámbito de trabajo, usted puede crear su propio programa de terapia ocupacional individual. Sin embargo, aún cuando se crea un programa de terapia ocupacional por separado, la mejor práctica se realiza al obtener una comprensión general de otros servicios que el niño está recibiendo para evitar la duplicación innecesaria de servicios y para facilitar un abordaje consistente cuando sea útil hacerlo.

El proceso de planificación de la intervención incluye el desarrollo de metas mensurables a largo y a corto plazo. Usted tiene la compleja tarea de seleccionar varios marcos de referencia específicos y técnicas de intervención disponibles para los terapeutas ocupacionales. También puede ser que tenga diferentes opciones de administración de servicios (servicios directos o indirectos, o trabajar con un asistente de terapia ocupacional certificado o un auxiliar de rehabilitación), disponibles para elegir. Algunos factores que necesitará considerar cuando comienza a planificar la intervención son el nivel de evidencia de investigación que apoya las intervenciones que está considerando, las preferencias del niño y de la familia, el equipamiento y los materiales disponibles, y su nivel propio de habilidad. Además de escribir los objetivos, su plan de intervención debe incluir un horario, con las duraciones y el número de sesiones explícitas, y los resultados funcionales que se proyectan de sus intervenciones; todo debe ser identificado. Este libro no abarca al detalle respecto de los servicios de intervención de terapia ocupacional. Sin embargo, el proceso de planificación de la intervención se aborda en detalle en el capítulo 7, e incluye información y ejemplos específicos de cómo escribir objetivos.

ETAPA 12 Documente y comparta los resultados de su evaluación

La última etapa en el proceso de evaluación es documentar la evaluación y compartir la información. Después de cada sesión de evaluación que usted tiene con una persona, es importante que documente, por lo menos el tiempo que estuvo con ella, un resumen de las actividades que completó y su próximo plan de acción. En un contexto médico esta información se escribe en la sección de notas de evolución de la ficha clínica. En los ámbitos comunitarios o escolares, puede tener sus propias fichas que usted mismo guarda, y en ellas debe escribir la nota.

En el capítulo 7 se proveen varios ejemplos de modelos para escribir evaluaciones de terapia ocupacional pediátricas para diferentes ámbitos de la práctica profesional y de tipos de niños. Como verá, los estilos y preferencias individuales pueden utilizarse en la escritura de informes. Sin embargo, es importante que usted revise con su supervisor para determinar los formatos aceptables de informes de evaluación en su lugar de trabajo. Por lo menos, la información siguiente debe incluirse en cualquier evaluación de terapia ocupacional de niños:

- Datos demográficos (nombre del niño, fecha de nacimiento, edad, nombres de los padres, dirección postal y número de teléfono)
- Información de la escuela, cuando sea el caso (curso, programa escolar y profesor)
- Información de la derivación (fuente de derivación, razones de la derivación, médico principal del niño)
- Descripción de los métodos y pruebas utilizadas
- Perfil ocupacional (información básica, que incluya antecedentes médicos relevantes; las ocupaciones del niño, sus intereses, y actividades que él valora; una descripción de la familia y de otras relaciones importantes; y una descripción breve de las actividades escolares, extracurriculares y laborales)
- Descripción del comportamiento del niño durante la evaluación (p. ej., ánimo, afecto, capacidad de seguir instrucciones, atención, nivel de actividad, preferencias de actividad y esfuerzo)
- Resultados de la evaluación, que incluyan las puntuaciones de las pruebas y resumen de las observaciones clínicas y de rutina, e información de las entrevistas (con la información de las habilidades del niño para desempeñar sus ocupaciones diarias y sus habilidades de desempeño, los factores personales, y factores contextuales y de actividad que apoyan o disminuyen la participación en ocupaciones de interés)
- Un resumen de la evaluación e impresiones (p. ej., las fortalezas y desafíos del niño, las prioridades del niño y su familia, los factores contextuales y la necesidad de servicios adicionales de un terapeuta ocupacional u otros)
- Recomendaciones (planes de intervención, derivaciones, etc.)

- Su nombre, firma, credenciales y fecha de la evaluación

Además de comunicar sus resultados de evaluación en formato escrito, usted necesitará compartir sus resultados con otros profesionales que trabajan con el niño, con la fuente de derivación y con los padres, y cuando sea apropiado, con el niño. Es importante que use el lenguaje apropiado para su audiencia, de tal forma que sus resultados de evaluación se comprendan fácilmente y puedan presentarse verbalmente de una manera concisa y clara.

PENSAMIENTOS FINALES Y SUGERENCIAS ÚTILES PARA CONSIDERAR DURANTE EL PROCESO DE EVALUACIÓN

Cuando se sigue un modelo de la práctica centrado en la persona, siempre es necesario anteponer las necesidades de la persona a las suyas. Van a existir momentos en que usted no va a poder completar sus actividades de evaluación planificadas debido a conflictos de horario inesperados, enfermedad de la familia o del niño o problemas de comportamiento del niño. Algunas veces puede suceder que usted aplique solo parte de una prueba estandarizada y deba interrumpirla porque el niño que está evaluando se siente incómodo o presenta dificultad para seguir las instrucciones. No pierda el control. Usted ha obtenido mucha información acerca del niño al intentar aplicar la prueba, y obtener las puntuaciones de la prueba no es la parte más importante de su evaluación. Recuerde que su rol es ayudar a las personas, y algunas veces eso puede significar renunciar a su plan bien pensado y ser lo suficientemente flexible como para adaptarse, a veces, en ese preciso instante, a las necesidades del niño y de su familia. No siempre es posible anticipar exactamente qué es lo que necesitará hacer y con qué materiales y equipamiento. Pensar en un plan alternativo antes de tiempo resulta útil.

Segundo, esté atento a la validez y confiabilidad, y a las fortalezas y limitaciones de los instrumentos de evaluación y de los procedimientos que está usando. Usted quiere seleccionar los métodos y herramientas de evaluación más útiles y completar su evaluación de manera eficiente para que resulte sencillo a todas las personas que usted va a involucrar en el proceso de evaluación. La eficiencia aumenta significativamente cuando las actividades de preevaluación (como las revisiones de las fichas y las entrevistas) se realizan cabalmente y cuando se comparte la información obtenida de otros profesionales (evasión de duplicación).

Tercero, tenga cuidado de no confundir sus observaciones de comportamiento al sintetizar los datos de la evaluación y documentar su evaluación. Éste es un error que suelen cometer los profesionales. Sea claro en distinguir en su documentación qué es lo que usted vio o cómo se lo calificó al niño en una prueba, de sus interpretaciones del puntaje o del comportamiento. Este proceso se aborda con mayor profundidad en el capítulo 5.

Finalmente, sea puntual en tener los resultados de la evaluación interpretados y su informe entregado a las personas necesarias. Los resultados de la evaluación son importantes para el niño y la familia y a menudo tendrá implicancias directas en el tipo de programación e intervenciones que un niño recibirá.

RESUMEN

El propósito de este capítulo fue guiarlo a través del proceso de evaluación de terapia ocupacional en 12 pasos para niños, aplicando directamente el Marco de referencia de la práctica adoptado por la AOTA en mayo de 2002. Este proceso de evaluación presenta un abordaje de "arriba-abajo" e incluye el desarrollo de un perfil ocupacional del niño que usted está evaluando, seguido por un análisis detallado de su desempeño ocupacional. El análisis del desempeño ocupacional incluye la evaluación de los factores del niño, con sus habilidades motoras, de procesamiento y de comunicación, y la evaluación de los elementos contextuales y de demandas de la actividad. La importancia de relacionar los factores del niño y los factores contextuales y de demandas de actividad con el éxito del niño en el desempeño en sus ocupaciones de interés se enfatiza y será una de las maneras en las que las evaluaciones de terapia ocupacional se distinga de las de otras disciplinas.

El capítulo tres presenta una revisión del desarrollo normal y se incluye como recurso de información suplementario para asistirlo a seleccionar sus propios materiales, juguetes y actividades apropiadas para niños de diferentes edades y para guiarlo en la interpretación de sus observaciones informales. Los capítulos siguientes proveen información detallada y ejemplos prácticos para completar las etapas más complejas de esta evaluación.

Bibliografía

American Occupational Therapy Association (2002). Occupational Therapy Practice Framework: Domain and process. *American Journal of Occupational Therapy, 56,* 609-639.

American Occupational Therapy Association (1994). Uniform terminology for occupational therapy—third edition. *American Journal of Occupational Therapy, 49,* 1029-1031.

American Psychiatric Association (1994). Diagnostic and statistical manual of mental disorders (4th ed.). Washington, DC: Autor.

Amundson, SJ. (1995). *Evaluation tool of children's handwriting (ETCH).* Homer, AK: O.T. Kids Inc.

Ayres, A. (1989). *Sensory integration and praxis tests.* Los Angeles, CA: Western Psychological Services.

Baron & Curtin (1999). Reliability of the self-assessment of occupational functioning, *American Journal of Occupational Therapy, 53*(5), 8288.

Bayley, N. (1993). Bayley scales of infant development (2nd ed.). San Antonio, TX: The Psychological Corp.

Beery, K. (1997). *Beery-Buktenica developmental test of visual-motor integration (VMI),* (4th ed.). Parsippany, NJ: Modern Curriculum Press.

Berk, R., DeGangi, G. (1987). *DeGangi-Berk test of sensory integration.* Los Angeles, CA: Western Psychological Services.

Black, M. (1976). Adolescent role assessment. *American Journal of Occupational Therapy 30,* 73-79.

Blesedell-Crepeau, E. (1998). Activity analysis: A way of thinking about occupational performance. En M.E. Neistadt & E.B. Crepeau (Eds.), *Willard Spackman's occupational therapy* (9th ed. pp. 135-148) Philadelphia, PA: Lippincott Williams & Wilkins.

Brasic-Royeen, C.B., & Fortune.C. (1990). TIE: Touch inventor for school-aged children. *American Journal of Occupational Therapy 44,* 155-160.

Brasic-Royeen, C.B., & Lane, S. (1991). Tactile processing and sensory defensiveness. En A. Fisher, E. Murray, & A. Bundy (Eds.), *Sensory integration theory and practice* (pp. 108-133). Philadelphia, PA: FA. Davis Co.

Brown, C., & Dunn, W (200). *Sensory profile: Adolescent/adult version.* San Antonio, TX: The Psychological Corporation.

Bruininks, R.H.. (1978). *Bruininks-Oseretsky test of motor proficiency.* Circle Pines, MN: American Guidance Service.

Caldwell, B.M., & Bradley, R.H. (1984). *Home observation for the measurement of the environment-revised.* Little Rock, AK: University of Arkansas.

Chandler, L., Andrews, M., & Swanson, M. (1980). *Movement assessment of infants.* Rolling Bay, WA: Chandler, Andrews, and Swanson.

Colarussi, R., & Hammill, D. (1995). *The motor free visual perception test-revised.* Novato, CA: Academic Therapy Publications.

Cooper, J., Majnerner, A., Rosenblatt, B., & Birnbaum, R. (1993). A standardized sensory assessment for children of school-age. *Physical and Occupational Therapy in Pediatrics, 13*(1), 61-80.

Coster, W, Deeney, T., Haltiwanger, J., & Haley, S. (1998). *School Function Assessment (SFA).* San Antonio, TX: Psychological Corp.

Coulton, CJ. (1979). Developing an instrument to measure person-environment fit. *Journal of Social Service Research, 3,* 159-173.

DeGangi, G. A., & Greenspan, S.I. (1989). *Test of sensory function in infants.* Los Angeles, CA: Western Psychological Services.

Deitz, J., Richardson, P, Atwater, S., & Odiome, M. (1991). Performance of children on the pediatric clinical test of sensory integration for balance. *The Occupational Therapy Journal of Research, 7(6),* 336-356.

Dematteo, C., Law, M., Russell, D., Pollack, N., Rosenbaum, P., & Walter, S. (1993). The reliability and validity of the quality of upper extremity skills test. *Physical and Occupational Therapy in Pediatrics, 13 (2),* 1-18.

Drake, M. (1999). The use of expressive media as an assessment tool in mental health. En B. Hemphill-Pearson's (Ed.), *Assessments in mental health: An integrative approach* (pp. 129-137). Thorofare N: Slack, Inc.

Dubowitz, L., & Dubowitz, V (1981). *The neurological assessment of the preterm and full term newborn infant. Clinics in Developmental Medicine, No. 79.* Philadelphia, PA: J.B. Lippincott.

Durm, W. (1999). *Sensory profile, users manual.* San Antonio, TX: The Psychological Corporation.

Erhardt, R.P (1989). *Erhardt developmental vision assessment.* Tucson, AZ: Therapy Skill Builders.

Erhardt, R.P. (1994). *Developmental prehension assessment-revised.* San Antonio, TX: Psychological Corp.

Fisher, A.G. (1999). *Assessment of motor and process skills* (3rd ed). Fort Collins, CO: Three Star Press.

Fisher, A.G., & Bryze K. (1997). School AMPS: School version of the assessment of motor and process skills. Fort Collins, CO: Three Star Press.

Fisher, A.G. (1994). Assessment of motor and process skills manual (research edition 7.0) Unpublished test manual. Fort Collins, CO: Colorado State University.

Fisher, A.G. (1991). Vestibular-proprioceptive processing and bilateral integration and sequencing deficits. En A. Fisher, E. Murray, & A. Bundy (Eds.). *Sensory integration theory and practice* (pp. 71-104). Philadelphia, PA: BA. Davis Co.

Folio, R, & Fewell, R. (2000). *Peabody developmental motor scales-2* (2nd ed.). Austin, TX: Pro-Ed.

Frankenburg, WK., & Dodds, J. (1992). *Denver II, screening manual.* Denver, CO: Denver Developmental Materials, Inc.

Furuno, S., O'Reilly, K., Hosaka, C.M., Zeisloft, B., & Allman, T. (1984). *The Hawaii early learning profile.* Palo Alto, CA: VORT.

Gardner, M. (1995). *Test of visual-motor skills-revised.* Hydesville, CA: Psychological and Educational Publications Inc.

Gardner, M. (1997). *Test of visual-perceptual skills (non-motor)-revised.* Hydesville, CA: Psychological and Educational Publications Inc.

Gilliam, J. (1997). Joint range of motion. En: J. Van Deusen, & D. Brunts (Eds.), *Assessment in occupational therapy and physical therapy* (pp. 49-77). Philadelphia, PA: W.B. Saunders Company.

Griswold, L. (199). Ethnographic analysis: A study of classroom environments. *American Journal of Occupational Therapy,* 48(5), 397 402.

Hagen, C. (1998). *Ranchos levels of cognitive function. A clinical case management tool* (3rd ed.). Escondido, CA: Autor.

Haley, S., Coster, W., Ludlow, L., Haltiwanger, J., & Andrellos, P (1992). *Pediatric evaluation of disability inventory.* San Antonio, TX: Psychological Corp.

Hamilton, B.B., & Granger, C.U. (1991). *Functional independence measure for children (Wee-FIM).* Buffalo, NY: Research Foundation of the State University of New York.

Hirshberg, L. (1996). History-making, not history-taking: Clinical interviews with infants and their families. En S. Mesisel & E. Fenichel's (Eds.), *New visions for the developmental assessment of infants and young children* (pp. 85-124). National Center for Infants and Toddlers: Zero to Three.

Horak, EB., Shumway-Cook, A., Crowe, T.K., Black EO. (1988). Vestibular function and motor proficiency in children with impaired hearing, or with learning disability and motor impairments. *Developmental Medicine and Child Neurology,* 30, 64-79.

Individuals with Disabilities Education Act (IDEA) Amendments of 1997 (PL.105-17). U.S.C. 1400.

Klein, R., & Bell, B. (1982). *Klein-Bell ADL scale.* Seattle, WA: University of Washington, HSCER Distribution.

Knox, S. (1997). Development and current use of the Knox Preschool Play Scale. En L.D. Parham & L.S. Fazio (Eds.), *Play in occupational therapy* (pp. 351). St Louis, MO: Mosby.

Law, M., Baptiste, S., Carswell, A., McColl, M., Polatajko, H., & Pollock, N. (1994). Canadian Occupational Performance Measure. Toronto, Ontario, CAN: The Canadian Association of Occupational Therapists.

Logemann, J.A. (1983). *Evaluation and treatment of swallowing disorders.* San Diego, CA: College Hill Press.

Matthews, PB. (1988). Proprioceptors and their contribution to somatosensory mapping: Complex messages require complex mapping. *Canadian Journal of Physiology and Pharmacology, 66,* 430-438.

Miller, LJ. (1988). *Miller assessment for preschoolers.* San Antonio, TX: Psychological Corporation.

Miller, LJ., &t Roid, G.H. (1994). *The T.I.M.E. Toddler and Infant Motor Evaluation: A standardized assessment.* Tucson, AZ: Therapy Skill Builders.

Morris, S.E., Klein, M.D. (1987). *Pre-feeding skills.* Tucson,AZ: Therapy Skill Builders.

Neistdadt, M. (2000). *Occupational therapy evaluation for adults: A pocket cuide.* Philadelphia, PA: Lippincott Williams & Wilkins.

Neisworth, J.T., & Bagnata, SJ. (1988). Assessment in early childhood education: A typology of dependent measures. En S.L. Odom & M.B. Karnes (Eds.), *Early intervention for infants and children with handicaps: An empirical base* (pp. 23-49). Baltimore, MD: PH. Brookes.

Piers, E.V. (1984). *Piers-Harris children's self-concept scale (revised manual).* Los Angeles, CA: Western Psychological Services.

Piper, M. & Darrah, J. (1994). *Motor assessment of the developing infant.* Philadelphia, PA: W.B. Saunders.

Provost, B., & Oetter, P (1995). The sensory rating scale for infants and young children: Development and reliability. *Physical and Occupational Therapy in Pediatrics, 13(4),* 15-35.

Richter, E., & Montgomery, P (1991). *The sensorimotor performance analysis.* Hugo, MN: PDP Products.

Rogers, J.C., & Holm, M.B. (1998). Evaluation of activities of daily living (ADL) and home management. En M.E. Neistadt & E.B. Crepeau (Eds.), *Willard Spackman's occupational therapy* (9th ed., pp. 185-208). Philadelphia, PA: Lippincott Williams & Wilkins.

Russell, D., Rosenbaum, P, Gowland, C., Hardy, S., Lane, M., Plews, N., Mc Gavin, H., Cadman, D., &Jarvis, S. (1993). *Gross motorfunction measure-revised.* Owen Sound, Ontario, Canada: Pediatric Physiotherapy Services.

Scheiman, M. (1991). *Pediatric clinical vision screening for occupational therapists.* Philadelphia, PA: Pennsylvania College of Optometry.

Simmonds, M. (1997). Muscle strength. En J. Van Deusen & D. Brunts (Eds.), *Assessment in occupational therapy and physical therapy* (pp. 27-48). Philadelphia, PA: WB. Saunders Company.

Solomon, P, & Evans, D. (1992). Service needs of youths released from a state psychiatric facility as perceived by service provider and families. *Community Mental Health Journal,* 28, 305-315.

Sparrow, S., Balla, D., & Cicchetti, D. (1984). *The Vineland adaptive behavior scales, interview edition: Survey form manual.* Circle Pines, MN: American Guidance Service.

Trombly, C.A. (1995). Evaluation of biomechanical and physiological aspects of motor performance. En C. A. Trombly (Ed.), *Occupational therapy for physical dysfunction* (4th ed., pp.73-156). Baltimore: Williams & Wilkins.

Trombly, C.A., & Quintana, L.A. (1989). Activities of daily living. En C.A. Trombly (Ed.), *Occupational therapy for physical dysfunction* (3rd ed., pp. 386-410). Baltimore: Williams & Wilkins.

World Health Organization (1998). International Classification of Impairments, disabilities and handicaps: A manual of classification relating to the consequences of disease. Geneva: World Health Organization.

Zerilli, K.S., Stefans, VA., & DiPietro, M.A. (1990). Protocol for the use of video-fluoroscopy in pediatric swallowing dysfunction. *The American Journal of Occupational Therapy, 44 (5),* 441-446.

3

DESARROLLO NORMAL DEL NIÑO

INTRODUCCIÓN

El propósito de este capítulo es proveer de información básica con respecto al desarrollo normal o típico del niño. El conocimiento de los conceptos y teorías actuales relacionados con el desarrollo es esencial para que el terapeuta ocupacional lleve a cabo evaluaciones de niños en forma competente. Esta información básica brinda los fundamentos para explicar por qué se evalúa un determinado aspecto, ayuda a interpretar la información obtenida y también provee ciertas pautas para llevar a cabo los planes de intervención en los niños.

El capítulo comienza por presentarle algunos conceptos teóricos básicos relacionados con el desarrollo normal y con la terapia ocupacional. Después se examinan las ocupaciones más frecuentes de los niños con un énfasis en cómo y cuándo los niños de diferentes edades suelen experimentar o participan en estas ocupaciones cotidianas. Las ocupaciones analizadas incluyen las actividades del juego y del ocio, las actividades de la vida diaria (AVD) básicas e instrumentales, las actividades escolares y las relaciones y la participación con la familia, con los pares y con la comunidad. Por último se presentan las habilidades y capacidades básicas típicas que adquieren los bebés y los niños de distintas edades en varias áreas del desarrollo debido a que éstas influyen en las maneras en que los niños participan en tareas y actividades apropiadas para la edad del desarrollo. Las áreas del desarrollo analizadas incluyen el desarrollo motor (fino, grueso y motor oral), las habilidades cognitivas, las habilidades del lenguaje y de la comunicación y el desarrollo emocional y social.

PRINCIPIOS Y TEORÍAS DEL DESARROLLO

El conocimiento básico en las teorías de terapia ocupacional y del desarrollo del niño le ayudará a tomar decisiones a medida que formule sus planes de evaluación e intervención para niños. Las **teorías del desarrollo** fueron y continúan siendo desarrolladas para describir claramente y organizar el comportamiento del niño y ofrece reflexiones desde las cuales uno puede hacer predicciones del comportamiento. Las teorías del desarrollo intentan explicar los cambios cualitativos, tanto físicos como psicológicos, experimentados por los niños en su transición desde la infancia, hacia la adultez. Algunas teorías son globales, a diferencia de otras que se enfocan en explicar cambios que ocurren a lo largo del tiempo en áreas específicas del desarrollo, por ejemplo, el desarrollo cognitivo y el emocional y social. Además, las teorías se utilizan para ayudar a explicar distintos conceptos relacionados con el desarrollo, por ejemplo, roles de **la natura frente a la natura, resiliencia y vulnerabilidad, diferencias individuales** y las **relaciones entre varios aspectos del desarrollo**. Las diferentes teorías no se analizan en detalle en este capítulo; por lo tanto, usted necesitará referirse a otros recursos para una profundización de este tópico. Sin embargo, algunos principios básicos con respecto al desarrollo, que están aceptados universalmente, se presentan en el recuadro 3-1. El cuadro 3-1 describe algunas de las teorías más prominentes del desarrollo con las que usted debe familiarizarse.

Para que sus evaluaciones de terapia ocupacional sean consistentes con la filosofía, los valores y los dominios de conocimiento de nuestra profesión, deben ser basadas en un **modelo teórico basado en la ocupación**. Varios abordajes se enfocan en el desempeño ocupacional al enfatizar la habilidad de participar, de forma exitosa, en sus actividades u ocupaciones diarias. Los modelos teóricos basados en la ocupación, como el Modelo de ocupación humana (Kielhofner, 1995), Modelo persona-ambiente-desempeño (Christiansen y Baum, 1997), La ecología del desempeño humano (Dunn y col., 1994), y Modelo persona-ambiente-ocupación (Law y col., 1996), enfatizan la importancia de considerar los factores de la persona (las habilidades y capacidades de la persona), así como los factores contextuales, y las demandas de las tareas en las que las ocupaciones se desempeñan (Case-Smith, 2001; también véase Marco de trabajo de la práctica de la Asociación Americana de Terapia Ocupacional (AOTA, 2002).

La aplicación de un modelo de evaluación de "arriba-abajo" insiste en evaluar primero el desempeño del niño en sus roles y ocupaciones de inte-

RECUADRO 3-1	PRINCIPIOS GENERALES DEL DESARROLLO

1. El desarrollo depende de la interacción de tres factores fundamentales: a) predisposición genética; b) el rol del individuo propio en su desarrollo; incluye la experiencia previa o historia del desarrollo y c) factores ambientales (familiar y sociocultural). La importancia relativa de cada uno de estos factores y cómo interactúan para influir en el desarrollo es controversial entre los autores.

2. Las áreas del desarrollo (p. ej., motor y lenguaje) son interdependientes. Sin embargo, la naturaleza de la interacción entre las áreas del desarrollo no se conocen en su totalidad.

3. La mayoría de los aspectos del desarrollo progresan hacia una mayor complejidad a través de un proceso gradual y continuo. Se cree que algunos aspectos del desarrollo progresan a través de etapas progresivas, en los que hay períodos de crecimiento rápido durante la transición entre las etapas, seguidos por períodos más estables, en los que ocurren pequeños cambios.

4. Hay períodos sensibles y críticos para algunas áreas del desarrollo. Éstos son períodos breves en los que el niño recién nacido o el niño en desarrollo se encuentra particularmente vulnerable o hiperreactivo a tipos específicos de experiencias o estímulos ambientales.

5. El desarrollo progresa hacia un estado de homeostasis o equilibrio a través del proceso de adaptación a los desafíos o estrés.

Adaptado de Angoff W. The nature–nurture debate, aptitude and group differences. Am Psychol 1988; 43:713-720; Bayley N. Bayley Scales of Infant Development (BSID-II). San Antonio, TX: The Psychological Corporation, 1993; Bukatko D, Daehler M. Child Development: A Thematic Approach. Boston: Houghton Mifflin Co, 2001; Case-Smith J. Development of childhood occupations. En: Case-Smith J, ed. Occupational Therapy for Children. 4th Ed. St. Louis: Mosby, 2001:71-94; Gormly A, Brodzinsky D. Lifespan Human Development. 5th Ed. Fort Worth: Harcourt Brace Jovanovich Publishers, 1993; y Sroufe LA, Cooper RG, DeHart GB. Child Development: Its Nature and Course. 2nd Ed. New York: McGraw-Hill, 1992.

rés. Las ocupaciones de un niño en particular definen en forma amplia quien es él. Habitualmente, las **ocupaciones de los niños** incluyen el juego y el ocio; las actividades de la vida diaria, básicas e instrumentales; las actividades escolares, las relaciones y participación con la familia, los pares y la comunidad; y las actividades prelaborales y laborales. El **desempeño ocupacional** se refiere a la habilidad de participar con éxito en sus ocupaciones de elección, y esta habilidad depende de tres factores interrelacionados: las habilidades individuales; las ocupaciones como tal, que incluyen las demandas de las tareas y las actividades específicas asociadas con las ocupaciones; y los contextos (Case-Smith, 2001).

CUADRO 3-1 PERSPECTIVAS TEÓRICAS DEL DESARROLLO

Teoría	Descripción	Bibliografía
Abordaje de la teoría del aprendizaje	Tiene su origen en el conductismo; enfatiza el desarrollo social y emocional; se cree que el aprendizaje ocurre a partir de la observación y de la imitación de conductas (modelaje) y a través de la experiencia con consecuencias positivas y negativas; incluye el abordaje conductista, como el análisis conductual aplicado y la teoría del aprendizaje social	Skinner, 1957; Bandura, 1977; Gewirtz y Pelaez-Nogueras, 1992
Teorías psicoanalíticas y psicosociales	Estas teorías se enfocan en el desarrollo de la personalidad, el desarrollo social y emocional; la teoría freudiana incluye cinco etapas psicosexuales y apoya la noción de que el comportamiento se influencia en forma significativa por impulsos e instintos internos primitivos; la teoría de Erickson modificó los principios freudianos enfatizando los aspectos psicosociales que necesitan abordarse en cada una de las ocho etapas del desarrollo psicosocial_	Freud, 1966; Erikson, 1963; Bukatko y Daehler, 2001
Teorías de desarrollo cognitivo	Enfatiza cómo los niños de diferentes edades piensan, se adaptan, se organizan e interpretan sus experiencias; asume por lo general que los niños sanos presentan capacidades mentales, sociales y emocionales similares; también incluye la teoría del aprendizaje motor	Flavell, 1996; Piaget, 1971; Case, 1995; Schmidt, 1988

Procesamiento de la información	Enfatiza el desarrollo de las habilidades cognitivas, particularmente aquellas centradas en la atención, la memoria, las habilidades del pensamiento y la de resolución de problemas; ve al ser humano con una capacidad limitada para procesar información	Seigler, 1983a, b; Krantz, 1994; Massaro y Cowan, 1993
Jerarquía de necesidades de Maslow	Desarrolló una jerarquía de los seres humanos, proponiendo que las necesidades más básicas (como comida y abrigo) deben ser satisfechas antes de las intelectuales o emocionales, y de autorrealización	Citado por Hall y Lindzey, 1978
Abordajes contextuales	El punto de vista de los sistemas enfatiza las influencias de los contextos socioculturales, físicos, históricos y espirituales del desarrollo; incluye las perspectivas de los sistemas ecológicos, la teoría de los sistemas dinámicos y la teoría social histórica de Vygotsky	Bukatko y Daehler, 2001; Vygotsky, 1978; Bronfenbrenner y Ceci, 1994
Teoría de la adaptación	Aborda los aspectos sociales, emocionales y cognitivos del desarrollo	Bowlby, 1982

A través del proceso de evaluación de terapia ocupacional, la información teórica le permite seleccionar herramientas de evaluación y actividades apropiadas, formular preguntas en la entrevista importantes y relevantes para los profesores y cuidadores, y guiar sus observaciones informales (p. ej., lo que debe buscar en niños de ciertas edades). Un fundamento sólido del desarrollo normal también lo ayudará a interpretar sus datos de evaluación y a proveer intervenciones apropiadas.

ACTIVIDADES DE LA NIÑEZ

Juego y ocio

Es sobre todo a través del juego que los bebés y los niños aprenden y practican nuevas habilidades y refinan otras, experimentan con roles sociales, sienten emociones y desarrollan amistades. Los niños se encuentran intrínsecamente motivados para jugar y pasan la mayor parte del tiempo "jugando". Naturalmente prefieren explorar sus ambientes y crear situaciones de juego (véanse figs. 3-1 a 3-3). El juego es también la intervención terapéutica más común usada por los terapeutas ocupacionales pediátricos.

Se han desarrollado muchas definiciones de juego, como también formas de categorizar los comportamientos y las habilidades del juego. Sin embargo, algunos elementos básicos comunes ayudan a definir una actividad u ocupación como juego y distinguirlo de otros tipos de ocupaciones o actividad (véase Bundy, 1997; Brasic-Royeen, 1997; Missiuna y Pollock, 1991; Morrison y Metzger, 2001). Estas características comunes del juego incluyen las siguientes:

- Es divertido y placentero
- Involucra hacer o participar, sea el juego sedentario (como tejer) o activo (como nadar)
- Involucra elección libre, no es obligatorio, y es intrínsicamente motivador; los niños siempre "juegan" porque quieren y nunca porque deben
- Permite al "jugador" guiar la situación de juego y es relativamente libre de reglas
- Está enfocado en el proceso u objetivos más que en el resultado
- A menudo involucra el "hacer creer" o fingir, o usar la imaginación, y no está limitado por la realidad

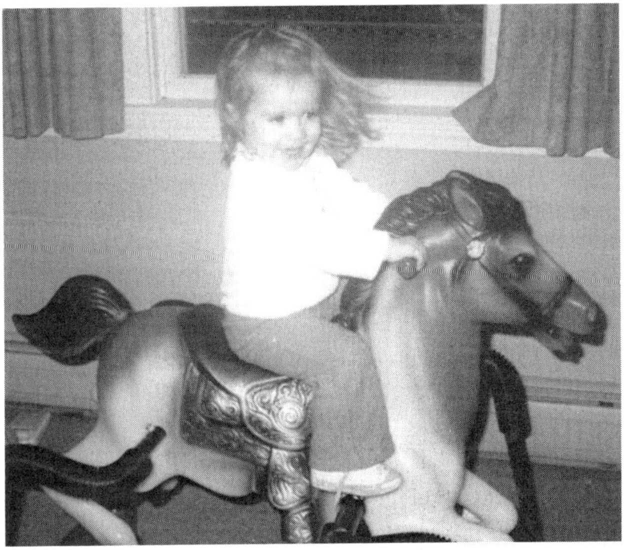

Fig. 3-1 Niña pequeña disfrutando montar en su caballo mecedor.

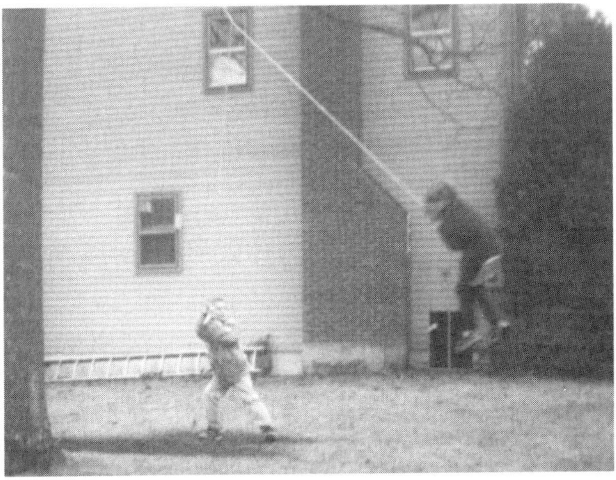

Fig. 3-2 Amigos creando nuevas formas de columpiarse.

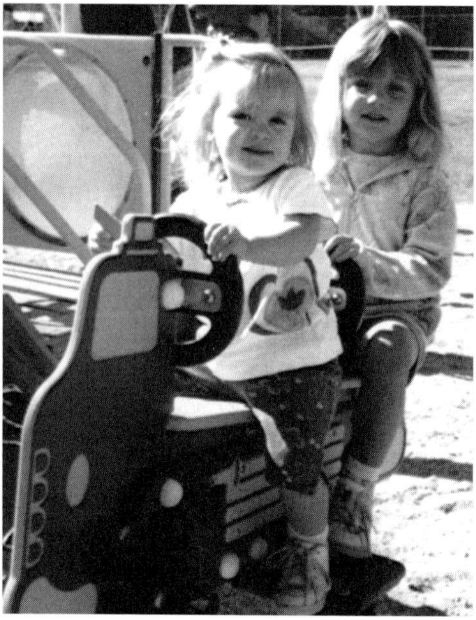

Fig. 3-3 Primas sentadas juntas en un juguete de montar de un patio de juegos.

Piaget creyó que el tipo de juego progresaba basado en la madurez cognitiva (citado por Bukatko y Daehler, 2001) (véanse figs. 3-4 a 3-6). El primer tipo, el **juego sensorio-motor**, abarca hasta el segundo año de vida y se caracteriza por los movimientos motores repetitivos y el placer del bebé simplemente por la experiencia de ver, escuchar, tocar y sostener. La siguiente etapa, el **juego simbólico**, se extiende desde los 2 a los 6 años de edad, al mismo tiempo que el niño comienza a interpretar el mundo en términos de imágenes y símbolos y tiene la capacidad de usar el lenguaje y de fingir. Un tercer tipo de juego corresponde a los juegos con reglas, que comúnmente comienza alrededor de los 5 años de edad. Este tipo de **juego interactivo** es más organizado y estructurado, e integra los conceptos de cooperación y competición con otros.

Otra manera de categorizar y describir el juego es por el nivel de interacción social y participación (Knox, 1997). Por ejemplo, el **juego soli-**

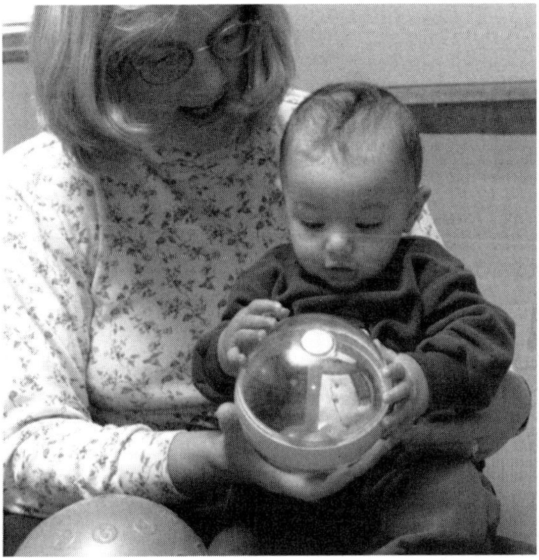

Fig. 3-4
Este bebé, que participa del juego exploratorio y sensoriomotor es muy curioso. Disfruta mirando y tocando la pelota grande.

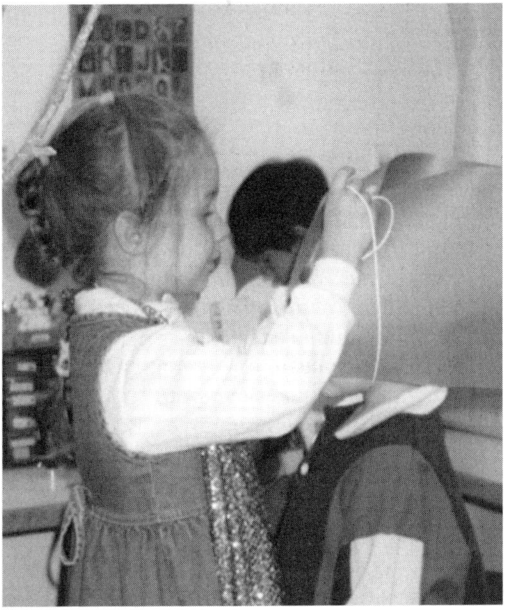

Fig. 3-5
Preescolares, disfrazándose de reyes y reinas, que participan en el juego simbólico.

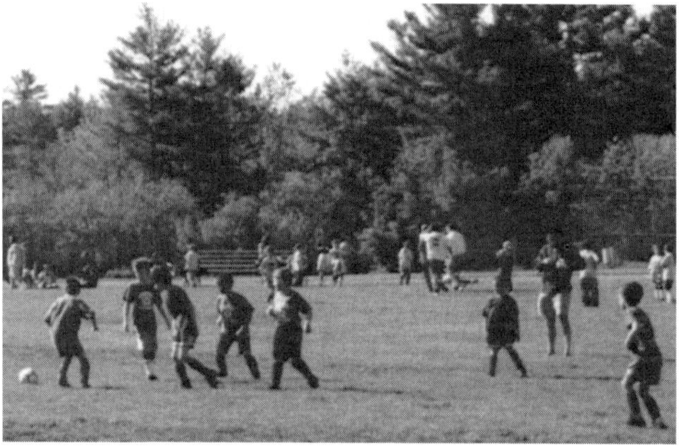

Fig. 3-6 Niños de 7 a 9 años de edad juegan un partido de fútbol organizado, que provee oportunidades de aprender acerca de la cooperación y de la competición.

tario se refiere a cuando el niño juega solo. El **juego paralelo** ocurre cuando los niños juegan cómodamente cerca uno del otro, posiblemente compartiendo materiales y conversando, pero sus planes y actividades de juego están separados. El **juego social** involucra actividades de juego que son compartidas y requiere que los niños interactúen entre ellos durante el juego. El juego social involucra cooperación, acuerdo mutuo en los roles y en las reglas, intercambio social, y (a menudo) competición.

A pesar de las características comunes del juego descritas antes, la cantidad y calidad del comportamiento del juego y los motivos del juego cambian a medida que una persona pasa de la infancia a la niñez y a la adultez. Las características del juego más importantes y típicas de los niños de varias edades se describen en el cuadro 3-2. En este cuadro se puede ver que los bebés y los niños participan en su mayoría del juego exploratorio y sensorio-motor. A través del juego aprenden acerca de sus ambientes físicos y otros contextos; experimentan con roles del adulto; desarrollan habilidades cognitivas, socio-emocionales y motoras; y construyen relaciones significativas con cuidadores, otros miembros de la familia y amigos. Los bebés, los niños pequeños y los niños de edad preescolar pasan la mayoría de sus horas de vigilia jugando. Necesitan tener oportunidades amplias

CUADRO 3-2	DESARROLLO DE LAS HABILIDADES DEL JUEGO

Edad	Habilidades y comportamientos típicos del juego
0-3 meses	Demuestra placer con el juego exploratorio y sensorio-motor; explora a través de alcanzar y tocar objetos; siente placer sólo por ver, escuchar y sentir, sigue objetos con la mirada, y ama mirar caras; puede fácilmente llegarse a sentir sobreestimulado; los períodos de juego con presencia de alerta y atención son relativamente cortos (de diez a quince minutos a la vez); un bebé puede gozar columpiándose o jugando en el suelo y en las faldas de su cuidador; las interacciones entre el cuidador y el bebé durante el juego le ayudan a desarrollar conductas de apego
4-8 meses	Disfruta con el juego exploratorio y sensorio-motor; explora a través de alcanzar y asir los objetos; transfiere objetos de una mano a la otra; le gusta mover los brazos y las piernas, y a menudo llevará sus pies a las manos cuando se encuentre en decúbito dorsal; rueda y juega en posición sentado; se resbala sobre el abdomen; siente placer al mirar, escuchar y sentir; agarra, mueve y tira objetos; muerde o lame objetos; comienza a disfrutar objetos simples de causa-efecto, como presionar botones, cascabeles, alfombrillas de actividad y los juegos de gimnasia sobre su altura (el niño en decúbito dorsal alcanza juguetes que cuelgan a un nivel superior a su cabeza); juega en el suelo y en su silla de comer; puede gritar, chillar, reír y comunicarse a través del llanto y expresiones faciales; es interactivo durante el juego especialmente con sus cuidadores; advierte la presencia de otros niños y comienza a imitar
9-12 meses	Continúa con el juego exploratorio y sensorio-motor; comienza a usar juguetes de acuerdo con su propósito, el juego involucra una manipulación más precisa de los objetos; indica con el dedo, hace rodar una pelota, suelta juguetes en una caja, pega sobre superficies, lanza y muerde y lame objetos; siente placer con la causa-efecto, con juguetes ruidosos, clasifica formas simples, con muñecas, con centros de actividad y juguetes que aparecen de un salto y se esconden; corre, salta, gatea o camina para explorar el ambiente; apegado a sus cuidadores y puede interactuar brevemente con otros bebés; le gusta observar e imitar a otros
1-2 años	Participa en muchos juegos motores gruesos; disfruta caminar rápido o correr, escalar, manejar un coche para niños u otros juguetes que ruedan empujados y arrastrados; corre, salta y trepa, a menudo sin considerar factores de seguridad; se desarrolla un juego motor fino más complejo, y el

(Continúa)

CUADRO 3-2	DESARROLLO DE LAS HABILIDADES DEL JUEGO *(Continuación)*

Edad	Habilidades y comportamientos típicos del juego
1-2 años	juego de manipulación incluye clasificar, encastrar piezas de rompecabezas grandes, apilar y separar; le gusta lanzar y botar objetos; el juego social comienza a emerger a un nivel muy básico; está interesado en ver jugar a otros; comienza a jugar a fingir y a jugar socialmente, sin embargo, es posesivo con los juguetes; presenta tendencia al juego paralelo; le gustan todo tipo de juguetes, incluyendo a muñecos y figuras de acción, clasificar formas, juegos simples de construcción, juguetes de montar, pelotas, juguetes sensoriales y juguetes que aparecen de un salto y desaparecen; disfruta del equipamiento de los patios de juego diseñados para niños pequeños (escalar, deslizarse, columpiarse); le gusta mirar libros con láminas con un adulto y mostrarlas
2-3 años	Con el aumento del uso del lenguaje durante este período, el niño participa en el juego simbólico y de ficción, y comienza a cambiar desde el juego paralelo a un juego más interactivo, se habla a sí mismo durante el juego y comienza a usar el lenguaje cuando juega con otros; muestra una variedad de emociones durante el juego y le gusta hacer juego de roles de adulto; puede disfrutar las figuras de acción, muñecos y fingir ser otras personas; puede continuar siendo posesivo con los juguetes; le gusta imitar; el juego motor grueso incluye el uso del equipamiento de los patios de juego con algo de asistencia, aprende a manejar un triciclo, salta con ambos pies limpiando la tierra con los dos juntos, juegos de pelota simple (p. ej., impulsar con el pie y tirar con la mano una pelota de tamaño medio), correr alrededor, escalar y bailar; el juego motor fino incluye pintar y rayar; juegos de construcción grandes, encastrar rompecabezas y juguetes de causa-efecto más complejos que introducen conceptos preescolares como colores, formas, letras y números; continúa interesado en libros de láminas; disfruta el juego sensorial como moldear con plastilina, jugar con agua y arena
3-5 años	Participa en el juego creativo y grupal, y el juego asociativo que a los cuatro años domina a medida que el niño aprende a compartir y tomar turnos y se interesa en amigos; continúa disfrutando el juego de roles y el disfrazarse, y crea situaciones elaboradas de juegos de ficción; puede comenzar con juegos de mesa simples, como damas o ludo; con respecto al juego motor grueso, el niño llega a ser eficiente con el equipamiento del patio de juegos, que incluye ser capaz de empujar un columpio; le gusta andar en bicicleta,

(Continúa)

CUADRO 3-2	DESARROLLO DE LAS HABILIDADES DEL JUEGO *(Continuación)*
Edad	**Habilidades y comportamientos típicos del juego**
3-5 años	con ruedas de entrenamiento; puede comenzar a participar en actividades de diversión o deportivas más estructuradas, como nadar, bailar y esquiar; disfruta correr alrededor, saltar, saltar en un pie, trepar y jugar a la pelota; las habilidades de juego de manipulación incluyen pintar, colorear, realizar dibujos simples, copiar formas básicas y algunas letras, usar tijeras y realizar actividades manuales simples, usa juegos de construcción y juegos de ordenador; comienza a desarrollar un interés en el producto final de los juegos de construcción, puede comenzar a estar más interesado en ver televisión y puede comenzar a participar en juegos de vídeo
5-7 años	Disfruta el juego con reglas, como juegos de mesa, y llega a estar mucho más involucrado en deportes y actividades de diversión organizados en la comunidad, aprende habilidades específicas como nadar, andar en skate y en bicicleta o tocar un instrumento musical, y las preferencias por ciertas actividades de juego llegan a ser más relevantes; juega bien con otros y disfruta la interacción social y el juego para alcanzar un objetivo común; comprende conceptos de cooperación y competición, y la importancia de la amistad aumenta; la independencia durante el juego aumenta con la apertura a los vecindarios y a los hogares de los pares; el juego sedentario y las actividades de ocio (ver televisión, leer y jugar con el ordenador los videojuegos) también pueden aumentar
7-11 años	Se desarrollan más los intereses de ocio, las actividades de juego típicas de esta edad incluyen la participación en deportes reactivos y organizados, escuchar o tocar música, realizar manualidades, jugar con el ordenador o con videojuegos, ver televisión y películas, y leer; las relaciones con los pares y las relaciones sociales son importantes, el tiempo de ocio compartido con los amigos aumenta de forma significativa; la identidad y la auto-percepción del niño se encuentran muy influidas por su participación con ciertos pares y por sus intereses

(Continúa)

de acceso a varios materiales de juego, para poder elegir el juego y de participar en él con otros niños como también con adultos.

En los años escolares de primaria, el juego tiende a ser más estructurado y social, con la introducción de actividades, como los deportes organizados, programas de campamentos de verano y participación en actividades de niños exploradores. Los niños de edad escolar pasan más

CUADRO 3-2	DESARROLLO DE LAS HABILIDADES DEL JUEGO *(Continuación)*
Edad	**Habilidades y comportamientos típicos del juego**
12-18 años	Desarrollo mayor de los intereses de ocio; las actividades de ocio típicas incluyen los deportes de distracción y organizados, la música, las manualidades y aficiones, uso del ordenador y juegos de vídeo, televisión y películas; más a menudo, los adolescentes toman sus propias decisiones en relación con el uso de su tiempo de ocio; la mayoría de este tiempo lo comparte con los pares, a menudo solo saliendo o hablando por teléfono, participa menos en actividades de ocio con los miembros de la familia; la aceptación de los pares y las normas y valores de los grupos de pares, influyen significativamente en cómo los adolescentes ocupan su tiempo de ocio

Adaptado de Bundy A. Play and Playfulness: what to look for. En Parham LD, Fazio LS, eds. Play in Occupational Therapy. St.Louis: Mosby-Year Book Inc, 1997:52-56; Case Smith J., ed. Occupational Therapy for Children. 4th Ed. St. Louis: Mosby, 2001: 71-94; Knox S. Development and current use of the Knox Preschool Play Scale. En Parham LD, Fazio LS, eds. Play in Occupational Therapy. St. Louis Mosby-Year Book Inc 1997:35-51; Morrison C, Metzger P. Play. En Case-Smith J., ed. Occupational Therapy for Children. 4th Ed. St. Louis: Mosby, 2001: 528-544; y Sroufe LA, Cooper, RG, DeHart GB. Child Development : Its nature and Course. 2nd Ed. New York: McGraw-Hill, 1992.

tiempo en actividades grupales que solos o de a dos y muestran una clara preferencia para jugar con pares del mismo sexo (Maccoby y Jacklin, 1987). Las actividades sedentarias, como mirar televisión, hablar con amigos, leer, jugar con los videojuegos y con juegos de mesa son también ocupaciones lúdicas frecuentes en niños de esta edad. Dependiendo del ambiente físico y del vecindario, los niños mayores de 5 o 6 años a menudo pueden aventurarse a jugar afuera con otros niños del vecindario con supervisión limitada. Pueden andar en bicicleta o en monopatines, organizar y jugar al básquetbol, jugar a las escondidas, o al "hockey de calle"; o solo estar con amigos (figs. 3-7 y 3-8). Los niños de edad escolar obtienen más placer pasando el tiempo jugando en las casas de sus amigos o invitando amigos a jugar en la suya.

La cantidad de tiempo ocupado en el juego decrece desde el período preescolar, con la introducción de las actividades escolares y obligaciones, y a medida que los niños de edad escolar comienzan a tomar más responsabilidad para completar sus tareas de autocuidado y del hogar. Los intereses de juego, las elecciones, las habilidades, las experiencias y con "quién" un niño juega, son factores importantes que comienzan a moldear la autopercepción del niño. La participación activa de un niño

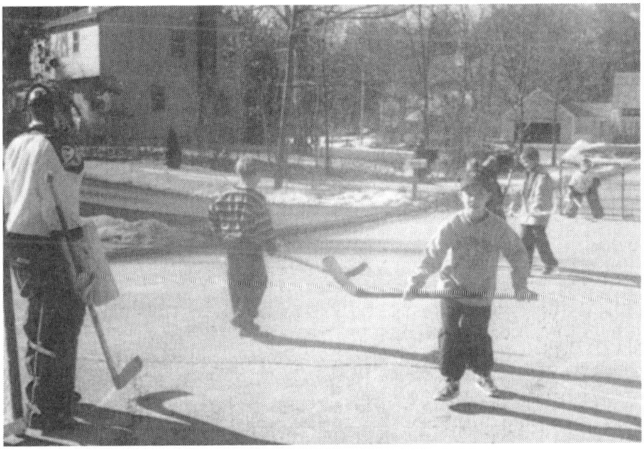

Fig. 3-7 Un juego de "hockey de calle" en el vecindario. A pesar de que este juego social tiene organización y reglas, la estructura y el formato fueron desarrollados por los niños.

en el juego dentro de sus familias y comunidades es también importante para desarrollar un sentido de pertenencia, para obtener placer y para ayudar a cultivar el respeto por la vida.

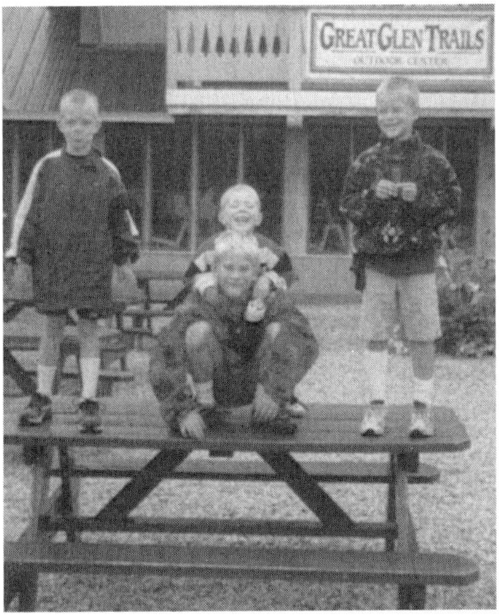

Fig. 3-8 Amigos que están juntos. Conversar con los amigos es uno de los pasatiempos más frecuentes de los niños de edad escolar más crecidos.

En la adolescencia, las ocupaciones del juego, algunas veces ahora llamadas actividades de **ocio** llegan a ser más estables a medida que el adolescente desarrolla un sentido de sí mismo más sólido y un deseo de desarrollar sus intereses y habilidades, y pertenecer a un grupo específico de pares. Durante la adolescencia el tema de la identidad personal, la sexualidad y la independencia ocupan el primer lugar. La mayoría de los adolescentes tienen mucho más control sobre el uso del tiempo de ocio y tienden a "jugar" más con sus pares que solos o con los miembros de su familia. Ellos pueden desafiar el alcance y dominio de la autoridad de sus padres, en particular con respecto al uso del tiempo de ocio.

De acuerdo con Csikszentmihalyi y Larson (1984), los adolescentes pasan el 40% de su tiempo participando en actividades de ocio. La mayoría de su tiempo de ocio la pasan hablando con pares, ya sea por teléfono o yendo a alguna parte con ellos. Otra posibilidad es participar en actividades y juegos deportivos de diversión o competitivos, escuchar música, mirar televisión o películas, leer, realizando manualidades o *hobbies* y aficiones, y jugando a juegos de vídeo.

La adquisición de **competencias sociales** es vital para que el adolescente participe con éxito en el juego. Además de establecer pertenencia a un grupo de pares, habitualmente los adolescentes tienen uno o dos amigos cercanos. Las relaciones íntimas también emergen durante este período. Varios estudios han investigado las cualidades personales que contribuyen al liderazgo. Cualidades que se mencionan consistentemente en la literatura incluyen tener una personalidad agradable, ser atractivo, atlético, solidario y amistoso, cumplidor con las normas de los pares, flexible y tolerante, actuar naturalmente y confidentemente sin ser presumido, y ser "el alma de la fiesta" (Gormly y Brodzinsky, 1993).

A medida que los adolescentes luchan por reclamar su independencia, su identidad, y la aceptación social, su vulnerabilidad hacia los problemas de salud mental y problemas antisociales aumenta (Kovacs, 1989). Entre los problemas observados en adolescentes están el abuso de alcohol y drogas, comportamiento sexual de riesgo, depresión, trastornos alimentarios y violencia, incluidas actividades relacionadas con pandillas. La calidad de las relaciones familiares, que incluyen la participación del tiempo de ocio de la familia y la consistencia de la crianza, caracterizada por un equilibrio entre la supervisión y la imposición de reglas con libertad, independencia y responsabilidad, son algunos factores que pueden facilitar el uso saludable del tiempo libre.

Participación en actividades básicas e instrumentales de la vida diaria y en actividades laborales

La habilidad de desempeñar **actividades de la vida diaria básicas** (bañarse, usar el retrete, vestirse, comer y trasladarse) son algunas de las habilidades más importantes que los niños aprenden a medida que maduran. No solo los niños deben aprender a cuidar de sus necesidades de cuidado personal y salud general y bienestar, sino que también es necesario que desempeñen las actividades según las normas de la sociedad y las pautas culturales (véase fig. 3-9). Los factores culturales y el estilo de los padres influyen en el desarrollo de las habilidades de autocuidado del niño y por lo tanto necesitan ser considerados durante sus evaluaciones. Estos factores contextuales influyen en el cuándo y en el cómo un niño desarrolla y desempeña las habilidades de autocuidado, y juegan un rol importante en determinar los valores que las familias dan

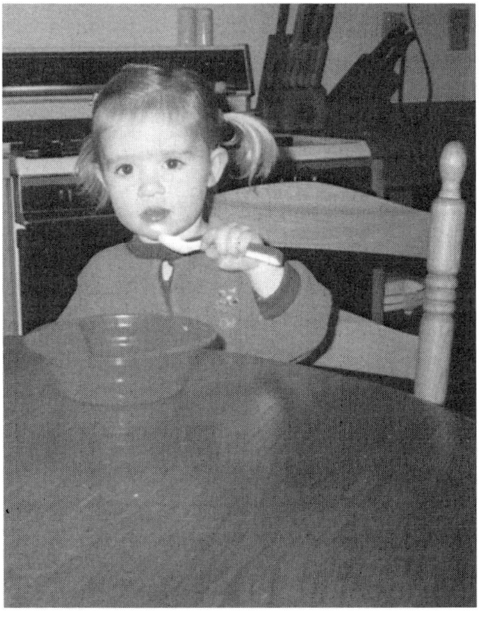

Fig. 3-9 Esta niña de 18 meses está desayunando y aprendiendo a usar la cuchara.

al nivel de independencia o competencias de su hijo con ciertas habilidades. En el cuadro 3-3 la progresión típica del desarrollo de habilidades en las áreas de bañarse e higienizarse, vestirse y usar el retrete. El desarrollo de las habilidades de alimentación junto con las motoras orales se presentan en el cuadro 3-4.

Además de las habilidades de autocuidado, los niños necesitan desarrollar **habilidades básicas de manejo del hogar** y algunas **laborales** en preparación para la adultez. Los niños comienzan ya a los dos años de edad por mostrar interés en ayudar a otros y en participar en tareas del hogar imitando tareas simples, como limpiar la mesa y pasar la aspiradora (fig. 3-10). Los niños de 3 o 4 años pueden ayudar en tareas simples, como ordenar sus juguetes, limpiar lo que se derramó y poner la ropa sucia en el lavadero. Proveer a los niños de edad escolar primaria de una rutina con tareas simples, como poner la mesa, vaciar el basurero y ordenar, les enseña responsabilidad y los ayuda a sentirse parte de la familia. Es interesante destacar que las niñas suelen participar en tareas del hogar más que los niños (Seymour, 1988). Alrededor de los

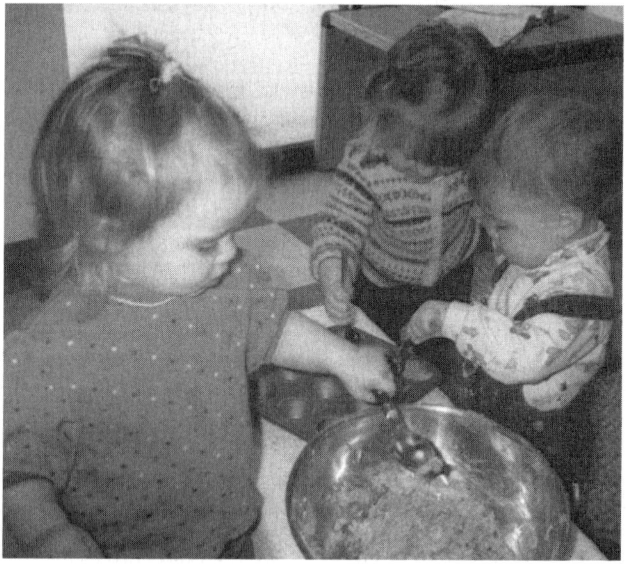

Fig. 3-10 Niños pequeños disfrutan de "ayudar". Aquí están haciendo una tarta, cada niño está ocupado en ayudar a su manera.

10 años de edad, muchos pueden preparar comidas simples con supervisión, usar el teléfono de forma adecuada, manejar pequeña cantidad de dinero, pasar la aspiradora, sacudir, hacer su cama, y doblar la ropa limpia y guardarla.

Los factores contextuales influyen en forma importante en el nivel de habilidad y participación en actividades del hogar, la vida en la comunidad y las actividades vocacionales. Las expectativas familiares, las necesidades, las prioridades, las oportunidades y las pautas culturales, influyen en el grado y en el tipo de habilidades que son aprendidas en estas áreas. Por ejemplo, familias numerosas con recursos limitados pueden esperar que sus hijos mayores ayuden más en las tareas del hogar y puedan darles responsabilidades de cuidado de sus hermanos. Algunos papás pueden permitir un empleo de tiempo parcial o de verano fuera de la casa a una edad más precoz que otros. Los pares también puede influir en forma positiva o negativa en el deseo de un niño de participar en tales actividades particularmente en los años de la adolescencia.

Los estudios empíricos, en su mayoría, apoyan las actividades laborales de los adolescentes, en particular cuando las experiencias de trabajo son coordinadas con el currículo de la escuela (Gottfredson, 1985). Este autor sugirió que los trabajos de tiempo parcial durante la etapa de la secundaria ayudan a los adolescentes a prepararse para la adultez, y que pueden reducir los rangos de deserción escolar.

A medida que los adolescentes se preparan para realizar la **transición desde los últimos años de la secundaria** al trabajo o a la educación superior, una de las tareas más difíciles que enfrentan es elegir una carrera o un área de estudios en la universidad o en institutos de educación superior. Hoy se hace más cierto que nunca, debido al nivel de libertad y a la gran cantidad de opciones. Para los adolescentes con discapacidad, la transición puede ser más difícil. Además de las actividades laborales, la planificación de la transición incluye determinar las posibles situaciones de vivienda y conocer el nivel de supervisión y asistencia requeridas para vivir y participar en la comunidad. Tal planificación de la transición para niños con discapacidad comienza antes de los dieciséis años de edad, como es impuesto por la legislación federal de educación especial (Ley de educación de personas con discapacidad, 1997). Los proveedores de servicios relacionados, como terapeutas ocupacionales, juegan un rol importante en este proceso. Pueden ayudar en la evaluación de los intereses, capacidades y habilidades laborales del estudiante, en contactar a las personas con las instituciones de la comunidad, en apoyar redes y recursos y, lo más importante, en

(Texto continúa en página 110)

CUADRO 3-3 DESARROLLO DE HABILIDADES DE CUIDADO PERSONAL

Edad	Control de esfínteres	Vestirse	Baño y aseo personal
1-2 años	Indica cuando está mojado o defecó; indica la necesidad de ir al baño a los dos años de edad	Coopera, p. ej., empuja el brazo a través de la manga y encuentra el hueco; se saca calcetines, zapatos y gorros; sostiene su pierna para asistir en ponerse los pantalones, ayuda a bajarse los pantalones	Disfruta bañarse; muestra algún interés en ayudar a lavarse la cara, las manos y las partes del cuerpo; puede resistirse a las actividades de su aseo
2-3 años	Desarrolla control de día con pocos accidentes, va al baño independientemente, necesita ayuda para limpiarse y arreglar su ropa; necesita recordatorios y pañales por la noche	Se saca el abrigo, un pijamas simple y pantalones de buzo; se saca los calcetines y los zapatos; se pone camisa o abrigo abrochados adelante; puede bajar el cierre o desabrochar botones grandes; requiere asistencia al ponerse ropa como poleras o pulóveres	Participa activamente en lavarse en la tina de baño, pero requiere asistencia; puede limpiarse la cara con un paño y lavarse las manos en el lavamanos con supervisión y claves; ayuda a cepillarse los dientes; puede resistirse a actividades de limpieza
3-4 años	Control de día y de noche; totalmente independiente excepto que puede necesitar ayuda para su aseo y manejar las cremalleras de la ropa.	Puede desvestirse; puede ponerse ropa tipo poleras o pulóveres con asistencia ocasional para orientarse y ponérselo en forma correcta; se pone los pantalones excepto los cierres, puede abrochar y desabrochar botones grandes y subir la cremallera de la chaqueta cuando ambas partes de la cremallera están encajadas; se pone los zapatos y calcetines, excepto amarrar los cordones	Puede lavarse en la tina de baño con supervisión excepto lavarse el cabello, se lava las manos y la cara en el lavamanos independientemente; participa activamente en cepillado de dientes pero necesita ayuda para hacer un trabajo eficiente; ayuda para cepillarse el cabello; se limpia la nariz; puede resistirse a las actividades de su aseo

5-6 años	Totalmente independiente	Independiente, excepto con la selección de ropa y cierres difíciles ocasionales, como cinturones y cierres de la parte de atrás de la ropa	Requiere supervisión sclamente para la limpieza y el cepillado de dientes, con recordatorios; se baña con ayuda para preparar el agua y lavarse el cabello, pero requiere supervisión para la seguridad
7-9 años		Puede comenzar a seleccionar ropa y hacerlo de acuerdo con el clima	Totalmente independiente en bañarse y limpiarse, a pesar de que el niño pueda necesitar claves
+10 años		Independiente; puede comenzar a comprar y seleccionar su propia ropa; llega a ser más selectivo acerca del tipo y estilo de ropa	Se vuelve más interesado en su apariencia y se cuida más y está más interesado en las actividades de limpieza, puede comenzar a ducharse a la edad de 9-10 años de edad y puede aplicarse desodorante; las niñas presentan un interés en maquillarse en los años preadolescentes

Adaptado de Furuno S, O´Reilly KA, Hosaka CM, Inasutka TT, Allman TA, Zeisloft B. Hawaii Early Learning Profile (HELP). Palo Alto, CA: Vort Corporation, 1984; Orelove F, Sobsey D. Mealtime Skills. En: Orelove F, Sobsey D, eds. Educating Children with Multiple Disabilities: A Transdisciplinary Approach. 4th Ed. Baltimore: P.H. Brookes Publishing Co, 1991: 335-372; y Shepherd J. Self-care and adaptations for independent living. En: Case-Smith J, ed. Occupational Therapy for Children. 4th Ed. St. Louis: Mosby, 2001: 489-527.

CUADRO 3-4 DESARROLLO DE LAS HABILIDADES MOTORAS ORALES Y DE ALIMENTACIÓN

Edad	Habilidades motoras orales	Habilidades de alimentación
0-6 meses	Presenta el reflejo de rotación y el reflejo de succión; aprende a coordinar los patrones de succión-deglución y respirar a los 2-4 meses; la succión del pezón o el chupete se hace sólida a los 4 meses	Alimentado con pecho o con biberón
6-12 meses	Desarrolla fuertes movimientos de la lengua hacia arriba y hacia abajo durante el succionar sin derramar líquido; presenta movimientos de mascar de la mandíbula hacia arriba y abajo con comidas sólidas, que progresan hacia algunos movimientos de mandíbula en diagonal durante el masticar alrededor de los 7-8 meses; se desarrollan movimientos laterales de la lengua; el masticar circular se desarrolla aproximadamente a los 12 meses; la postura sentada y el control del tronco y cabeza mejoran, contribuyendo a la habilidad de alimentarse por sí mismo	Continúa bebiendo leche del biberón o mamando; aprende a sostener su propio biberón a los 6-8 meses; puede beber de una taza con boquilla alrededor de los 8 meses; comienza a comer semisólidos a los 5-7 meses; se alimenta con los dedos a los 7-8 meses, incluyendo galletas de bebés; puede comenzar a usar una cuchara a los 10-12 meses; puede realizar la transición de biberón a taza a los doce meses

1-2 años	La masticación circular se hace eficiente, y el niño puede manejar carne blanda y una variedad de comidas cortadas en pequeños trozos; se desarrolla el cierre de la boca alrededor de una taza; los movimientos motores orales se vuelven refinados al desarrollarse el habla	Puede usar una cuchara para sacar comida y alimentarse, con algún derrame; sostiene bien una taza con boquilla y bebe sin dificultad; puede comenzar a beber de una taza pequeña sin boquilla a los 2 años; tolera una variedad de texturas de comidas y come comidas de adulto cortadas en trozos lo suficientemente pequeños
2-5 años		Se vuelve eficiente en usar una cuchara, un tenedor y una taza sin boquilla, con derrame ocasional; puede tomar sopa con cuchara a los 4-5 años de edad
5-10 años		Aprende a abrir paquetes de comida y a dividirla con un cuchillo; corta la carne a los 5-8 años; sigue los modales de comer en la mesa

Adaptado de Case-Smith J, Humphry R. Feeding intervention. En: Case-Smith J, ed. Occupational Therapy for Children. 4th Ed. St. Louis: Mosby, 2001:453-489; Clark. Oral-2 motor and feeding issues, Nº 9. AOTA Self Study Series: Classroom Applications for School-Based Practice. Bethesda, MD: American Occupational Therapy Association, 1993; Morris S, Klein M. Pre-feeding skills. Tucson, AZ: Therapy Skill Builders, 1987.

asistir a los adolescentes y a sus padres en la identificación y el cumplimiento de sus sueños y prioridades relacionadas con la transición de sus hijos hacia la adultez.

Participación en actividades escolares

En los Estados Unidos al igual que en la mayoría de los otros países, los niños tienen la obligación legal de asistir a la escuela. En los Estados Unidos, desde los cinco o seis años, los niños suelen pasar seis horas al día en la escuela, cinco días a la semana, diez meses al año (fig. 3-11). El objetivo principal de la educación formal es proveer a los niños de las habilidades necesarias para funcionar de manera exitosa e independiente como un miembro de la sociedad responsable y contribuyente (Bukatko y Daehler, 2001). Sin embargo, dada la cantidad de tiempo que los niños pasan en la escuela, sus experiencias escolares tienen un profundo impacto en muchos aspectos de su desarrollo, entre ellos las

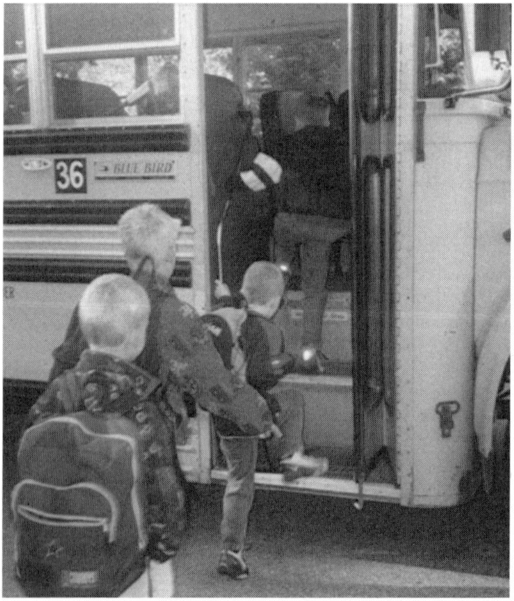

Fig. 3-11 Niños que toman el autobús escolar para ir a la escuela.

habilidades sociales y emocionales, el autoconcepto y la autoestima, y el bienestar psicológico general.

La legislación de educación especial, como se delineó en el capítulo 1, obliga y guía la entrega de educación especial y de servicios relacionados de tal manera que todos los niños reciban programas de educación apropiados en el ambiente menos restrictivo posible. Si usted trabaja como terapeuta ocupacional en una escuela u otro ámbito, es esencial incluir como parte de su evaluación de niños de edad escolar un análisis de las habilidades del niño para participar de las actividades de la escuela. Es importante investigar desde el punto de vista académico y social cómo rinden en la escuela los niños que le derivaron; qué les interesa o no del colegio; y si es que presentan dificultad en alguna actividad curricular o extracurricular escolar que necesitan o quieran realizar. Como en otras áreas de ocupación, factores contextuales, obligaciones con las tareas y factores del niño influyen en su participación y desempeño en el colegio. Por lo tanto, es importante aprender acerca de las habilidades y capacidades, fortalezas y desafíos académicos y las preferencias de actividad escolar. Igualmente importante es la consideración de los contextos educacionales del niño, que incluyen los espacios físicos, el asiento, el estilo del profesor y el tipo de programa educacional, el número de adultos por niños, y los componentes y expectativas principales curriculares.

Relaciones y participación con la familia, con los pares y con la comunidad

La familia desempeña un rol importante en el desarrollo global de los niños y contribuye de forma significativa a la resiliencia del niño o su vulnerabilidad en situaciones adversas (Humphry y Case Smith, 2001). Las relaciones familiares son las más estables o duraderas a través de toda la vida, y el contexto familiar no puede separarse del desarrollo del niño. En la actualidad, el concepto de "familia" tiene muchas definiciones, y la constitución o miembros de la familia varía mucho dentro de la misma cultura y entre diferentes culturas y comunidades étnicas. De acuerdo con Humphry y Case Smith (2001), la familia cumple seis funciones principales: 1) proveer y fomentar el afecto; 2) proveer apoyo emocional; 3) socializar entre los miembros de la familia para participar en ocupaciones fuera del núcleo familiar; 4) proveer oportunidades de distracción; 5) promover la salud y la independencia en las actividades básicas de la vida diaria y 6) prepararse para la educación formal y el empleo.

La familia es única no solamente por sus miembros, sino que también por las maneras en que construyen los roles compartidos e individuales, las responsabilidades y las rutinas. Ver a la familia como un sistema ecológico permite ver que los cambios en cualquier parte del sistema (un nuevo trabajo para uno de los padres; un nuevo hermano; un abuelo enfermo) impacta, de alguna manera, a cada uno de los miembros. Aparte de todos los métodos o procesos por los cuales la familia funciona, los adultos y los niños completan sus ocupaciones diarias de la manera que perciben como la más eficiente y que promueve el equilibrio. El funcionamiento familiar se mide por variables, como la cantidad de tiempo que los miembros de la familia pasan unos con otros, sus patrones de comunicación e interacción, la estabilidad económica, la salud general física y emocional de los miembros de la familia, los factores de estrés y los recursos internos y externos.

Entender lo que significa ser miembro de una familia es esencial en su proceso de evaluación. Hay muchos puntos de diversidad entre las familias, como las influencias de los miembros y estructura familiar (padres solteros, abuelos como cuidadores principales, padres del mismo sexo, etc.), antecedentes étnicos y culturales y tradiciones, estatus socioeconómico, formación educacional y ocupaciones de los padres, redes de apoyo social (incluidos la familia extendida y los amigos), y los estilos y prácticas de crianza. Estas fuentes de diversidad contribuyen a definir el tipo de roles, de responsabilidades y de actividades que un niño en particular podría esperarse que asumiera o que participara activamente como miembro familiar. Las ocupaciones de los niños respecto de las relaciones y participación familiares pueden involucrar participar en actividades de ocio, juego y distracción, por ejemplo pasar una tarde en el bote familiar o jugar al fútbol tradicional en días no laborales. Otras actividades familiares importantes pueden incluir asistir a misa el día domingo, cuidar a los hermanos pequeños, comer y conversar juntos durante las comidas, ver televisión con los hermanos, compartir la rutina antes de acostarse por la noche y realizar tareas del hogar asignadas.

La capacidad de un niño para establecer y mantener relaciones saludables con los miembros de la familia es igualmente, sino más, importante que su habilidad para participar en actividades familiares y cumplir el rol de miembro de familia. Como se mencionó antes, las relaciones familiares proveen estabilidad, acogida y apoyo emocional no solo durante toda la niñez sino durante toda la vida. A medida que las familias crían a sus hijos a través de las etapas de la niñez, pubertad y adolescencia, los miembros de la familia deben adaptarse a los cambios del desarrollo que afectan la naturaleza de sus relaciones entre ellos y el tipo de rutinas familiares, rituales, tareas y actividades de los miembros de la familia.

A pesar de que todos, los pares, el medio y los profesores, juegan un rol significativo en la socialización del niño, los padres probablemente tienen la mayor influencia en el desarrollo de la personalidad, valores y comportamientos futuros de un niño. En la infancia los padres se centran en actividades de cuidado, de acogida, ayudan al niño a sentirse a salvo y seguro, y a desarrollar comportamientos de apego saludables. Durante los años preescolares, los padres se centran más en enseñar las habilidades de autocuidado, como vestirse y usar el retrete, y comienzan a realizar esfuerzos más deliberados para promover la socialización de su hijo. Los padres de preescolares tienen la tarea desafiante de ayudar a sus hijos a regular sus emociones, mostrar autocontrol, y aprender normas sociales y culturales, la moral y los valores. Durante la niñez temprana y media, el enfoque de los padres cambia para ayudar a sus niños a tener éxito en la escuela, mientras continúan ayudándolos a desarrollar autocontrol y relaciones con los pares, y a aprender normas y valores socioculturales. Durante este tiempo pueden facilitar ciertas actividades extracurriculares, como actividades deportivas, invitar regularmente a los amigos de sus hijos a jugar, etc., todo lo cual influye en las relaciones y las redes del niño con sus pares. Por último, en la adolescencia, los padres estimulan a sus hijos para que tengan independencia y responsabilidad, y a ejercitar la toma de decisiones basada en los valores (Bukatko y Daehler, 2001).

Hay abundante literatura que estudia las relaciones entre las madres y sus hijos y entre padres y sus hijos, y entre hermanos y las formas en las que dichas relaciones influyen en el desarrollo del niño (Bukatko y Daehler, 2001; Patterson y Blum, 1996). Durante su evaluación de niños es importante considerar la naturaleza de las relaciones entre los miembros de la familia y cómo dichas relaciones pueden estar contribuyendo a las vulnerabilidades o resiliencia del niño y al desarrollo global.

El sistema familiar puede ser visto como un subconjunto de un **ecosistema mayor**. Los modelos ecológicos consideran factores contextuales más amplios como el clima económico y político y los recursos comunitarios, que influyen en el funcionamiento familiar y en la participación comunitaria. Es importante para los niños y para sus familias sentir que son parte de la comunidad. Las comunidades proveen oportunidades de diversión y sociales, y apoyan la salud general y el bienestar de los sistemas familiares. La participación en la comunidad, como una ocupación para los niños, puede incluir varias actividades, como ir al centro comercial con la familia y amigos, asistir a la iglesia, jugar con niños en el vecindario, realizar trabajo voluntario, usar lugares destinados a la recreación y participar en programas de diversión. Las actividades de automantenimiento, como acceder a servicios médicos, comprar alimentos y salir a cenar, también se consideran un aspecto de participación comunitaria. La participación involucra tanto a las actividades familiares como a las actividades con los pares. Es importante darse cuenta que cada comunidad es única en cantidad y calidad de recursos que provee y en la facilidad con que las familias pueden acceder a los recursos y programas que están disponibles. Todos los niños y sus familias necesitan sentir que pertenecen, y el "sentido de pertenencia" aumenta cuanto más participa uno en actividades de sus comunidades.

Adicionalmente a la participación familiar y comunitaria, las **relaciones con pares** se consideran una ocupación importante de la niñez. Los niños de edad escolar mayores y los adolescentes, a menudo expresan que sienten el máximo placer cuando se encuentran con sus pares, independientemente de las actividades que hagan juntos. Además de experimentar simplemente placer, las amistades proveen del contexto para el desarrollo de habilidades sociales, autoestima e identidad del niño. Las buenas relaciones de pares también han sido asociadas con el éxito académico y se ha mostrado que disminuyen el riesgo de problemas de desviaciones de la conducta (Crick y Ladd, 1993).

La naturaleza e importancia de las relaciones entre pares y de las amistades cambia a través de las diferentes etapas del desarrollo. Los bebés y los niños pequeños se interesan en los pares, y se observan y se exploran uno al otro; sin embargo, las interacciones como tal son breves y rara vez involucran intercambios de comportamiento mutuo. Durante los años, preescolares, los niños participan en todo tipo de juegos con sus pares, con la tendencia a preferir el juego con niños del mismo sexo. En este período, las interacciones proveen un contexto enriquecedor para el desarrollo en muchos dominios, como el socioemocional, el lenguaje, el motor y el cognitivo. Los pares proveen modelos y reforzadores para aprender normas sociales y para el desarrollo de la competencia social.

En los años de enseñanza primaria, los niños comienzan a seleccionar a sus compañeros de juego que presentan estilos de comportamiento y habilidades similares. Los pares son especialmente importantes en el desarrollo de sentimientos positivos de sí mismo y para validarse y compartir intereses. Los niños de edad escolar a menudo juegan en grupos grandes y pueden escoger uno o dos compañeros de juego con los que pasan gran cantidad de tiempo. Durante la adolescencia la relación con los pares llega a ser más intensa, y se desarrollan amistades íntimas. Es común para púberes y adolescentes jóvenes formar clanes o sentirse identificado con grupos de gente específica. Las amistades durante este momento proveen una fuente de apoyo y oportunidades de ocio y diversión. La presión de los pares, positiva y negativa, puede influir el comportamiento de los niños, particularmente desde los 11 hasta los 17 años (Berndt, 1999). Al llegar a la adolescencia cercana a la adultez se sienten más confiados con lo que son, comienzan a preocuparse menos por ser aceptados en grupos, y se encuentran más interesados en desarrollar relaciones con las personas del mismo sexo y del sexo opuesto. Por lo tanto, establecer amistades, sentirse apoyado por sus pares, y tener oportunidades de compartir, aprender y pasar un buen rato con sus pares es importante para cada niño a través de todo su desarrollo.

DESARROLLO DE LAS HABILIDADES MOTORAS

El desarrollo de las habilidades y de las capacidades motoras experimentadas por los bebés y los niños influyen en la manera en que participan en tareas y actividades apropiadas a la edad del desarrollo. El comportamiento sensoriomotor apoya su aprendizaje y, para los bebés y los niños pequeños, representa la forma principal en la que nos comunican qué es lo que saben y necesitan. Las habilidades y comportamientos motores discutidas a continuación representan muchos de los factores de los niños incluidos en el Marco de trabajo de la práctica de la AOTA.

Reflejos

El desarrollo sensoriomotor en la infancia temprana se caracteriza sobre todo por los reflejos que dominan los movimientos y el comportamiento del bebé. El comportamiento reflejo es una función de supervivencia importante para los bebés y lo controlan sobre todo las áreas del sistema nervioso central más primitivas, incluida la médula espinal y los niveles de la base del cerebro (Mathiowetz y Haugen, 1995). Por ejemplo, el comportamiento del llanto del bebé señala de necesidad de cuidado, y el reflejo de rotación sirve para que el bebé localice la comida. A medida que el bebé se desarrolla, estos reflejos primitivos desaparecen de forma gradual, la mayoría al primer año de vida. Muchos de los reflejos se incorporan a acciones más complejas y voluntarias. Por ejemplo, el reflejo de prensión (cuando siente presión en la palma de la mano, el bebé enrosca sus dedos hacia adentro y aprieta el dedo u objeto) predomina hasta que el bebé tiene alrededor de tres o cuatro meses de edad. A los 4 o 5 meses de edad, el bebé puede alcanzar algo voluntariamente y aprende a asir objetos deseados.

Es importante examinar el comportamiento reflejo en los bebés y en los niños en quienes se sospecha un daño neurológico debido a que estos reflejos sirven como una ventana pequeña hacia su sistema nervioso central. Debido a que hay datos disponibles que describen estos reflejos e identifican cuándo tienden a emerger y desaparecer, sirven como signos flexibles del neurodesarrollo (Farber, 1991; Mathiowetz y Haugen, 1995). El examen del comportamiento reflejo también es importante debido a que la persistencia de estos reflejos influyen algunas veces en forma negativa en la habilidad del niño para desempeñar habilidades funcionales motoras. Por ejemplo, si el reflejo de prensión persiste, el niño experimentará dificultades para desarrollar el uso de la mano. Las asimetrías de los reflejos también puede indicar un cuadro patológico. Por lo tanto, la comprensión de la influencia de los patrones de reflejos primitivos en el comportamiento ayuda a explicar el por qué un bebé o niño puede estar experimentando dificultades, y es un indicador de la maduración del neurodesarrollo. Los reflejos más comunes y el momento de su aprición y abolición se mencionan en el cuadro 3-5.

Reacciones automáticas y control postural

Las reacciones posturales o automáticas, entre ellas las reacciones de enderezamiento, de protección y las de equilibrio, se desarrollan a medida que el niño comienza a tener control postural para el movimiento funcional. Aunque estas reacciones sean por lo general automáticas en respuesta a un estímulo, podemos ejercer algún nivel de control sobre ellas. La mayoría se controlan en el nivel basal cerebral del sistema nervioso central (Mathiowetz y Haugen, 1995). Se ha informado que el desarrollo de estas reacciones ocurren primero en decúbito ventral, luego en decúbito dorsal, más tarde al sentarse, luego en posición de gateo (gateo con manos y rodillas) y finalmente de pie (Nichols, 2001). Estas reacciones sirven sobre todo como mecanismos para mantener nuestro equilibrio al movernos o al ser movidos. Como sucede en los reflejos primitivos, las reacciones automáticas proveen información acerca de la calidad de los movimientos de un niño, pueden influir en la habilidad del niño para adquirir progresivamente habilidades motoras más complejas, y pueden proveer información acerca de la maduración del neurodesarrollo. La progresión del desarrollo de las reacciones automáticas se detalla en el cuadro 3-6.

El desarrollo del control postural para el movimiento depende de la habilidad para moverse en contra de la gravedad y estabilidad proximal (Nichols, 2001; Gilfoyle y col. 1990). En el cuadro 3-7 se presentan las posiciones típicas asumidas por los bebés y niños a la vez que ganan control motor y estabilidad en decúbito dorsal y ventral, al sentarse, en posición de gateo y de pie, y las etapas más importantes en el primer año de vida. Las figuras 3-12 a 3-14 ejemplifican el control postural y la observación de la estabilidad que los bebés pueden lograr en las mismas posiciones; más observaciones clínicas se describen en el capítulo 5.

La evaluación de algunos reflejos, de reacciones automáticas y control postural se incluyen en herramientas de evaluación estandarizadas como La evaluación motora de bebés (*The Infant Motor Evaluation*, Chandler y col., 1980) y la Evaluación motora de bebés y niños pequeños (*Infants and Toddlers Motor Evaluation*, Miller y Roid, 1994). Las características de la calidad de movimientos, reflejos, reacciones automáticas y control postural también pueden examinarse a través de observaciones clínicas formales e informales del bebé y del niño al momento de moverse y mantener varias posiciones si usted tiene una buena comprensión de lo que busca. Por ejemplo, es necesario conocer el estímulo o la posición para facilitar un cierto reflejo o respuesta y cuáles respuestas motoras o de comportamiento se esperan de bebés y niños de varias edades.

La habilidad para ejecutar reacciones automáticas, la integración de los reflejos primitivos y el desarrollo del control postural provee una base para el desarrollo de habilidades motoras gruesas y finas. Si las habilidades motoras gruesas o finas se encuentran retrasadas o si un niño experimenta dificultad para aprender o ejecutar ciertas habilidades motoras, entonces puede ser necesaria una evaluación de estos componentes motores básicos para descubrir algunas de las razones de por qué existen las dificultades.

(Texto continúa en página 125)

CUADRO 3-5 PATRONES DE REFLEJOS PRIMITIVOS

Reflejo	Estímulo	Respuesta	Edad en la que aparece el reflejo	Edad en la que el reflejo desaparece
Rotación	Golpear suavemente el lado de la boca	La cabeza se vuelve hacia el estímulo	28 semanas de gestación	3-7 meses (más tiempo en los bebés que se amamantan)
Succión	Poner dedo en los labios	El bebé succiona	28 semanas de gestación	3-7 meses
Prensión palmar	Presionar con el dedo dentro de la palma de la mano	Los dedos se flexionan en una garra apretada	30 semanas de gestación	3-4 meses
Posicionamiento (brazos)	Tocar el dorso de la mano sobre la superficie de la mesa	Posiciona la mano sobre la mesa primero en flexión y luego en extensión	36 semanas de gestación	2 meses
Posicionamiento (piernas)	Tocar el dorso del pie sobre la superficie de la mesa	Posiciona el pie sobre la mesa primero en flexión y luego en extensión	36 semanas de gestación	2 meses
Ponerse de pie	Recto, suavemente inclinado hacia delante, poniendo algo de peso sobre la base de los pies	Alterna pasos en forma rítmica	35 semanas de gestación	3 meses
Prensión plantar	Presionar con un dedo en la planta de cada pie	Los dedos del pie se flexionan	25 semanas de gestación	12 meses

Tónico cervical asimétrico	En decúbito dorsal, rotar la cabeza hacia un lado	Extensión del brazo y pierna del lado de la cara; flexión de los miembros del lado opuesto	1 mes	4 meses
Tónico laberíntico	Observe la postura en decúbito ventral; observe la postura en decúbito dorsal	Principalmente una postura de flexión en decúbito ventral y una de extensión en decúbito dorsal	40 semanas de gestación	3 meses
Tónico cervical simétrico	En posición prona sobre la falda, cuello flexionado, observe; cuello extendido, observe	Con flexión de cuello, los brazos flexionados y las piernas extendidas; con extensión de cuello, los brazos extendidos y las piernas flexiondas	4 meses	10 meses
Landau	Sostener en decúbito ventral suspendido	Cuello, brazos y piernas extendidas	5 meses	7-18 meses
Moro	Apoyar en posición a medio reclinar, deje el apoyo momentáneamente	Brazos abducidos, extendidos y externamente rotados, seguido por flexión y aducción	28 semanas de gestación	4 meses

Adaptado de Mathiowetz V, Haugen JB. Evaluation of motor behavior; traditional and contemporary views. En: Trombly CA, ed. Occupational Therapy for Physical Dysfunction. 4th Ed. Baltimore: Williams and Wilkins, 1995:157-185; y Gilfoyle E, Grady A, Moore J. Children Adapt. 2nd Ed. New York: Slack Inc, 1990.

CUADRO 3-6 DESARROLLO DE LAS REACCIONES AUTOMÁTICAS

Reacción	Estímulo	Respuesta	Edad en la que aparece la respuesta
Respuestas de protección	En posición sentada, incline al niño suavemente fuera de su eje, hacia el frente, hacia cada lado y hacia atrás	El brazo se extiende y se posiciona en la superficie de apoyo para evitar su caída	Hacia el frente, a los 6-7 meses; hacia el lado a los 7-10 meses; hacia atrás a los 9-12 meses
Enderezamiento de la cabeza	En posición sentada o en suspensión vertical, incline al niño suavemente de lado a lado y de adelante hacia atrás	El niño mueve la posición de la cabeza en dirección opuesta para mantener la cabeza alineada con el cuerpo	3-4 meses
Cuello en el enderezamiento del cuerpo	En decúbito dorsal, rotar la cabeza del niño hacia un lado	El cuerpo rota y el niño rueda hacia el decúbito ventral ya sea como una unidad o por segmentos, con alguna disociación entre la parte superior e inferior del cuerpo	Rodar por segmentos aparece a los 4-5 meses
Cuerpo en el enderezamiento del cuerpo	En decúbito dorsal, rotar las caderas del niño hacia un lado	El niño rota la parte superior de su cuerpo y rueda para alinear su cuerpo	Rodar por segmentos aparece a los 4-5 meses

Reacciones de equilibrio	Puede realizarse la prueba con el niño frente a usted, en decúbito dorsal o ventral, en posición de gateo y de pie: incline al niño apoyando en la superficie a un lado, y luego el otro lado	Cuando se inclina al niño hacia la izquierda existe flexión lateral del lado derecho del tronco, enderezamiento de la cabeza, abducción y extensión del brazo y pierna derechos, y rotación del tronco hacia la derecha; cuando se inclina hacia la derecha, existe flexión lateral del lado izquierdo del tronco, abducción y extensión del cuerpo del brazo y pierna izquierdos, rotación de tronco hacia la izquierda y enderezamiento de cabeza	En decúbito ventral, a los 5-6 meses; en decúbito dorsal, a los 7-8 meses; en posición sentada, a los 7-10 meses; en decúbito ventral, a los 9-12 meses; en posición de pie, a los 12-20 meses

Adaptado de Mathiowetz V, Haugen JB. Evaluation of motor behavior: traditional and contemporary views. En: Trombly CA, ed. Occupational Therapy for Physical Dysfunction. 4th Ed. Baltimore: Williams and Wilkins, 1995:157-185; Gilfoyle E, Grady A, Moore J. Children Adapt. 2nd Ed. New York: Slack Inc, 1990; y Nichols D. Postural control. En: Case-Smith J, ed. Occupational Therapy for Children. 4th Ed. St. Louis: Mosby, 2000:266-288.

CUADRO 3-7 DESARROLLO DE HABILIDADES MOTORAS GRUESAS DURANTE EL PRIMER AÑO

Edad	Habilidades en decúbito ventral y en decúbito dorsal	Habilidades en posición sentada y de gateo	Posición de pie y movilidad
2-4 meses	En decúbito ventral, levanta la cabeza a 90° y descansa el peso del cuerpo principalmente en la parte inferior del pecho y los antebrazos; en decúbito dorsal, mantiene la cabeza en la línea media; alrededor de los cuatro meses, cuando se sienta con ayuda, puede comenzar a doblar el cuello para mantener la cabeza alineada con los hombros	Incapaz de sentarse sin apoyo; presenta la espalda curva cuando se sienta, con ocasional actividad extensora de la espalda	Se facilita el reflejo de enderezamiento cuando es sostenido de pie
4-6 meses	En decúbito ventral se propulsa sobre las manos con la espalda y el cuello en extensión, el peso descansa sobre la parte inferior del tronco y de lado a lado; en supino, se trae los pies a la boca, cambia el peso lateralmente y se mueve hacia cada lado	Puede comenzar a sentarse solo por períodos cortos, con apoyo de manos hacia delante y al lado; puede comenzar a moverse dentro y fuera de la posición sentada alrededor de los 6 meses	Rueda de decúbito ventral a decúbito dorsal y en sentido contrario, gira en decúbito ventral; descanso parcial del peso en posición de pie apoyada
6-8 meses	Ya no le gusta jugar ni en decúbito ventral en decúbito dorsal por períodos largos	Se sienta bien en forma independiente, con la espalda totalmente extendida; puede usar ambas manos en el juego cuando se encuentra sentado; puede comenzar a gatear o deslizarse hacia delante; se mueve fácilmente dentro y fuera de la posición sentada	Descanso total del peso en posición de pie apoyada; puede dar algunos pasos sosteniéndole ambas manos

8-10 meses		Gatea bien	Se impulsa hacia arriba para pararse usando muebles; camina sosteniéndole una mano o las dos
10-12 meses			Puede dar los primeros pasos; camina bien sosteniéndole una mano o empujando un juguete

Adaptado de Gilfoyle E, Grady A, Moore J. Children Adapt. 2nd Ed. New York: Slack Inc, 1990; Nichols D. Postural control. En: Case-Smith J, ed. Occupational Therapy for Children, 4th Ed. St. Louis: Mosby, 2001:266-288; y Folio R, Fewell R. Peabody Developmental Motor Scales-2. 2nd Ed. Austin, TX: Pro-Ed, 2000.

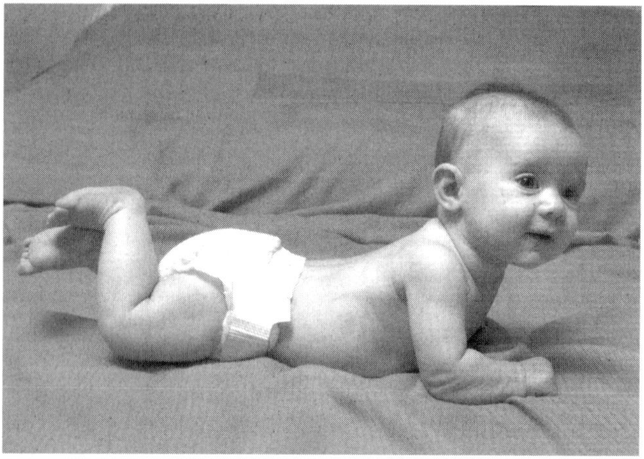

Fig. 3-12 Esta bebé de 4 meses puede levantar su cabeza cuando está en decúbito ventral; se la observa cómoda en esta posición. No puede rodar o deslizarse hacia delante, y descansa su peso entre la parte media y superior del pecho y en sus antebrazos. Sus manos tienden a estar en posición apretada, y se pega en sus piernas espontáneamente.

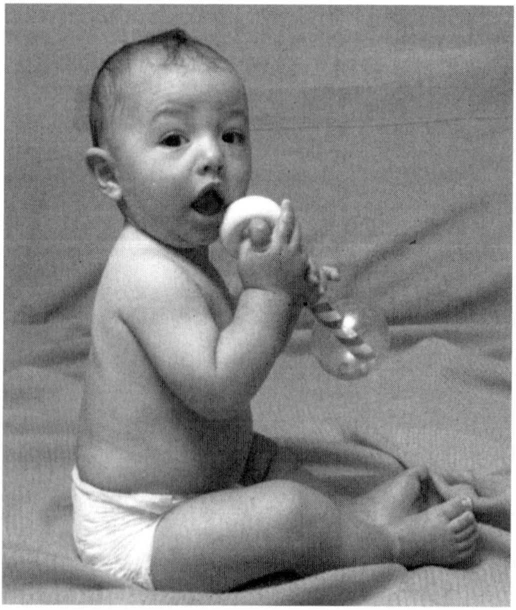

Fig. 3-13 Este bebé de 8 meses se sienta bien independientemente, con su espalda derecha, y puede liberar sus manos para el juego.

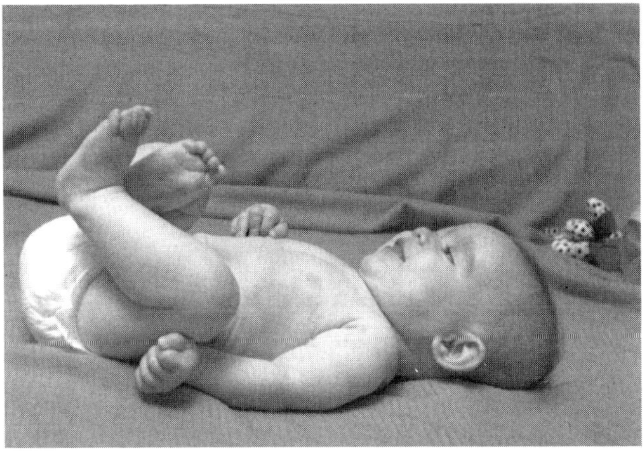

Fig. 3-14 En decúbito dorsal, este bebé de 4 meses levanta sus pies, sin embargo no puede levantar sus muslos del suelo. Mueve sus manos libremente, las lleva a la línea media y puede mantener su cabeza en la línea media.

El desarrollo de las habilidades motoras gruesas, motoras finas y motoras orales

Nuestra habilidad para aprender y desempeñar las habilidades motoras depende de varios factores básicos neuromotores y musculoesqueléticos (terminología uniforme de la AOTA [1994] [apéndice F] y el Marco de trabajo de la práctica [apéndice A]), entre los que se incluyen fuerza muscular, control postural y equilibrio, tono muscular, amplitud de movimiento y agilidad y coordinación motora y planificación motora. La alerta y procesamiento sensorial, particularmente de los sistemas táctiles, propioceptivos y sensorial visual, también contribuyen con el desempeño de las habilidades motoras. Los componentes cognitivos, como las habilidades de atención y de resolución de problemas, y los componentes psicológicos, como los factores motivacionales, intereses y valores, pueden ser factores contribuyentes. Los factores contextuales, como la falta de experiencia con ciertas actividades motoras, pueden afectar también el nivel de competencia de un niño para desempeñar ciertas tareas motoras. El juego, la principal ocupación de los niños, está muy influido por la habilidad del niño para moverse de forma adecuada y eficiente alrededor de su ambiente y para acceder a objetos y manipularlos. La progresión típica de las habilidades motoras gruesas se presenta en los cuadros 3-7 al 3-9.

La habilidad de aprender y de desempeñar las habilidades motoras finas depende de varios componentes, que incluyen alcanzar, asir, soltar, destreza, manipulación, uso de ambas manos, y habilidades visuomotoras (Exner, 2001; Case Smith, 1996). Por lo tanto, cuando se llevan a cabo evaluaciones completas de las habilidades motoras finas, se deben examinar todas estas áreas. La progresión normal del desarrollo de los componentes motores finos se presenta en los cuadros 3-10 y 3-11. Varios patrones de secuencia motores contribuyen a nuestra capacidad de adquirir progresivamente habilidades motoras finas con el tiempo (Exner, 2001). Por lo general, la función de las extremidades superiores progresa de gruesa a fina, de proximal a distal, de lo general a lo específico, de cubital a radial y de patrones más asimétricos a más simétricos.

El desarrollo de las habilidades motoras orales es necesario tanto para alimentarse como para el lenguaje expresivo. Debido a que los movimientos motores orales (particularmente los movimientos de la lengua) involucrados para hablar son muy intrincados, el desempeño motor oral puede ser visto como un tipo de habilidad motora fina. Los fonoaudiólogos están específicamente entrenados para analizar los movimientos motores orales para hablar y para deglutir, y sus roles se superponen con los de los terapeutas ocupacionales en la evaluación de esta función. El desarrollo de las habilidades motoras orales y de alimentación se presentan en el cuadro 3-4.

DESARROLLO COGNITIVO

El desarrollo cognitivo se refiere al desarrollo de los procesos mentales de pensar y de entender, y a la habilidad para usar los sentidos para reunir información y darle sentido al mundo. El desarrollo de las habilidades cognitivas es un proceso complejo que comienza cuando el bebé nace, o aún más temprano, y ha sido estudiado en extenso por psicólogos del desarrollo. Varios teóricos han propuesto explicaciones de cómo el desarrollo cognitivo evoluciona. Jean Piaget es, probablemente, el teórico más conocido. El desarrolló una serie de etapas que describían el desarrollo cognitivo desde la infancia a la adultez joven (Piaget, 1971). Algunas habilidades específicas esperadas de los niños a varias edades se presentan en el cuadro 3-12.

Desarrollo de la comunicación y lenguaje

El desarrollo del lenguaje es considerado una habilidad cognitiva; sin embargo, el lenguaje expresivo requiere de la planificación motora, de secuenciar y de coordinar los movimientos motores orales. Los bebés se comunican sobre todo a través del llanto, y los padres informan que pueden determinar las necesidades básicas del niño (cansancio/necesidad de sueño y hambre) a través del llanto de sus niños dentro de los tres primeros meses (Sroufe y col., 1992). La evidencia de la investigación también apoya la idea de que los bebés están preprogramados o genéticamente predispuestos al lenguaje (Sroufe y col., 1992). A los tres o cuatro meses de edad, el bebé comienza a sonreir y a usar expresiones faciales para comunicar sorpresa, pena o felicidad. En este momento también aparecen los arrullos del prelenguaje y el balbuceo. Entre los seis y doce meses de edad, los bebés tienen gestos, como indicar los objetos que desean, decir adiós con el movimiento de su mano, y levantar sus brazos para comunicar que quieren que los aúpen (Acredolo y Goodwyn, 1998).

Los bebés dicen sus primeras palabras, como "mamá, zumo, pelota o papá" hacia el final del primer año. Entre los dos y tres años, el uso del lenguaje aumenta de forma espectacular, usan, en promedio, a los 3 años de tres mil a cuatro mil palabras (Miller, 1981) y construyen frases u oraciones cortas de tres a cinco palabras. A los 4 años de edad por lo general el lenguaje se encuentra bien desarrollado (Sroufe y col., 1992).

DESARROLLO SOCIAL, EMOCIONAL Y COMPORTAMIENTO

Durante los tres primeros meses de vida, el comportamiento del bebé se basa sobre todo en reflejos y, hasta cierto punto, es preprogramado con bases en los mecanismos de protección (Sroufe y col., 1992). Estas predisposiciones ayudan al bebé a desarrollar la autorregulación y juegan un rol importante: le permiten cumplir con sus necesidades fisiológicas y psicológicas. También proveen una base para el crecimiento saludable social-emocional. Los llantos de los niños pueden distinguirse en el que indica hambre, necesidad de dormir o deseos de atención. Se cree que los bebés están preprogramados para sentirse atraídos por las caras humanas, debido al contraste del estímulo visual observado frente a caras o responder al habla humana. Brazelton y Cramer (1990) informaron que los bebés también se adaptan en el sentido de que pueden acomodarse, en cierto grado, al estilo del cuidado provisto por sus padres o cuidadores.

CUADRO 3-8 DESARROLLO DE LAS HABILIDADES MOTORAS GRUESAS ENTRE 1-5 AÑOS DE EDAD

Edad	Movilidad funcional	Habilidades motoras gruesas
1-1,5 año	Camina bien por distancias muy cortas; puede usar una base amplia de apoyo, y se cae con frecuencia, especialmente sobre el suelo desparejo; usa la silla de comer para las comidas, la cuna para dormir, y el coche de paseo para las caminatas largas	Gatea hacia arriba y hacia bajo de las escaleras con supervisión; monta juguetes que ruedan y se empujan; lanza juguetes con poca precisión, trepa una escalera con supervisión
1,5-2 años	Comienza a correr, a pesar de la coordinación pobre, salta hacia abajo con un pie hacia adelante desde una superficie de unos pocos centímetros más alta; camina distancias cortas; generalmente usa un coche de paseo para caminatas más largas; continúa usando la silla de comer para las comidas y la cuna para dormir	Salta levantando ambos pies del suelo; sube y baja las escaleras poniendo los dos pies sobre cada peldaño y usando la baranda como apoyo; impulsa una pelota con el pie, y lanza una pelota con las manos con poca precisión, usa un tobogán del patio de juegos con asistencia mínima y disfruta jugar en el equipamiento del patio de juegos diseñados para niños pequeños; le gusta caminar con juguetes que se arrastran, y se maneja fácilmente empujando juguetes para montar
2-3 años	Comienza a interactuar con el equipamiento del patio de juegos necesitando supervisión continua; necesita asistencia para usar los retretes estándares; continúa requiriendo el coche de paseo para caminatas más largas; corre con mejor coordinación, y puede parar y cambiar la dirección sin caerse; trepa hacia dentro y afuera de la silla del carro y fuera de la cuna	Aprende a andar en triciclo; disfruta el equipamiento del patio de juegos y le gusta correr, saltar y trepar; salta desde una superficie más elevada con ambos pies juntos; recibe en el pecho una pelota mediana del patio de juegos; se para en un pie por unos pocos segundos y puede aprender a saltar en un pie

3-5 años	Maneja las habilidades de sentarse y la movilidad en forma segura para usar un retrete y para entrar y salirse de la cama; puede usar un asiento sobre la silla del comedor para las comidas; a menudo, después de los 4 años, no usa el coche de paseos excepto para caminatas más largas; a los 4-5 años se maneja bien en las escaleras subiendo y bajando con alternancia de pies	Comienza a aprender habilidades específicas, como nadar y patinar; puede participar en programas de distracción organizados, como fútbol, baile o clases de natación; puede empujar hacia arriba un columpio de un patio de juegos y a los 4-5 años de edad puede jugar en forma segura con el equipamiento de un patio de juegos; galopa y salta ligeramente sobre obstáculos; maneja una bicicleta de dos ruedas con ruedas de entrenamiento; da vueltas en un salto y salta en un pie, puede lanzar, golpear y recibir una pelota mediana con un cierto grado de precisión

Adaptado de Case-Smith J. Development of childhood occupations. En: Case-Smith J, ed. Occupational Therapy for Children. 4th Ed. St. Louis: Mosby, 2001:71-94; Gilfoyle E, Grady A, Moore J. Children Adapt. 2nd Ed. New York: Slack Inc, 1990; Nichols D. Postural control. En: Case-Smith J, ed. Occupational Therapy for Children. 4th Ed. St. Louis: Mosby, 2001: 266-288; Folio R, Fewell R. Peabody Developmental Motor Scales-2. 2nd Ed. Austin, TX: Pro-Ed, 2000; y Sroufe LA, Cooper RG, DeHart GB. Child Development: Its nature and Course. 2nd Ed. New York: McGraw-Hill, 1992.

CUADRO 3-9	DESARROLLO DE LAS HABILIDADES MOTORAS GRUESAS ENTRE 5-18 AÑOS DE EDAD

Edad	Habilidades motoras gruesas
5-7 años	Anda en bicicleta sin las ruedas de entrenamiento; aprende habilidades específicas, como patinar y nadar; comienza a participar en actividades deportivas organizadas en equipo o individualmente; puede completar secuencias motoras complejas y de múltiples pasos, como las requeridas para bailar o para las artes marciales; participa en los programas regulares de educación física en la escuela
7-12 años	Puede correr distancias más largas con buena resistencia; lanza una pelota pequeña hacia un objetivo, y puede recibir una pelota pequeña; puede participar en deportes competitivos más avanzados; desarrolla intereses y habilidades específicas relacionadas con actividades recreativas motoras gruesas; comienza a preocuparse por su estado físico y participa en programas específicos de educación física en la escuela
12-18 años	Continúa preocupándose por su estado físico y por participar en programas regulares de educación física en la escuela; la participación en equipos deportivos puede declinar durante este período; algunos adolescentes pueden mejorar sus habilidades en actividades deportivas específicas; la participación en deportes y en actividades físicas de distracción es influenciada por factores socio-culturales, por la familia y los pares, y por las preferencias individuales

Adaptado de Case-Smith J. Development of childhood occupations. En: Case-Smith J, ed. Occupational Therapy for Children. 4th Ed. St Louis: Mosby, 2001: 71-94; Folio R, Fewell R. Peabody Developmental Motor Scales-2. 2nd Ed. Austin, TX: Pro-Ed, 2000; Sroufe LA, Cooper RG, DeHart GB. Child Development: Its Nature and Course. 2nd Ed. New York: McGraw-Hill, 1992; y Bukatko D, Daehler M. Child Development: A Thematic Approach. Boston: Houghton Mifflin Co, 2001.

La reciprocidad se refiere a los intercambios sociales mutuos entre el bebé y el cuidador, y este comportamiento llega a ser más evidente a medida que el tiempo de vigilia de los bebés aumenta; a medida que el comportamiento motor, incluido alcanzar y controlar la cabeza, aumenta; y a medida que el bebé llega a ser más capaz de atender. Al final de los tres meses de vida, la mayoría de los bebés comienzan a mostrar respuestas de preferencia hacia sus padres o cuidadores y comienzan a sonreir. Los intercambios sociales/reciprocidad también aumentan a medida que el bebé responde más y es capaz de expresar sentimientos de frustración, sorpresa, tristeza y felicidad a través de expresiones faciales y vocalizaciones. Es importante que los bebés experimenten

(Texto continúa en página 135)

CUADRO 3-10	DESARROLLO DE LA CAPACIDAD DE ALCANZAR, ASIR Y SOLTAR OBJETOS

Edad	Descripción de los patrones típicos usados
0-2 meses	El reflejo de prensión palmar es fuerte; las manos se encuentran casi siempre apretadas; tiene predisposición visual por las manos; pone las manos en la boca; incapaz de alcanzar
2-4 meses	El reflejo de prensión palmar es fuerte; las manos se encuentran a menudo apretadas, incluidas y juntas; comienza a alcanzar objetos, con poco control motor, sostiene objetos puestos en las manos momentáneamente con prensión gruesa apretada; a menudo se pone las manos en la boca; la predisposición visual por las manos es frecuente; demuestra una amplitud de movimiento activa del movimiento de los dedos, muñecas y manos durante el juego espontáneo, pero es incapaz de tomar objetos
4-8 meses	El reflejo de prensión palmar se debilita; alcanza objetos fácilmente; ase y sostiene objetos como cubos de 3 cm usando sobre todo prensión de tipo cubital, palmar, apretada; agita cascabeles, agarra objetos pequeños raspando y atrapando el objeto entre el pulgar y el lado del dedo índice (pinza); sostiene objetos grandes (p. ej., una pelota de tenis) usando ambas manos, con el control escaso; transfiere objetos de una mano a la otra; logra llevar las manos a la boca; pone objetos en la boca
8-12 meses	Desaparece el reflejo de prensión palmar; usa prensión gruesa apretada en objetos usando el lado radial de la mano más que el cubital; usa prensión madura de pinza para asir objetos pequeños; transfiere objetos de una mano a la otra; usa ambas manos juntas para coger y sostener objetos grandes (p. ej., una pelota de tenis o una mamadera); suelta los objetos en forma voluntaria, aunque mal controlado, y le gusta lanzar, pegar con los objetos y botarlo; no demuestra aún preferencia de uso de una mano; no presenta habilidades de manipulación
1-2 años	Usa prensión precisa de pinza para sostener objetos pequeños (objetos sostenidos entre el pulpejo del dedo índice y el pulgar, con el pulgar en oposición y la muñeca extendida); usa prensión palmar radial para asir un cubo de 3 cm y una prensión de dedos en pronación con objetos cilíndricos; suelta los objetos de forma controlada; apila cerca de 5 cubos; raya cuando se le entrega un lápiz de cera

Adaptado de Case-Smith J. Development of childhood occupations. En: Case-Smith J, ed. Occupational Therapy for Children. 4th Ed. St Louis: Mosby, 2001: 71-94; Gilfoyle E, Grady A, Moore J. Children Adapt. 2nd Ed. New York: Slack Inc, 1990; Exner CE. Development of hand skills. En: Case-Smith J, ed. Occupational Therapy for Children. 4th Ed. St. Louis: Mosby, 2000: 289-329; Folio R, Fewell R. Peabody Developmental Motor Scales-2. 2nd Ed. Austin, TX: Pro-Ed. New York: McGraw-Hill, 1992.

CUADRO 3-11	DESARROLLO DE LA DESTREZA MOTORA FINA, MANIPULACIÓN Y USO DE AMBAS MANOS

Edad	Características
2-4 meses	Sostiene objetos puestos en sus manos en forma momentánea con prensión gruesa apretada; a menudo las manos se encuentran juntas
4-8 meses	Agita cascabeles; agarra objetos pequeños raspando y atrapando el objeto entre el pulgar y el lado del índice (prensión de tijera); usa ambas manos juntas para objetos más grandes (p. ej., una pelota de tenis o una mamadera), con mal control; comienza a transferir objetos de una mano a la otra; eficiente para llevarse las manos a la boca; pone objetos en la boca
8-12 meses	Transfiere objetos de una mano a la otra; usa ambas manos juntas para asir y sostener objetos, como una pelota de tenis o una mamadera; suelta objetos en forma voluntaria, con mal control, y le gusta lanzar, pegar con objetos, y botarlos; no demuestra preferencia de mano; capaz de asir objetos pequeños con prensión de pinza; se alimenta con los dedos; no presenta habilidades para manipulación de objetos
1-2 años	Comienza con manipulación de la mano (capaz de mover objetos desde los dedos a la palma de la mano o de trasladarlos de los dedos a la palma de la mano; suelta objetos en forma voluntaria y puede jugar con juguetes clasificadores de formas y rompecabezas de encastre grandes; apila alrededor de tres a cinco cubos de 3 cm; usa ambas manos para acarrear objetos y aplaudir; se puede estabilizar con una mano mientras manipula con la otra; puede rayar; usar una cuchara y beber de una taza con boquilla; lanza una pelota pequeña con poca precisión; activa presionando botones juguetes más complejos de causa-efecto y juguetes que presentan objetos que saltan y se esconden; da vueltas las páginas de un libro y le gusta indicar con el dedo índice; disfruta pegar con objetos y lanzarlos
2-3 años	Se desarrolla la manipulación y puede mover objetos desde la palma de la mano a los dedos sin la ayuda de la otra mano (traslado de la palma de la mano a los dedos); desarrolla la habilidad de soltar controlada con estabilidad del hombro, codo y muñeca; apila alrededor de cuatro a siete cubos de 3 cm; usa ambas manos para abrir cajas o contenedores simples con pestañas en las tapas; da cuerda a los juguetes que funcionan con este sistema; ensarta cuentas grandes; copia una línea simple y un círculo, colorea formas grandes; corta con tijeras

(Continúa)

CUADRO 3-11	DESARROLLO DE LA DESTREZA MOTORA FINA, MANIPULACIÓN Y USO DE AMBAS MANOS *(Continuación)*

Edad	**Características**
3-4 años	Puede manejar cierres grandes, como botones grandes y usa bien las manos para vestirse y desvestirse; usa prensión precisa de trípode con un lápiz, colorea sobre líneas y copia formas simples; ensarta cuentas; corta formas grandes con tijeras; construye con juguetes de armar con cubos de encastre grandes; viste muñecos
4-6 años	Aprende a atarse los cordones de los zapatos; aprende a escribir su nombre; copia todas las letras, números y frases cortas; puede manejar los cierres, como botones, ganchos y cremalleras; comienza a usar tenedor y cuchillo para cortar; completa rompecabezas hasta de veinte piezas; disfruta construir con juguetes de armar tales como con encastres pequeños; abre la mayoría de los envoltorios, maneja el ratón del ordenador
7-10 años	Aprende a escribir en cursiva; desarrolla buena destreza en la construcción de modelos y de otros proyectos de manualidades con piezas pequeñas; arma modelos de encastre pequeños o de otros tipos; puede crear proyectos de manualidades usando herramientas, como punzones, grapadoras, pegamento, tijeras, agujas e hilo; puede hacer nudos, cortar formas pequeñas con tijera y realizar dibujos complicados; eficiente y natural con los utensilios de comer; puede realizar actividades de higiene más complejas, como usar tijeras para uñas y arreglarse el cabello; usa el teclado y el ratón del ordenador, a pesar de que no use apropiadamente la técnica del teclado para escribir; puede desarrollar habilidades especializadas, como tocar el piano o bordar
+10 años	La velocidad para escribir en el ordenador y la capacidad para manejar las habilidades motoras para el uso del ordenador aumentan; se desarrollan aún más la habilidades para dibujar y escribir a mano; puede desarrollar habilidades motoras específicas dependiendo de los intereses, como realizar diferentes formas de arte y música; desarrolla el uso de herramientas para completar proyectos científicos de la escuela y actividades en cursos de carpintería y economía del hogar

Adaptado de Case-Smith J. Development of childhood occupations. En: Case-Smith J, ed. Occupational Therapy for Children. 4th Ed. St Louis: Mosby, 2001: 71-94; Gilfoyle E, Grady A, Moore J. Children Adapt. 2nd Ed. New York: Slack Inc, 1990; Exner CE. Development of hand skills. En: Case-Smith J, ed. Occupational Therapy for Children. 4th Ed. St. Louis: Mosby, 2000: 289-329; Folio R, Fewell R. Peabody Developmental Motor Scales-2. 2nd Ed. Austin, TX: Pro-Ed. New York: McGraw-Hill, 1992.

CUADRO 3-12	DESARROLLO DE HABILIDADES COGNITIVAS

Edad	Habilidades cognitivas
0-6 meses	El bebé aprende a repetir comportamientos que producen resultados deseados (succionar el pulgar, agitar el cascabel); se muestra muy interesado en su ambiente, especialmente en las caras; aumenta el tiempo de vigilia, de estar alerta y atento; muerde o lame objetos; reconoce a sus cuidadores; posee un entendimiento básico de la causa-efecto simple; grita y balbucea
6-12 meses	El bebé aprende a coordinar esquemas aplicados a objetos externos para lograr un objetivo, p. ej., usa un palo para traer de vuelta un objeto; imita movimientos motores simples y sonidos; reconoce su nombre; comienza a usar utensilios como cucharas, con un propósito intencional; comienza a entender que los objetos existen aun si no los puede ver (comienzo de la permanencia del objeto) a través de la búsqueda de objetos escondidos; resolución de problemas simples a través de ensayo y error; distingue las formas simples; le gusta jugar a las escondidas, responde a peticiones simples
1-2 años	Desarrolla un concepto maduro de la permanencia del objeto (busca objetos escondidos aún cuando el niño no vea al objeto en movimiento); experimenta y juega con objetos de maneras nuevas; hay evidencia de la función de la memoria (sabe dónde se guardan sus juguetes preferidos, usa palabras, juega en forma extraña con adultos desconocidos); eficiente en activar juguetes de causa-efecto; agrupa y apila objetos; desarrolla la capacidad de representar o la habilidad para usar ideas o imágenes para representar objetos o eventos, permitiendo emerger al lenguaje
2-4 años	Desarrolla habilidades básicas preescolares, como la identificación de nombres, partes del cuerpo, edad, colores, formas y algunas palabras y números; cuenta hasta diez objetos y puede rotar y seguir contando; descubre mecanismos causales, como darle cuerda a un juguete; desempeña acciones significativas en una secuencia, como llevar a cabo, jugando, una reunión a la hora del té; dice frases cortas
4-6 años	Comprende la conservación del volumen líquido y que las mismas cantidades pueden aparecer distintas dependiendo del tamaño y la forma del contenedor; desarrolla conceptos numéricos que permiten las sumas simples y los problemas de sustracción; puede comenzar a leer palabras simples; se desarrollan los conceptos de tiempo, incluyendo el decir la hora y los días de la semana

(Continúa)

CUADRO 3-12	DESARROLLO DE HABILIDADES COGNITIVAS *(Continuación)*

Edad	Habilidades cognitivas
6-12 años	El desempeño académico en la lectura, escritura y matemáticas se vuelve importante; la lectura debe ser eficiente al final del tercer grado, comienza el pensamiento abstracto, con razonamiento lógico; comprende las consecuencias de las acciones
+12 años	Se desarrolla la habilidad avanzada de los razonamientos abstracto y académico más avanzado, y mayor responsabilidad por el estudio autodirigido, tiene conocimiento de eventos actuales; comprende las consecuencias, el razonamiento lógico es más avanzado y puede proyectarse hacia el futuro

Adaptado de Case-Smith J. Development of childhood occupations. En: Case-Smith J, ed. Occupational Therapy for Children. 4th Ed. St Louis: Mosby, 2001: 71-94; Furuno S, O´Reilly KA, Hosaka CM., Inatsuka TT, Allman TA, Zeisloft B. Hawaii Early Learning Profile (HELP). Palo Alto, CA: Vort Coorporation, 1984; Gormly A, Brodzinsky D. Lifespan Human Development. 5th Ed. Fort Worth: Harcourt Brace Jovanovich Publishers, 1993; Piaget J. Psychology and Epistemology: Towards a Theory of Knowledge. New York: The Viking Press, 1971; Sroufe LA, Cooper RG, DeHart GB. Child Development: Its nature and Course. 2nd Ed. New York: McGraw-Hill, 1992; y Thomasgard M, Shonkoff JP. Mental Retardation. En: Zeanah CH, ed. Handbook of Infant Mental Health. 5tn Ed. New York: Guilford Press, 1993: 250-259.

alguna constancia y rutina en su cuidado; que se sientan queridos, seguros y a salvo; y que sean bien cuidados.

Para saber si un bebé es normal, es importante considerar el temperamento. Éste se refiere a varios aspectos del comportamiento, que incluyen el ánimo general, el nivel de actividad, la adaptabilidad, la perseverancia y la respuesta social (Rothbart y Bates, 1998). La investigación indica que las diferencias individuales con respecto a estas características de comportamiento (p. ej., un bebé fastidioso frente a un bebé dócil, o un bebé tímido frente a un bebé atrevido) son relativamente estables o consistentes a través del tiempo, y puede reflejar los rasgos de personalidad individuales del niño (Rothbart, 1989). Es importante para los padres comprender el temperamento de su bebé debido a que a menudo les es útil para adaptar su estilo de crianza.

El apego se define como una unión emocional duradera entre el bebé y el cuidador (Bowlby, 1982). Las relaciones de apego son cruciales porque llegan a ser parte de las habilidades de adaptación del niño (buscan tranquilidad especialmente de su cuidador cuando se encuentran estresados) y proveen al bebé de sentimientos de seguridad necesarios para que más adelante explore libremente el ambiente (Ainsworth y col., 1978). Varios indicadores de comportamiento fueron identificados para evaluar el comportamiento de apego en los bebés. Por ejemplo, a los 10

CUADRO 3-13 DESARROLLO PSICOSOCIAL Y EMOCIONAL DE BEBÉS Y NIÑOS PEQUEÑOS

Edad	Descripción del comportamiento típico
0-3 meses	Se comunica a través del llanto, expresiones faciales y posturas corporales; se torna hacia la dirección de las voces y establece contacto visual; disfruta con el contacto físico, se calma al succionar, al ser tomado en brazos; comienza a sonreír
3-6 meses	Expresa emociones como felicidad, tristeza, rabia o sufrimiento; interesado en las caras; se calma cuando lo alzan; sonríe, grita, balbucea y se ríe; explora las partes del cuerpo visualmente y a través del tacto y la boca; mira en respuesta a su nombre; desarrolla estrategias para calmarse; establece una rutina para comer y dormir; puede comenzar a distinguir a los cuidadores de otras personas
6-12 meses	Imita sonidos y puede pronunciar las primeras palabras; juega de manera extraña y se siente mal cuando sus cuidadores se van; anticipa el que lo alcen estirando sus brazos; ama explorar el ambiente; expresa gustos y disgustos; disfruta mirar a los otros y se interesa en otros niños; disfruta los juegos sociales con los adultos, p. ej., juegos de canciones y contacto físico; dice adiós moviendo la mano y responde apropiadamente a las expresiones faciales; alrededor de los 9-10 meses puede comenzar a mostrar incomodidad cuando el cuidador se va
1-2 años	Expresa un comportamiento apegado con los padres y a menudo se siente incómodo cuando los padres se van; sin embargo, se aleja libremente cuando los padres se acercan; le gusta hacer cosas por sí mismo y puede resistir el control del adulto, disfruta siendo el centro de la atención, reconoce a gente conocida de los extraños, se reconoce en el espejo; muestra preferencia de juguetes; expresa una variedad de emociones; expresa afecto, da abrazos y besos; puede expresar rabia y frustración con berrinches; el uso del lenguaje aumenta; identifica objetos conocidos, incluyendo las partes del cuerpo y los animales; tiene un vocabulario de por lo menos de 15 a 20 palabras y sigue instrucciones simples, como "tráeme tus zapatos"; interactúa brevemente con otros niños, pero participa en su mayoría del juego solitario y paralelo

(Continúa)

CUADRO 3-13	DESARROLLO PSICOSOCIAL Y EMOCIONAL DE BEBÉS Y NIÑOS PEQUEÑOS *(Continuación)*
Edad	**Descripción del comportamiento típico**
2-3 años	Tiene un lenguaje perceptivo adecuado; su vocabulario incluye más de 500 palabras, participa en diálogos simples con frases de 3 a 5 palabras; defiende sus posesiones pero comienza a compartir y a respetar su turno, sin embargo es difícil para el niño; comienza a interactuar socialmente en el juego y le gusta estar con sus pares; es tímido con extraños; puede seguir reglas simples; puede expresar rabia y frustración con berrinches; se enorgullece con los logros; insiste en desempeñar tareas de auto-cuidado en forma independiente

Adaptado de Bates E, Bretherton I, Znyder L. From First Words to Grammar. Cambridge, England: Cambridge University Press, 1988; Bloom L. Language acquisition in its development context. En: Damon W, series ed; Kuhn D, volume ed. Handbook of Child Psychology: Volume 2: Cognition, Perception, and Language. 5th Ed. New York: Wiley, 1998: 309-370; Bukatko D, Daehler M. Child Development: A Thematic Approach. Boston: Houghton Miflin Co, 2001; Furuno S, O'Reilly KA, Hosaka CM, Inatsuka TT, Allman TA, Zeisloft B. Hawaii Early Learning Profile (HELP). Palo Alto, CA: Vort Corporation, 1984; Case Smith J. Development of chilhood occupations. En: Case-Smith J, ed. Occupational Therapy for Children. 4th Ed.. St. Louis: Mosby, 2001: 71-94; y Sroufe LA, Cooper RG, DeHart GB. Child Development: Its Nature and Course. 2nd Ed. New York: McGraw-Hill, 1992.

a 12 meses de edad, los bebés muestran angustia de separación o manifiestan pena cuando son separados de los padres o del cuidador principal. A esta edad, los bebés muestran emociones cuando se reúnen con sus cuidadores (los que se fueron temporalmente), tales como gritar y sacudirse hacia arriba y abajo, con los brazos abiertos y estirados. Ainsworth y col. (1978) describieron patrones diferentes de apego, una abundante literatura ha examinado las relaciones entre las cualidades de la crianza y cuidado, y el comportamiento de apego (Dewolff y van Ijzendoorn, 1997).

Los niños pequeños uno a tres años de edad aprenden a adaptarse a las normas a la vez que llegan a ser más confiados y desarrollan luego sus habilidades sociales y relaciones con los miembros de la familia y con pares. A medida que desarrollan el lenguaje, comienzan a interesarse por interactuar con otros. Los niños pequeños disminuyen el acercamiento físico con los cuidadores y comienzan a tolerar mejor el alejamiento del cuidador. Los niños pequeños están interesados en los objetos de su ambiente y les gusta preguntar por ellos, compartir sus experiencias con otros e imitar. Comienzan a participar en el juego social e

CUADRO 3-14	DESARROLLO PSICOSOCIAL Y EMOCIONAL DE NIÑOS DE EDAD ESCOLAR Y ADOLESCENTES

Edad	Comportamiento social típico, desarrollo emocional y autoconcepto
4-6 años	Juega bien con otros, comparte y respeta su turno; tiene amigos y disfruta estar con ellos; puede visitar la casa de un amigo y quedarse a dormir en ella por primera vez; sigue reglas e instrucciones simples; pide disculpas por errores que dañan a otros; le gusta ayudar a otros y mostrar empatía; expresa y puede identificar varias emociones en sí mismo, tiene algún autocontrol sobre la rabia y desilusión cuando se lo corrige, se ve a sí mismo positivamente y con respeto ante los desafíos físicos; se enorgullece en su trabajo y en los juegos de construcción; tímido ante extraños; presenta gustos y disgustos definidos
6-12 años	Las relaciones con los pares son importantes, pasa más tiempo con sus pares que con los miembros de su familia; se desarrollan amistades leales; los niños de edad escolar se ven a sí mismos en términos de rasgos psicológicos al compararse con otros y a través de los miembros en los grupos de pares; los roles de género se vuelven más pronunciados; desarrolla autodisciplina y autocontrol, y respeto por personas de autoridad
+12 años	La adolescencia puede ser una etapa de inquietud emocional al experimentar la pubertad y el conflicto con sus deseos de independencia, pero, a la vez, necesitan apoyo, guía y postura de límites; los adolescentes pueden participar en comportamientos de riesgo, y continúan siendo muy influenciados por su grupo de pares; la adolescencia temprana se caracteriza a menudo por la lucha de la identidad personal, cambios de ánimo y la tendencia de volver a comportamientos inmaduros cuando se estresan. Al final de los años escolares de secundaria, los adolescentes muestran más estabilidad emocional, mayor seguridad y preocupación por el futuro; una disminución en los conflictos con los padres; y una capacidad aumentada para postergar gratificación y compromiso. Algunos signos de problemas psicosociales y de comportamiento incluyen una disminución marcada en su desempeño escolar, ansiedad, hiperactividad y trastornos del apetito y del dormir; falta de cumplimiento persistente y comportamientos agresivos, reclamos excesivos acerca de malestares físicos, oposición a las figuras de autoridad, aislamiento e introversión, afirmaciones de sí mismo negativas y ánimo depresivo, dificultades con las relaciones sociales y abuso de sustancias

Adaptado de American Academy of Child and Adolescence Psychiatry. Facts for Families: Being Prepared: Know When to Seek help for Your Child. Disponible en: http:/www.aacap.org/factsfam/, 1997; American Academy for Child and Adolescence Psychiatry. Facts for Families: Normal Adolescent Development: Late High School Years. Washington DC, Disponible en: http//www.aaacap.org/factsfam/. 1997; Cronin A. Psychosocial and emotional domains. En Case-Smith J, ed. Occupational Therapy for Children, 4th Ed. St. Louis: Mosby, 2000: 413-452; y Sroufe LA, Cooper RG, DeHart GB. Child Development: Its Nature and Course. 2nd Ed. New York : McGraw-Hill, 1992.

interactivo con sus pares a los tres años de edad, empiezan a respetar turnos, y pueden desempeñar diferentes roles en los juegos tales como jugar a las escondidas. Durante la niñez temprana emerge el conocimiento de la existencia personal como un individuo diferente, por lo que comienza el desarrollo del autoconcepto.

La tarea más importante de los padres durante este período es facilitar el crecimiento y la independencia de sus hijos y al mismo tiempo, poner límites y expectativas claras del comportamiento apropiado. Se cree que la habilidad del niño para adaptarse durante este período se debe mayormente al resultado de la calidad de las relaciones tempranas de apego y de la existencia y claridad de la guía de sus padres (Frankel y Bates, 1990). En el cuadro 3-13 se presentan algunos comportamientos específicos que reflejan el desarrollo saludable psicosocial y emocional de los bebés y niños pequeños.

Durante los años de la niñez temprana y media, los niños llegan a tener cada vez más confianza. A los cinco años de edad, muchos juegan en sus barrios o en la casa de un amigo, y la mayoría asiste a jardín de infantes. Las relaciones con los pares y el desarrollo de las relaciones llega a ser cada vez más importante. La competencia social es difícil de medir; sin embargo, algunos indicadores incluyen el número de amigos, la habilidad de llevarse bien con otros, ser querido por los pares, y la calificación de competencia social de los profesores (Sroufe y col., 1992). La competencia social es importante porque no solamente es divertido estar con amigos, sino que los grupos de pares proveen un ambiente enriquecedor de aprendizaje para los niños ya que aprenden acerca de las normas sociales y culturales y los conceptos de justicia, y lo que es bueno y malo.

Cuando alcanzan la edad escolar, aprenden a tomar mayor responsabilidad por su autocontrol, a controlar y a dirigir su propio comportamiento. Los niños aprenden a esperar, a desarrollar alguna tolerancia a la frustración y a controlar su rabia. También desarrollan empatía y aprenden a valorar la solidaridad. Su autopercepción continúa desarrollándose a través de sus experiencias, al ser más aparentes sus fortalezas, desafíos e intereses únicos. También comienzan a estar más alerta sobre las diferencias entre los sexos. Por lo general, la mayoría de los niños de edad escolar tienen una autoestima positiva y autoevalúan sus comportamientos y habilidades favorablemente. Comienzan a comparar sus habilidades con las de sus pares alrededor de los 7 años de edad (Ruble, 1983).

El aumento de la importancia de los pares, sin embargo, no disminuye la importancia de la familia en el desarrollo del crecimiento social-emocional durante este período. Las relaciones de la familia cambian a medida que el niño madura y se le da mayor responsabilidad. Los diferentes estilos de crianza, desde uno permisivo a uno estricto, influyen en el desempeño del niño. Sin embargo, dejando de lado el estilo de crianza, el apoyo de los cuidadores, el interés y la participación en las actividades de los niños, y su guía y aprobación, son todas importantes para el crecimiento de cada niño en el sentido de sí mismos y en la habilidad para respetar las normas y asumir responsabilidades. En el cuadro 3-14 se describen algunos comportamientos específicos que reflejan el desarrollo típico psicosocial y emocional durante los años de la niñez temprana y media.

Como se discutió antes, la adolescencia es el tiempo de transición, como se observa en su lucha por reclamar su independencia, su identidad y la aceptación social. Durante esta etapa, aumenta la vulnerabilidad hacia los problemas de salud mental, como abuso de sustancias, violencia, depresión y tendencias antisociales (Academia estadounidense de psiquiatría de niños y de adolescentes, 1997b, c). Las relaciones entre los pares son muy importantes, tanto como lo son la autopercepción, su confianza personal y sus competencias percibidas. En el cuadro 3-14 se incluyen algunos de los temas psicosociales importantes y competencias de los adolescentes.

RESUMEN

Este capítulo presenta una reseña de algunas de las teorías más comunes del desarrollo y de los principios básicos del desarrollo. También describe conceptos teóricos relacionados con terapia ocupacional, junto con información acerca de las ocupaciones frecuentes en la niñez. Por último, explica la progresión de la adquisición de habilidades en varios aspectos del desarrollo. Esta información se expone como base para asistir durante el proceso de planificación de la evaluación. Las actividades específicas según la edad, las ocupaciones y las áreas de habilidad analizadas le mostrarán qué esperar de los niños de distintas edades. Esta información lo ayudará a enfocar su evaluación en las competencias más importantes del niño y en los factores contextuales cuando evalúe a niños de distintas edades y le ayudará a interpretar los datos de la evaluación.

Bibliografía

Acredolo, L.P, & Goodwyn, S.W. (1988). Symbolic gesturing in normal infants. *Child Development, 59,* 450-466.

Ainsworth, M., Blehar, M., Waters, E., & Wall, S. (1978). *Patterns of attachment.* Hillsdale, NJ: Erikbaum.

American Academy of Child and Adolescent Psychiatry (1997a). Facts for Families: Being prepared: Know when to seek help for your child. Washington, DC. Disponible en http://www. aacap.org/publications/factsfam/.

American Academy of Child and Adolescent Psychiatry (1997b). Facts for Families: Normal Adolescent Development: middle and early high school years. Washington, DC. Disponible en www.aacap.org/publications/factsfam/.

American Academy of Child and Adolescent Psychiatry (1997c). Facts for Families: Normal Adolescent Development: Late high school years. Washington DC, Disponible en www.aacap.org/publications/factsfam.

American Occupational Therapy Association (1994). Uniform terminology for occupational therapy-third edition. *American Journal of Occupational Therapy, 49,* 1029-1031.

Angoff, W. (1988). The nature-nurture debate, aptitude and group differences. *American Pychologist, 43,* 713-720.

Bandura, A. (1977). *Self-efficacy: Toward a unifying theory of behavior change. Psychological Review, 84,* 191-215.

Bates, E., Bretherton, I., & Snyder, L. (1988). *From first words to grammar.* Cambridge, UK: Cambridge University Press.

Bayley (1993). *Bayley scales of infant development (BSID-II).* San Antonio, TX: Psychological Corp.

Berndt, T.J. (1999). Friends' influence on school adjustment. En W A. Collins & B. Laursen (Eds.), *Minnesota symposia on child psychology: Volume 30, relationships as developmental context* (pp. 85-107). Mahwah, NJ: Erikbaum.

Bloom, L. (1998). Language acquisition in its developmental context. En W. Damon (Series Ed.) & D. Kuhn (Vol. Ed.), *Handbook of child psychology: Volume 2: Cognition, perception, and language* (5th ed., pp. 309-370). New York, NY: Wiley.

Bowlby, J. (1982). *Attachment and loss* (2nd ed.). New York, NY: Basic Books.

Brasic-Royeen, C. (1997). Play as occupation and as an indicator of heatlh. En B. Chandler's (Ed.), *The essence of play.* Bethesda, MD: American Occupational Therapy Association.

Brazelton, T.B., & Cramer, B. (1990). *The earliest relationship.* Reading, MA: Addison Wesley.

Bronfenbrenner, U., & Ceci, SJ. (1994). Nature-nurture reconceptualized in a developmental perspective: Bioecological model. *Psychological Review, 101,* 568-586.

Bundy, A. (1997). Play and playfulness: What to look for. En L.D. Parham & L.S. Fazio (Eds.), *Play in occupational therapy* (pp. 52-66). St. Louis, MO: Mosby-Year Book, Inc.

Butkatko, D., & Daehler, M. (2001). *Child development: A thematic approach.* Boston, MA: Houghton Mifflin Co.

Case, R. (1995). *Intellectual development: Birth to adulthood.* Orlando, FL: Academic Press.

Case-Smith, J. (1996). Fine motor outcomes in preschool children who receive occupational therapy services. *American Journal of Occupational Therapy, 50(1),* 52-61.

Case-Smith, J. (2001). Development of childhood occupations. En J. Case-Smith (Ed.), Occupational therapy for children (4th ed., pp. 71-94). St. Louis, MO: Mosby-Year Book, Inc.

Case Smith, J., & Humphry, R. (2001). Feeding intervention. En J. Case-Smith (Ed.), Occupational therapy for children (4th ed., pp. 453-489). St. Louis, MO: Mosby-Year Book, Inc.

Chandlers, L., Andrews, M., & Swanson, M. (1980). *Movement assessment for infants, manual.* Rolling Bay, WA.

Christiansen, C., & Baum, C. (1997). *Occupational theory: Enabling function and well-being.* Thorofare, NJ: Slack.

Clark, G. (1993). *Oral-motor and feeding issues, No. 9. AOTA self study series: Classroom applications for school-based practice.* Bethesda, MD: American Occupational Therapy Association.

Crick, N.R., & Ladd, G.W. (1993). Children's perceptions of their peer experiences: Attributions, loneliness, social anxiety, and social avoidance. *Developmental Psychology, 29,* 244-254.

Cronin, A. (2000). Psychosocial and emotional domains. En J. Case-Smith (Ed.), Occupational therapy for children (4th ed., pp. 413-452). St. Louis, MO: Mosby-Year Book, Inc.

Csikszentmihalyi, M., & Larson, R. (1984). *Being adolescent.* New York: Basic Books.

DeWolff, M.S., & van Ijzendoorn, M.H. (1997). Sensitivity and attachment: A meta-analysis of parental antecedents of attachment. *Child Development, 68,* 571-591.

Dunn, W., Brown, C., & McGuigan, A. (1994). The ecology of human performance: A framework for considering the effect of context. *American Journal of Occupational Therapy, 48,* 595-607.

Erikson, E. (1963). *Childhood and society* (2nd ed.). New York: Norton.

Exner, C.E. (2000). Development of hand skills. En J. Case-Smith (Ed.), Occupational therapy for children (4th ed., pp. 289-329). St. Louis, MO: Mosby-Year Book, Inc.

Freud, S. (1966). *Standard edition of the psychological works of Sigmund Freud.* London: Hogarth.

Farber, S.D. (1991). Neuromotor dimensions of performance. En C. Christiansen & C. Baum (Eds.), Occupational therapy. *Overcoming human performance deficits* (pp. 259-282). Thorofare, NJ: Slack Inc.

Flavell, J.H. (1996). Piaget's legacy. *Psychological Science, 7,* 200-203.

Folio, R., & Fewell, R. (2000). *Peabody developmental motor scales-2,* (2nd ed.). Austin, TX: Pro-Ed.

Frankel, K.A., & Bates, J.E. (1990). Mother-toddler problem solving: Antecedents in attachment, home behavior, and temperament. *Child Development, 61,* 810-819.

Furuno, S., O'Reilly, K.A., Hosaka, C. M., Inatsuka, T. T., Allman, T. A., & Zeisloft, B. (1984). *Hawaii early learning profile (HELP).* Palo Alto, CA: Vort Corporation.

Gewirtz, J.L., & Pelaez-Nogueras, M. (1992). B.F Skinner's legacy to human infant behavior and development. *American Psychologist, 47,* 1411-1422.

Gilfoyle, E., Grady, A., & Moore, J. (1990). *Children adapt* (2nd ed.). New York, NY: Slack, Inc.

Gormly, A., & Brodzinsky, D. (1993). *Lifespan human development* (5th ed.). Fort Worth, TX: Harcourt Brace Jovanovich Publishers.

Gottfredson, D. (1985). Youth employment, crime, and schooling: A longitudinal study of a national sample. *Developmental Psychology, 21,* 419-432.

Hall, C.S., & Lindzey, G. (1978). *Theories of personality development* (3rd ed.), New York, NY: John Wiley.

Humphry, R., & Case-Smith, J. (2001). Working with families. En J. Case-Smith (Ed.), Occupational therapy for children (4-h ed., pp. 95-136). St. Louis, MO: Mosby-Year Book, Inc.

Individuals with Disabilities Education Act (IDEA) Amendments of 1997 (PL.105-17). U.S.C. 1400.

Kielhofner, G. (1995). *A model of human occupation: Theory and application* (2nd ed.), Baltimore: Williams & Wilkins.

Knox, S. (1997). Development and current use of the Knox preschool play scale. En L.D. Parham & L.S. Fazio (Eds.), *Play in occupational therapy* (pp. 35-51), St. Louis, MO: Mosby-Year Book Inc.

Kovacs, M. (1989). Affective disorders in children and adolescents. *American Psychologist, 44,* 209-215.

Krantz, M. (1994). *Child development: Risk and opportunity.* Belmont, CA: Wadsworth.

Law, M., Cooper, B., Stewart, D., Rigby, P, & Letts, L. (1996). The person-environment-occupation model: A transactive approach to occupational performance. *Canadian Journal of Occupational Therapy, 63*(1), 9-23.

Maccoby, E.E., & Jacklin, C.N. (1987). Gender segregation in childhood. En R.W. Reese (Ed.), *Advances in child development and behavior (Vol. 20).* Orlando, FL: Academic Press.

Massaro, D.W., & Cowan, N. (1993). Information processing models: Microscopes of mind. En L.W. Porter & M.R. Rosenweig (Eds.), *Annual Review of Psychology, 34,* 383-425.

Mathiowetz, V., & Haugen, . B. (1995). Evaluation of motor behavior: Traditional and contemporary views. En C. A. Trombly (Ed.), *Occupational therapy for physical dysfunction* (4th ed., pp. 157-185). Baltimore: Williams & Wilkins.

Miller, G.A. (1981). *Language and speech.* San Francisco, CA: Freeman.

Miller, L. J., & Roid, G.H. (1994). *The T.I.M.E. Toddler and infant motor evaluation: A standardized assessment.* Tucson, AZ: Therapy Skill Builders.

Missiuna, C., & Pollock, N. (1991). Play deprivation in children with physical disabilities: The role of the occupational therapist in preventing secondary disability. *American Journal of Occupational Therapy, 45,* 882-888.

Morris, S., & Klein, M. (1987). *Pre-feeding skills.* Tucson, AZ: Therapy Skill Builders.

Morrison, C., & Metzger, P. (2001). Play. En J. Case-Smith (Ed.), *Occupational therapy for children* (4th ed., pp. 528-544), St. Louis, MO: Mosby-Year Book, Inc.

Nichols, D. (2001). Postural control. En J. Case-Smith (Ed.), Occupational therapy for children (4th ed., pp. 266-288), St. Louis, MO: Mosby-Year Book, Inc.

Orelove, F. & Sobsey, D. (1991). *Mealtime Skills.* En E. Orelove & D. Sobsey (Eds.), Educating children with multiple disabilities: A transdisciplinary approach, (4th ed., pp. 335-372), Baltimore, M. D.: H. Brookes.

Patterson, M., & Blum, R.W (1996). Risk and resilience among children and youth with disabilities. *Archives of Pediatric Adolescent Medicine, 150,* 692-698.

Piaget, J. (1971). *Psychology and Epistemology: Towards a theory of knowledge.* New York, NY: The Viking Press.

Rothbart, M. (1989). Temperament in childhood: A framework. En G. Kohnstamm, J. Bates, & M. Rothbart (Eds)., Temperament in childhood (pp. 59-73), New York, NY: Wiley.

Rothbart, M.K., & Bates, J.E. (1998). Temperament. En W. Damon (Series Ed.) & N. Eisenbereg (Vol. Ed.), *Handbooh of child psychology (Vol. 3). Social emotional and personality development* (5th ed., pp. 105-176). New York, NY: Wiley.

Ruble, D. (1983). The development of social comparison processes and their role in achievement-related self-socialization. En T. Higgins, D. Ruble, and W. Hartup (Eds.), *Social cognitive development.* Cambridge: Cambridge University Press.

Schmidt, R.A. (1988). *Motor control and learning: A behavioral emphasis.* Champaign, IL: Human Kinetics.

Seigler, R. (1983a). Information processing approaches to development. En PH. Mussen (Ed.), *Handbook of childhood psychology (Vol. 1): History, theory and methods.* New York, NY: Wiley.

Seigler, R. (1983b). Five generalizations about cognitive development. *American Psychologist, 38,* 263-277.

Seymour, S. (1988). Expressions of responsibility among Indian children: Some precursors of adult status and sex roles. *Ethos, 17(4),* 355-370.

Shepherd, J. (2001). Self-care and adaptations for independent living. En J. Case-Smith (Ed.), Occupational therapy for children (4h ed., pp. 489-527), St. Louis, MO: Mosby-Year Book, Inc.

Skinner, B.E. (1957). *Verbal behavior.* New York, NY: Appleton-Century-Crofts.

Sroufe, L.A., Cooper, R.G., &r DeHart, G.B. (1992). Child development. Its nature and course (2nd Ed.). US: McGraw-Hill.

Thomasgard, M., & Shonkoff, J.P. (1993). Mental retardation. En C. H. Zeanah's (Ed.), *Handbook of infant mental health* (5th ed., pp. 250-259), New York: Guilford Press.

Vygotsky, L.S. (1978). *Mind in society: The development of higher psychological processes.* Cambridge, M.A: Harvard University Press.

Waters, E., & Sroufe, L.A. (1983). A developmental perspective on competence. *Developmental Review, 3*, 79-97.

4

HERRAMIENTAS DE EVALUACIÓN ESTANDARIZADAS

INTRODUCCIÓN

Este capítulo informa acerca del uso de las herramientas de evaluación estandarizadas. El contenido es aplicable a otras áreas de la práctica de terapia ocupacional, ya que como la mayoría de las evaluaciones de terapia ocupacional, incluye la realización de pruebas estandarizadas. Se describen las herramientas de evaluación **normativas** y **referidas al contenido.** Los métodos para evaluar las **propiedades psicométricas** de las pruebas también se incluyen, y se cubre en detalle la información para ayudarle a comprender, interpretar y presentar **las puntuaciones de las pruebas estandarizadas.** El capítulo concluye con dos ejemplos de herramientas de evaluación estandarizadas que son comúnmente usadas en pediatría y cuadros que presentan un listado de algunas de las herramientas de evaluación disponibles, organizados según las habilidades o las áreas de contenido que miden cada una.

DESCRIPCIÓN DE LAS HERRAMIENTAS DE EVALUACIÓN ESTANDARIZADAS

Las **herramientas de evaluación estandarizadas** son aquellas que tienen procedimientos específicos de aplicación y puntuación. Se proveen los materiales de las pruebas y formularios para el registro en un equipo junto con un manual de la prueba. Los **manuales de las pruebas** describen en detalle el o los objetivos de la prueba y la población para la cual fue diseñada. El proceso de construcción de una prueba también debe describirse, junto con los resultados de los estudios que examinan su validez y confiabilidad. La aplicación y los procedimientos de puntuación son descritos en detalle de forma que todos los individuos entrenados utilicen la herramienta de evaluación en forma precisa y de la misma manera.

Las herramientas de evaluación estandarizadas son importantes y proveen datos objetivos acerca del desempeño de una persona. Estos datos pueden ser usados para 1) diagnóstico; 2) determinar la naturaleza y la magnitud o severidad de las dificultades; 3) evaluar y documentar los cambios en el desempeño a través del tiempo, como el progreso; 4) calificar a una persona para un programa o servicio específico; 5) predecir el desempeño en una tarea relacionada o en una función futura; 6) planificar programas y 7) propósitos de investigación. Las herramientas de evaluación estandarizadas son importantes para el desarrollo del conocimiento científico y para favorecer la comunicación entre las disciplinas. La medición objetiva en las clínicas de la terapia ocupacional y para el uso en investigación aplicada asistirá también a mejorar el estatus de nuestra profesión y promover la práctica basada en la evidencia. Hay dos tipos de herramientas de evaluación estandarizadas: las pruebas normativas y las referidas al contenido.

Herramientas de evaluación normativas

Proveen puntuaciones que se comparan con las puntuaciones de niños de una muestra específica o grupo normativo. Debido a que la puntuación de un niño de una prueba normativa se convierte en una puntuación estándar derivada de datos normativos, la puntuación depende del promedio de desempeño de los niños en el grupo normativo. Las herramientas de evaluación normativas tienen información detallada acerca de datos normativos en el manual de la prueba. Es importante que las características del grupo normativo sean relevantes para las personas a quien les presta sus servicios. Por ejemplo, las normas de los niños de Denver, Colorado, pueden que no sean relevantes para niños que viven en las zonas rurales de Alaska; una prueba de habilidades motoras gruesas normada para niños normales puede no ser relevante para detectar cambios en el desempeño de niños con síndrome de Down; o las normas de niños de 9 años de edad pueden que no sean relevantes para niños de diez u once años. Las pruebas normativas comúnmente evalúan una gama amplia de habilidades y son particularmente buenas para diagnosticar y para propósitos de investigación, para evaluar modificaciones en el desempeño y para examinar la magnitud o la severidad de los retrasos o disfunciones identificados (Campbell, 1989; Gilfoyle, 1981). Dependiendo de la prueba en particular, las pruebas normativas pueden ser útiles o no serlo para el desarrollo de programas de intervención.

Herramientas de evaluación referidas al contenido

Las herramientas en general usan un sistema de puntuación o nivel de logro para calificar el desempeño del niño en actividades particulares, tareas seriadas o habilidades. Este tipo de pruebas ayuda a describir específicamente las habilidades que un niño puede realizar o no, y compara el desempeño del niño con un conjunto de criterios en lugar de hacerlo con el desempeño de otros (Montgomery y Connolly, 1987). Las herramientas de evaluación referidas al contenido también pueden proporcionar información relacionada con el grado de ayuda o los métodos que usan los niños para completar una actividad en particular. La progresión o secuencia de habilidades que un niño desempeña es más importante que los niveles de años según el grupo etario. Algunas herramientas de evaluación, como la Escala del desarrollo motor de Peabody-2 (*Peabody Developmental Motor Scales-2* (Folio y Fewell, 2000) y el Inventario de evaluación de discapacidad pediátrica (*Pediatric Evaluation of Disability Inventory*, Haley y col., 1992), son normativos y referidos al contenido. Las primeras consideran las habilidades del niño sobre varias habilidades motoras finas y gruesas, y luego se comparan las puntuaciones del niño con aquellas del grupo normativo apropiado (basado en la edad). El equipo de materiales para la prueba también provee tarjetas de actividad que pueden usarse para los propósitos de intervención.

CUÁNDO USAR UNA HERRAMIENTA DE EVALUACIÓN ESTANDARIZADA

La decisión de usar una herramienta de evaluación estandarizada específica debe tomarse tras considerar varios factores, como 1) el propósito específico o áreas medidas en la prueba; 2) si esa prueba fue diseñada para la edad del niño y para sus habilidades; 3) sus propiedades psicométricas, inclusive los datos normativos, la confiabilidad y la vali-

RECUADRO 4-1	PREGUNTAS PARA AYUDARLO A DECIDIR SI APLICAR O NO UNA PRUEBA ESTANDARIZADA ESPECÍFICA
¿Qué información de la herramienta de evaluación necesita?	
¿Entregará la prueba el tipo de información que usted y su cliente buscan?	
¿Existen otros medios más eficaces para reunir la misma información?	
¿Es el propósito de su prueba consistente con los marcos de referencia que lo guían y la filosofía de su práctica y de su lugar de trabajo?	
¿Podrá el niño tolerar y seguir los procedimientos de la prueba?	
¿Cuál es su nivel de competencia para aplicar la prueba?	
¿Existe disponibilidad del espacio y del equipamiento necesario?	
¿Cuan fiable y válida es la prueba para la situación en la que usted la quiere aplicar?	
¿Qué pruebas se aplicaron en el pasado y cuáles fueron los resultados?	

dez (discutido más adelante en este capítulo) y 4) factores prácticos, como el tiempo requerido, su competencia en la realización de la prueba, los requerimientos de espacio y el costo. Un **razonamiento clínico** sólido lo ayudará para determinar si los resultados del niño en esa prueba le entregan la información eficiente que usted busca o si las características del niño, como la capacidad de atención y las habilidades motoras, sensoriales y cognitivas le permitirán realizar la prueba en la forma estandarizada en la que fue diseñada. En el recuadro 4-1 se presenta una lista de preguntas que puede ayudarlo a decidir si utiliza una herramienta de evaluación específica. Muchas herramientas de evaluación pediátricas fueron diseñadas para medir varios aspectos del desempeño y habilidades. Los cuadros 4-1 al 4-6 proveen un ejemplo de las herramientas usadas con mayor frecuencia por los terapeutas ocupacionales, organizadas en las siguientes categorías: 1) evaluaciones del desarrollo y herramientas de cribado; 2) herramientas que miden actividades de la vida diaria, habilidades funcionales y juego; 3) herramientas de evaluación de habilidades sensorio-motoras, que incluyen las habilidades motoras finas y gruesas, control postural, procesamiento sensorial y funciones de integración sensorial; 4) herramientas de evaluación que miden habilidades visuomotoras y visuales perceptivas, y la escritura a mano; 5) herramientas de evaluación que miden el funcionamiento y 6) herramientas de evaluación contextuales, incluidos los inventarios ecológicos.

(Texto continúa en página 163)

CUADRO 4-1 CRIBADOS Y EVALUACIONES ESTANDARIZADAS DEL DESARROLLO

Nombre de la prueba (autor/es)	Edad	Objetivo/dominios/descripción y comentarios generales
Denver II (Frankenburg y Dodds, 1992)	0-6 años	Un instrumento de cribado diseñado para niños en riesgo de problemas del desarrollo. Los dominios del contenido incluyen el personal social, adaptación motora fina, lenguaje y habilidades motoras gruesas. Toma 20-30 minutos de aplicación; fácil de aprender, la psicometría es adecuada, sin embargo, el número de ítems de la prueba es relativamente pequeño
Evaluación del desarrollo para bebés y niños pequeños (*Infant-Toddler Developmental Assessment*; Provence y col., 1995)	Desde el nacimiento a los 36 meses	Sistema de evaluación completo, multidisciplinario y estandarizado que usa la observación habitual e informes de los padres en relación con ocho dominios de contenido del desarrollo: función motora gruesa y fina, *cognición*, lenguaje comunicación, habilidades de cuidado personal, aspecto psicosocial y aspecto emocional. La fiabilidad y la validez son adecuadas; diseñada para promover la programación de intervención temprana
Evaluación para preescolares de Miller (*Miller Assessment for Prescoolers;* Miller, 1988)	2 años y 9 meses a 5 años y 8 meses	Prueba normativa que mide las habilidades sensoriales y motoras fundamentales, incluye procesamiento táctil y cinestesia, equilibrio, coordinación y funciones de planificación motoras. También incluye algunos ítems cognitivos y de lenguaje; presenta propiedades psicométricas sólidas; a pesar de que originalmente fue diseñado como un instrumento de cribado, la investigación adicional la estableció como una herramienta de evaluación
Perfil del aprendizaje temprano de Hawaii (*Hawai; Early Learning Profile*; Furuno y col., 1984)	0-36 meses	Herramienta de evaluación referida al contenido que provee niveles de edades. Los dominios de contenido incluyen el personal/social, cognición, comunicación, cuidado personal, áreas motoras gruesa y fina, y área visomotora; relativamente rápido; instrumento de cribado a menudo usado por equipos interdisciplinarios de intervención temprana

(Continúa)

CUADRO 4-1 CRIBADOS Y EVALUACIONES ESTANDARIZADAS DEL DESARROLLO *(Continuación)*

Nombre de la prueba (autor/es)	Edad	Objetivo/dominios/descripción y comentarios generales
El primer paso (*The First Step*; Miller, 1993)	Niños de edad preescolar	Instrumento de cribado normativo diseñado para identificar a los niños preescolares con riesgo de padecer problemas del desarrollo. Los dominios de contenido incluyen la cognición, la comunicación, el área motora, el área social emocional y el comportamiento adaptado. Presenta una psicometría sólida; es rápido de aplicar; se recomienda entrenamiento
Inventario del desarrollo de Battelle (*Battelle Developmental Inventory*; Newborg y col., 1988)	0-8 años	Prueba normativa que incluye cinco dominios de contenido: personal/social, adaptación incluido habilidades de cuidado personal; comunicación motora, expresiva y receptiva, y cognición; la información se obtiene a través de observaciones estructuradas, aplicación de los ítems de las pruebas y entrevistas. Puede tomar 1-2 horas; los datos normativos son sólidos, y presenta una validez y fiabilidad adecuadas
Prueba preescolar de Gesell (*Gesell Preschool Test*; Bates-Ames y col., 1980)	2,5-6 años	Prueba normativa que consiste de 13 pruebas que miden las áreas motoras, de adaptación, lenguaje y personal social. No se requiere entrenamiento especializado, a pesar de que no es sencillo familiarizarse con los ítems de la prueba. La investigación sobre la fiabilidad y la validez es limitada
Escalas del desarrollo de los bebés de Bayley (*Bayley Scales of Infant Development*; Bayley, 1993) (también tiene un instrumento de cribado)	1-42 meses	Pruebas normativas, que incluyen una escala mental (cognitiva, lenguaje, personal social), una escala psicomotora (habilidades motoras finas y gruesas, integración sensorial, calidad del movimiento y una escala de comportamiento (social, intereses, nivel de actividad). Toma 45-60 minutos aplicarla; la psicometría es sólida y está bien investigada; se recomienda entrenamiento previo

CUADRO 4-2 HERRAMIENTAS DE EVALUACIÓN QUE MIDEN HABILIDADES FUNCIONALES Y JUEGO

Nombre de la prueba (autor/es)	Edad	Objetivo principal
Inventario de la evaluación de discapacidad pediátrica (*Pediatric Evaluation Disability Inventory*; Haley y col., 1992)	6 meses a 7,5 años	Evalúa autocuidado, movilidad funcional y funcionamiento social a través de una entrevista estructurada, observación o ambas. Considera el nivel de asistencia del cuidador y el uso de equipamiento adaptado; las propiedades psicométricas son sólidas (véase revisión en este capítulo)
Evaluación de la función escolar (*School Function Assessment*; Coster y col., 1998)	Niños en jardín de infantes hasta el sexto grado	Herramienta referida al contenido para evaluar el desempeño del niño, nivel de participación y necesidad de asistencia en actividades escolares, incluidas tanto las tareas físicas y cognitivas como las tareas prácticas; las propiedades psicométricas son sólidas
Evaluación de habilidades motoras y de procesamiento (*Assessment of Motor and Process Skills*; Fisher 1999); Versión escolar (*School version*; Fisher y Bryze, 1997)	Adultos, adolescentes y niños mayores; también una versión escolar	Se pide al niño desempeñar cinco a seis tareas de una lista de 56 de la AVD calibradas. La herramienta mide tanto las habilidades motoras como de procesamiento, relacionadas al desempeño de una tarea; provee información acerca de cómo el niño se desempeña en un contexto dado; y se usa para predecir el desempeño en las áreas de las AVD. Se requiere un entrenamiento extenso; las propiedades psicométricas son sólidas
Escalas del comportamiento adaptado de Vineland (*Vineland Adaptive Behavior Scales*; Sparrow y col., 1984)	Desde el nacimiento hasta los 18 años	Mide comunicación, habilidades de la AVD, socialización y habilidades motoras; usa una escala de puntuación de comportamientos que se completa a través de una entrevista con los padres; fácil de administrar; las propiedades psicométricas son adecuadas
Medición del desempeño ocupacional canadiense (*Canadian Occupational Performance Measure*; Law y col., 1998)	Niños de todas las edades; los padres pueden completar en representación de sus niños menores	Mide el desempeño y satisfacción del niño en las áreas de autocuidado, tiempo de ocio y productividad a través de una entrevista. Es útil para priorizar los objetivos de intervención y medir los resultados funcionales; está bien investigada; las propiedades psicométricas son adecuadas

(Continúa)

CUADRO 4-2 HERRAMIENTAS DE EVALUACIÓN QUE MIDEN HABILIDADES FUNCIONALES Y JUEGO *(Continuación)*

Nombre de la prueba (autor/es)	Edad	Objetivo principal
Autoevaluación del funcionamiento ocupacional (*Self-Assessment of Occupational Function*	Versión infantil y versión para adolescentes/adultos	Medición de autoinformación para ser completada durante una entrevista estructurada. Basada en el Modelo de ocupación humana, aborda las fortalezas y las debilidades relacionadas con la volición, la habituación el desempeño y el ambiente
Medición de la independencia funcional (*Functional Independence Measure*; Hamilton y Granger, 1991)	La versión infantil es para niños de 6 meses a los 6 años	Herramienta universal diseñada para medir los resultados de rehabilitación relacionados con las habilidades funcionales, incluidos el autocuidado, la movilidad, el control de esfínteres, la comunicación y el conocimiento social. La investigación está bien realizada
Escala de AVD de Klein-Bell (*Klein-Bell ADL Scale*; Klein y Bell, 1982)	Todas las edades, excepto bebés y niños pequeños	Escala que mide seis áreas funcionales a través del relato del cuiddor y del cliente y de las observaciones. Los dominios incluyen la capacidad para vestirse, movilidad, higiene y cuidado personales y comunicación telefónica de emergencia. La investigación es limitada.
Prueba de capacidad para el juego (*Test of Playfulness*; Bundy, 1997)	Niños de todas las edades	Herramienta de 60 ítems de observación que examina el criterio para disfrutar incluida la motivación intrínseca, inhibición de la realidad y el control interno, en el contexto del juego libre; se requiere entrenamiento; la investigación es continua y los estudios preliminares la apoyan como un instrumento fiable y válido
Escalas preescolares de Knox-revisadas (*Knox Preschool Scales-Revised*; Knox, 1997)	Desde el nacimiento a los 3 años	Escala de puntuación para evaluar los comportamientos del juego que incluyen el manejo del espacio, los comportamientos del juego motor grueso, manejo de los materiales, juego simbólico de ficción y participación social. La investigación es limitada para esta edición revisada
Listado del juego simbólico (*Symbolic Play Checklist*; Westby, 1980)	9 meses a 5 años	Prueba normativa diseñada para evaluar los comportamientos cognitivos y de lenguaje del niño a través de la observación en el juego. Se provee una descripción de 10 etapas del juego. La investigación es limitada

AVD: actividades de la vida diaria.

CUADRO 4-3 PRUEBAS ESTANDARIZADAS DE LAS FUNCIONES SENSORIOMOTORAS, INCLUIDAS LAS HABILIDADES MOTORAS FINAS Y GRUESAS, EL CONTROL POSTURAL, EL PROCESAMIENTO SENSORIAL Y LA INTEGRACIÓN SENSORIAL

Nombre de la prueba (autor/es)	Edad	Objetivo/dominio de contenido/descripción y comentarios generales
Escala motora de bebés de Alberta (*Alberta Infant Motor Scale*; Piper y Darrah, 1994)	0-18 meses	Herramienta normativa que mide los movimientos motores gruesos y la calidad del movimiento. Consta de 58 ítems; el niño es observado en posición prona, posición supina, sentado y de pie; su aplicación toma alrededor de 30 minutos; propiedades psicométricas sólidas; su investigación es buena
Prueba de cribado del desarrollo motor de Milani-Comparetti (*Milani-Comparetti Development Screening Test*; Milani-Comparetti y Giodini, 1967)	Nacimiento-2 años	Prueba referida al contenido que mide la integración de los reflejos, el movimiento, el control postural y el desarrollo de las posiciones y movimientos antigravitacionales. Rápida y fácil de aplicar y calificar; las propiedades psicométricas son aceptables; la investigación es limitada
Batería interna neurológica del bebé (*Infant Neurological Internal Battery*; Ellison, 1994)	1-15 meses	Prueba normativa de 20 ítems que mide el comportamiento y la competencia neuromotores, incluidos los reflejos primitivos, las posiciones de las manos y de la cabeza, y el movimiento. Rápida y fácil de aplicar; normada en 305 bebés; las mediciones de validez y fiabilidad son aceptables; la investigación es limitada
Evaluación del movimiento del bebé (*Movement Assessment of Infants*; Chandler y col., 1980)	2-18 meses	Instrumento de cribado referido al contenido, que mide reflejos, tono muscular, reacciones automáticas y el movimiento volicional; fácil de aprender; el tiempo de aplicación es de 45 minutos; las propiedades psicométricas son débiles, con pocos estudios de validez y confiabilidad
Evaluación para preescolares de Miller (*Miller Assessment for Preschoolers*; Miller, 1988)	2 años y 9 meses-5 años y 8 meses	Prueba normativa que mide habilidades sensoriales y motoras fundamentales, procesamiento táctil, cinestesia, equilibrio, coordinación y funciones de planificación motora; incluye ítems cognitivos y de lenguaje; presenta propiedades psicométricas sólidas; se recomienda entrenamiento; a pesar de que originalmente fue diseñada como un instrumento de cribado, la investigación adicional lo estableció como una herramienta de evaluación

(Continúa)

CUADRO 4-3 PRUEBAS ESTANDARIZADAS DE LAS FUNCIONES SENSORIOMOTORAS, INCLUIDAS LAS HABILIDADES MOTORAS FINAS Y GRUESAS, EL CONTROL POSTURAL, EL PROCESAMIENTO SENSORIAL Y LA INTEGRACIÓN SENSORIAL *(Continuación)*

Nombre de la prueba (autor/es)	**Edad**	**Objetivo/dominio de contenido/descripción y comentarios generales**
Evaluación motora de niños pequeños y bebés (*Toddler and Infant Motor Evaluation*; Miller y Roid, 1994)	4 meses-3,5 años	Prueba normativa con ocho subpruebas que miden movilidad, estabilidad, organización motora, desempeño funcional, habilidades sociales/emocionales, análisis de los componentes del movimiento, calidad del movimiento y posiciones atípicas. Complejo para administrar en lo que respecta a la prueba de la calidad del movimiento y de control postural; las propiedades psicométricas son sólidas
Prueba de integración sensorial de DeGangi Berk (*DeGangi-Berk Test of Sensory Integration*; Berk y DeGangi, 1983)	3-5 años	Prueba normativa que consiste en 36 ítems que miden control postural, coordinación motora bilateral e integración de reflejos. Fácil de aprender; su aplicación toma alrededor de 30 minutos; sus propiedades psicométricas son adecuadas; la investigación es limitada
Pruebas de integración sensorial y praxis (*Sensory Integration and Praxis Tests*; Ayres, 1989)	4 años-8 años y 11 meses	Prueba normativa que consiste en 17 pruebas que miden la percepción visual no motora, varios tipos de praxis, procesamiento somatosensorial, procesamiento vestibular y habilidades sensoriomotoras. Las propiedades psicométricas son sólidas excepto por la fiabilidad prueba y reprueba de cuatro pruebas; se requiere un entrenamiento extenso; su investigación es buena; puntuación en computador
Perfil sensorial (*Sensory Profile*; Dunn, 1999); también presenta versiones para bebés/niños pequeños, adolescentes/adultos (Brown & Dunn, 2002)	3-12 años	Cuestionario que requiere que los cuidadores otorguen puntuación a los comportamientos del niño que se creen medir aspectos de procesamiento sensorial, modulación, y respuestas emocionales y de comportamiento al estímulo sensorial. Las propiedades psicométricas son sólidas; es fácil de aplicar y calificar
Prueba de las funciones sensoriales en bebés (*Test of Sensory Functions in Infants*; DeGangi y Greenspan, 1989)	4-18 meses	Provee de una medición general del procesamiento y reactividad sensorial; incluye 24 ítems que miden la reactividad a la presión táctil profunda y al estímulo vestibular, funciones motoras de adaptación, integración táctil-visual y control visuomotor. La fiabilidad y la validez son adecuadas
Inventario del tacto para niños de edad escolar básica (*Touch Inventory for Elementary School-Aged Children*; Brasi-Royeen y Fortune, 1990)	Niños en edad escolar	Escala de puntuación para medir la defensa táctil. Rápida y fácil de aplicar; las propiedades psicométricas son adecuadas, a pesar de que la investigación es limitada

Evaluación del procesamiento sensorial (*Sensory Processing Evaluation*; Parham y Ecker, citado por Bundy, 2002)	Niños de todas las edades	Cuestionario completado por los cuidadores a quienes se les pide calificar a sus niños en varios comportamientos que se creen miden el procesamiento sensorial en las áreas siguientes: visual, olfativa gustativa, propiocepción, táctil y procesamiento vestibular. Rápida y fácil de aplicar; la investigación preliminar psicométrica es positiva; la investigación es limitada
Prueba corta de cribado neurológico (*Quick Neurological Screening Test* (Mutti y col., 1978)	5 años hasta la adultez	Instrumento de cribado que consiste en 15 ítems que miden las funciones neurológicas incluido el control motor fino y grueso, la planificación motora, la organización espacial, la percepción visual y auditiva, y el equilibrio. Rápida y fácil de aprender y de aplicar; los estudios informados en el manual demuestran una fiabilidad y validez adecuadas.
Escalas del desarrollo motor de Peabody-2 (*Peabody Developmental Motor Scales -2*; Folio y Fewell, 2000)	1 mes-14,5 años	Prueba normativa y referida al contenido que mide las habilidades motoras gruesas y finas. Toma acerca de 60 minutos para aplicarse y es fácil de aprender; las propiedades psicométricas son adecuadas con datos normativos sólidos; la nueva versión no está bien investigada hasta la fecha (véase la revisión en este capítulo)
Prueba de habilidades motoras de Bruininks-Oseretsky (*Bruininks-Oseretsky Test of Motor Proficiency*; Bruininks, 1978)	4,5-14,5 años	Prueba normativa que incluye nueve subpruebas que miden las habilidades motoras gruesas y finas. La validez es sólida; las mediciones de la fiabilidad para las puntuaciones de los componentes son sólidas; bien investigada; toma alrededor de 45 minutos en aplicarse; bastante fácil de aprender
Medición de la función motora gruesa-revisada (*Gross Motor Function Measure-Revised*; Russell y col., 1993	5 meses-16 años	Herramienta de observación referida al contenido diseñado para medir funciones motoras gruesas en niños con parálisis cerebral y síndrome de Down. Consiste en 88 ítems; el tiempo de aplicacion es de 30 a 45 minutos; fácil de aprender; sus propiedades psicométricas son sólidas
Prueba del desarrollo motor grueso (*Test of Gross Motor Development*; Ulrich, 2000)	3-11 años	Herramienta de evaluación normativa que mide habilidades motoras gruesas básicas; incluye dos subpruebas: control locomotor y del objeto. Rápida (cerca de 20 minutos) y fácil de aplicar; sus propiedades psicométricas son adecuadas; no se encuentra bien investigada
Calidad de las habilidades de los miembros superiores (*Quality of Upper Extremity Skills*; Dematteo y col., 1993)	18 meses-8 años	Herramienta referida al contenido para evaluar la calidad del movimiento de la extremidad superior y la función de la mano en niños con parálisis cerebral, incluidos movimientos disociados, prensión, extensión de protección y soporte del peso. Fácil de aplicar; sus propiedades psicométricas son solidas

CUADRO 4-4 HERRAMIENTAS DE EVALUACIÓN DE LAS HABILIDADES VISUOMOTORAS, VISUOPERCEPTIVAS Y DE ESCRITURA A MANO

Nombre de la prueba (autor/es)	Población	Descripción/dominios de contenido/comentarios generales
Prueba del desarrollo de la percepción visual (*Development Test of Visual Perception*; Hammill y col., 1998)	4-10 años de edad	Herramienta normativa, con ocho subpruebas, incluidas coordinación ojo-mano, copiado, relaciones espaciales, posición en el espacio, figura-fondo, cercanía visual, rapidez visuomotora, y constancia de la forma. El tiempo de aplicación es de alrededor de 30 a 40 minutos; mide tanto las habilidades de percepción visual como de integración visomotora de los niños; datos normativos, fiabilidad y validez sólidos
Prueba del desarrollo de la integración visuomotora de Beery-Buktenica (*Beery-Buktenica Developmental Test of Visual Motor Integration*; Beery, 1997)	3-18 años de edad	Prueba de copia de diseño normativa. Rápida y fácil de aplicar. Esta edición incluye un cribado del área visuoperceptiva no motora y un cribado de coordinación motora; sus propiedades psicométricas son sólidas
Prueba de las habilidades visuomotoras-revisada (*Test of Visual-Motor Skills- Revised*; Gardner, 1995)	3-14 años de edad	Prueba de copia de diseño normativa. Rápida y fácil de aplicar. Única en que los tipos de errores son clasificados y calificados para entregar información cualitativa; sus propiedades psicométricas son adecuadas
Prueba de habilidades visuoperceptivas (*Test of Visual-Perceptual Skills*; Gardner, 1997) (tiene una prueba similar para niños de 12 a 18 años de edad)	4-13 años de edad	Prueba normativa de la percepción visual que mide figura-fondo, relaciones espaciales, memoria visual y memoria de secuencia visual, constancia visual de la forma, acercamiento visual y discriminación visual. Rápida y fácil de administrar; sus propiedades psicométricas son adecuadas

Prueba de percepción visual (motor-libre)-revisada (*Motor-Free Visual Perception Test-Revised*; Colarussi y Hammill, 1995)	4-12 años de edad	Prueba normativa de la percepción visual que mide figura fondo, relaciones espaciales, memoria visual cercanía visual, y discr mina-ción visual. Rápida y fácil de aplicar; sus propiedades psicométricas son adecuadas
Evaluación de la escritura a mano de los niños (*Evaluation Tool of Children Handwritting*; Amundson, 1995)	De primer a sexto grado	Instrumento referido al contenidc que mide la escritura a mano manuscrita y cursiva, incluida la escritura del alfabeto y de los números, copiado, dictado y generación de frases. Evalúa legibilidad, prensión y presión del lápiz, preferencia de mano, habilidades de manipulación con la herramienta de la escritura y desempeño en la sala de clases; fácil de aprencer; sus propiedades psicométricas son adecuadas
Evaluación de escritura a mano de Minnesota (*Minnesota Handwritting Assessment*; Reisman, 1999)	Estudiantes de primero y segundo grados	Prueba referida al contenido que mide la escritura a mano cursiva y manuscrita, incluye velocidad, legibilidad, forma, alineamiento con la línea de base, tamaño, letra y espacio entre las palabras. La investigación es limitada; sin embargo, la investigación realizada apoya la fiabilidad y la validez; fácil de aplicar

CUADRO 4-5 HERRAMIENTAS DE EVALUACIÓN PARA EVALUAR LAS ÁREAS PSICOLÓGICAS, PSICOSOCIALES Y EMOCIONALES DE LOS NIÑOS*

Nombre de la prueba (autor/es)	Edad	Descripción y propósito
Inventario de la adaptación temprana (*Early Coping Inventory*; Zeitlin y col., 1988)	Bebés y niños pequeños	Herramienta de observación que evalúa la organización sensoriomotora, los comportamientos reactivos y los comportamientos autoiniciados, se creen todos importantes para ser efectivos en la adaptación
Escala de evaluación del comportamiento neonatal (*Neonatal Behavioral Assessment Scale*; Brazelton, 1984)	Bebés	Escala de puntuación que evalúa el comportamiento reflejo y la madurez motora; las respuestas a los estímulos sensoriales, el temperamento y las estrategias de adaptación e imitación
Escala de evaluación funcional emocional (*Functional Emocional Assessment Scale*; Greenspan y col., 1996)	3-48 meses	Evalúa las capacidades emocionales y sociales a través de las diferentes etapas de desarrollo sensoriomotor y desarrollo cognitivo; una escala de puntuación para asistir a organizar e interpretar observaciones no estructuradas del niño y del niño con su/sus cuidador/es
Escalas de temperamento y de comportamientos atípicos (*Temperament and Athypical Behavior Scales*; Bagnato y col., 1999)	Desde el nacimiento hasta los 3 años de vida	Escala de puntuación que mide la regulación sensorial y los comportamientos de apego
Evaluación comprensiva de terapia ocupacional de niños (*KidCOTE*; citada por Kunz y Brayman, 1999)	Niños y adolescentes con enfermedades psiquiátricas	Basado en el desempeño que evalúa comportamientos en cuatro áreas: comportamientos generales, desempeño sensoriomotor, comportamientos cognitivos y comportamientos psicosociales

Escalas de comportamiento adaptado de Vineland (*Vineland Adaptive Behavior Scales*; Sparrow y col. 1984)	Desde el nacimiento a los 18 años de vida	Mide la comunicación, las habilidades de las AVD, la socialización y las habilidades motoras. Usa una escala de puntuación de comportamiento que se completa a través de una entrevista estructurada con los padres
Evaluación del rol del adolescente (*Adolescent Role Assessment*; Black, 1976)	Adolescentes	Entrevista estructurada y escala de puntuación que evalúa el juego de la niñez, la socialización en la familia, la socialización con los pares, la elección ocupacional y la anticipación del trabajo en la adultez
Escala del desarrollo social de Gardner (*Gardner Social Development Scale*; Gardner y Gradner, 1994)	Niños	Cuestionario para los padres; herramienta de evaluación normativa de las habilidades sociales
Inventario de ajuste social para niños y adolescentes (*Social Adjustment Inventory for Children and Adolescents*; John y col., 1987)	Niños y adolescentes	Entrevista semiestructurada para los padres que examina los patrones de la función social en los ambientes del colegio, la comunidad y la familia
Sistema de puntuación de las habilidades sociales (*Social Skills Rating System*; Gresham y Elliot, 1990)	Preescolar; de jardín de infantes a 7° grado; del 7° al 12° grado	Escalas normativas y estandarizadas que incluyen formularios de registro para los padres, los profesores y el niño; examina el comportamiento social y las relaciones

*No todas las herramientas de evaluación enumeradas en este cuadro están estandarizadas.

CUADRO 4-6	HERRAMIENTAS PARA EVALUAR LOS ELEMENTOS CONTEXTUALES

Título (autor/es)	**Descripción y propósito**
Evaluación de los ambientes del hogar (*Assessment of Home Environments*; Yarrow y col., 1975)	Diseñada para usar en intervención temprana; observaciones estructuradas; examina la calidad del ambiente hogareño de los bebés para promocionar el desarrollo
Listado de accesibilidad de los centros de niños (Child Care Centre Accessibility Checklist; Metro Toronto Community Services, 1991)	Examina y mide el nivel de accesibilidad por falta de obstáculos de los ambientes de cuidado de niños
Índice del ambiente de la sala de clases (*Classroom Environment Index*; Stern y Wallaer, 1971)	Cuestionario autoaplicado que examina la percepción del estudiante del ambiente del salón de clases y de la congruencia entre el estudiante y el ambiente
Guía de observación para la sala de clases (*Classroom Observation Guide*; Griswold, 1994)	Una guía de observación que examina la calidad de las actividades, de las personas y de los patrones de comunicación en el ambiente de la sala de clases
Índice de la evaluación ambiental (*Environment Assessment Index*, Poresky, 1987)	Formato de cuestionario completado por observaciones estructuradas y entrevistas; examina las características de los ambientes del hogar para niños entre 3 y 11 años de edad que viven en áreas rurales para promover la educación y el desarrollo
Observación ambiental para la medición del ambiente-revisada (*Home Observation for the Measurement of the Enviroment-Revised*; Caldwell and Bradley, 1984)	Observaciones estructuradas y formatos de entrevista; examina los contextos físicos, sociales y culturales del ambiente del hogar de niños desde el nacimiento a los 6 años de edad
Escala de puntuación del ambiente de bebés y niños pequeños (*Infant/Toddler Environment Rating Scale*; Harms, y col., 1990)	Examina la calidad de los ambientes de cuidado de los niños mayores de 30 meses; basado en observaciones estructuradas
Escala de congruencia entre la persona y el Ambiente (*Person-Environmet Fit Scale*; Coulton, 1979)	Cuestionarios de autoinformación que miden la congruencia de la persona y el ambiente a través del examen de los contextos físicos, sociales y culturales

RESPONSABILIDADES Y CONSIDERACIONES ÉTICAS DEL EXAMINADOR

Sus responsabilidades como examinador o realizador de una prueba estandarizada no pueden subestimarse debido a que algunas veces las decisiones críticas, como la elegibilidad por ciertos programas se toman sobre la base de los resultados de sus pruebas. Las responsabilidades incluyen tópicos relacionados con la **competencia** y la **ética**. La competencia en la aplicación de las pruebas estandarizadas a los niños requiere la comprensión del desarrollo de éste (véase cap. 3), el conocimiento de los principios de medición y la habilidad de interactuar en forma efectiva y establecer su relación de confianza con niños de distintas edades y personalidades.

Aprender a llevar a cabo una prueba estandarizada es un proceso que requiere un trabajo intensivo. El desarrollo de la competencia involucra, en primera instancia, leer y comprender en profundidad el manual de esa prueba. Es importante conocer el proceso de desarrollo de la prueba, sus propósitos, ventajas y características de los datos normativos, la fiabilidad y la validez, y los aspectos técnicos de la aplicación y de puntuación. En las figuras 4-1 a 4-3 se muestran ejemplos de terapeutas mientras aplican pruebas estandarizadas a niños. Algunas pruebas estandarizadas requieren un proceso de certificación, o que los terapeutas lleven a cabo un programa de entrenamiento formal. Sin embargo, muchas pruebas no lo necesitan; sobre todo si usted tiene una base de conocimiento del desarrollo del niño y de medición de pruebas, y si invierte tiempo en la lectura cuidadosa del manual, en aprender los procedimientos de la aplicación y puntuación, y en practicar. Observar a otros terapeutas cuando aplican una prueba es otra estrategia de aprendizaje, a menudo, útil.

Las **guías o estándares de la práctica** relacionadas con el uso de herramientas de evaluación estandarizadas se proveen a través de las organizaciones profesionales, como la Asociación Americana de Terapia Ocupacional (*American Occupational Therapy Association,* AOTA) y a través de la legislación, como la Ley de educación de las personas con discapacidad (*Individuals with Disabilities Education Act*, 1997) (véase cuadro 4-7). Las organizaciones que venden materiales de pruebas, como la Corporación psicológica y los servicios psicológicos del oeste (*Psychological Corporation* y *Western Psychological Services*), también tienen estándares de competencia y registros de calificación que los usuarios potenciales deben completar para comprar ciertos materiales. Estos estándares son consistentes con los Estándares para la evaluación

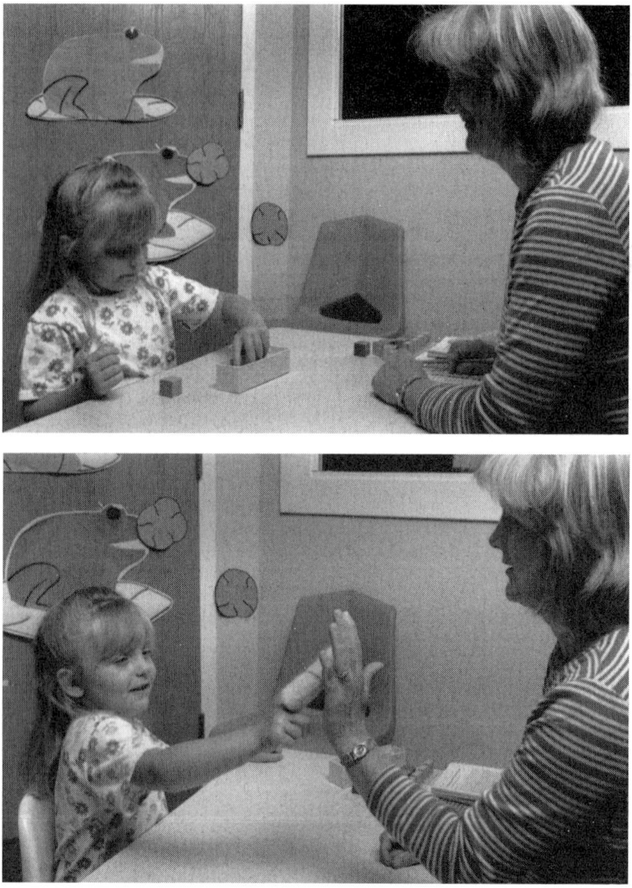

Fig. 4-1 Terapeuta aplicando una prueba estandarizada a una niña.

educacional y psicológica (*Standard for Educational and Psychological Testing*) publicado por la Asociación estadounidense de psicología (*American Psychological Association*) en colaboración con la Asociación estadounidense de investigación educacional (*American Educational Research Association*) y el Consejo estadounidense sobre mediciones en educación *(National Council on Measurement in Education).*

También tiene que atenerse al **Código de Ética de la AOTA** (*AOTA´s Code of Ethics*, 1994a) para todos los aspectos de sus servicios, y algu-

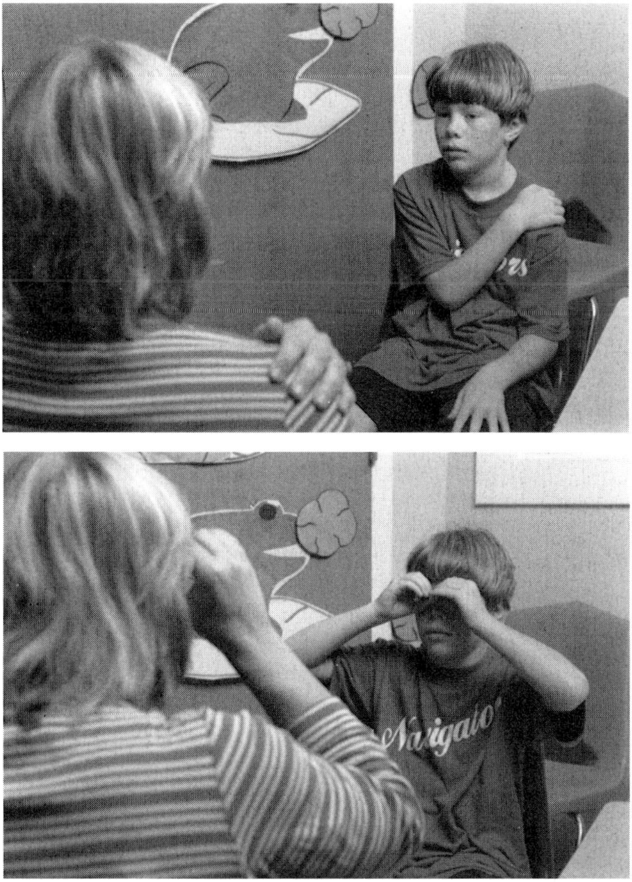

Fig. 4-2 Terapeuta aplicando una prueba estandarizada a un niño.

nos contenidos específicos se aplican al uso de pruebas estandarizadas (véase apéndice E, 1-2, 1-3, 4-1, 4-4 y 5-1). Es importante que comprenda los objetivos y limitaciones de las pruebas que usa. Para que las puntuaciones de las pruebas sean válidas, deben aplicarse en la forma estandarizada detallada en el manual. Si se tiene que desviar de los procedimientos estandarizados para acomodarse a las necesidades y limitaciones del niño, debe mencionarlo en su informe de evaluación e interpretar las puntuaciones con precaución. Puede decidir usar solo inter-

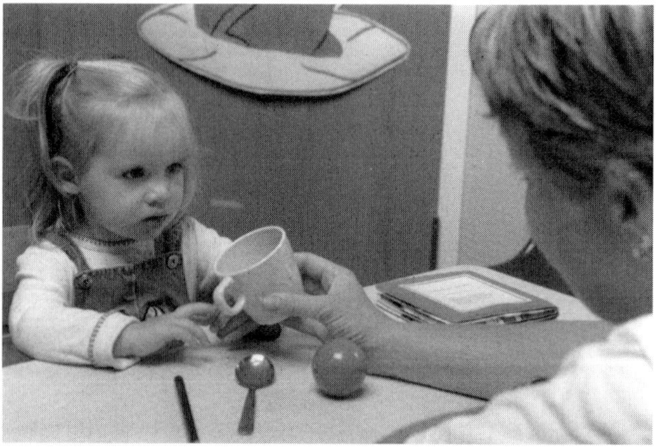

Fig. 4-3 Terapeuta aplicando una prueba estandarizada a una niña.

pretaciones descriptivas en lugar de informar acerca de las puntuaciones. La información de las herramientas de evaluación obtenidas a través de la aplicación de las pruebas todavía puede ser valiosa como datos de observación clínica y puede utilizarse en el proceso de interpretación. También es importante (como siempre) respetar los derechos de las personas, que incluyen los temas relacionados con la confidencialidad y el derecho de negarse a participar o su acuerdo en seguir los procedimientos.

INTERPRETACIÓN DE PUNTUACIONES ESTÁNDAR A PARTIR DE HERRAMIENTAS DE EVALUACIÓN NORMATIVAS

El primer paso para calificar el desempeño de un niño en una prueba es obtener una **puntuación base**. Ésta luego se convierte en una **puntuación estándar** de modo que puedan realizarse interpretaciones significativas. Una puntuación estándar toma en consideración cómo se desempeñó la persona en relación con la puntuación de los niños en la **muestra normativa** con las cuales se está comparando. La puntuación de los niños en la muestra normativa habitualmente sigue una distribución normal; con la mayoría de las puntuaciones acumuladas alrededor de la media y relativamente pocas puntuaciones ubicadas en el extremo final del rango. El manual de la prueba incluirá cuadros (en general se

CUADRO 4-7 ESTÁNDARES PROFESIONALES RELACIONADOS CON LA APLICACIÓN DE PRUEBAS ESTANDARIZADAS

Fuente	Estándares
Asociación americana de terapia ocupacional, 1998	Estándar IV: evaluación 4. Los métodos de evaluación deben ser apropiados a la edad del individuo y a su nivel de desarrollo; género; educación; realidad socioeconómica y étnica; cuadro clínico, habilidades funcionales.... 5. Un terapeuta ocupacional profesional debe seguir los protocolos aceptados cuando se usan las pruebas estandarizadas. Las pruebas estandarizadas son pruebas en las que sus puntuaciones se basan en acompañar datos normativos que pueden reflejar rangos de edad, género, grupos étnicos, regiones geográficas y estatus socioeconómico. Si las pruebas estandarizadas no están disponibles o no son apropiadas, los resultados deben comunicarse en informes descriptivos y las escalas estandarizadas no deben ser usadas
Ley de educación para individuos con discapacidad, 1997	Al conducir la evaluación, el centro educativo local debe usar una variedad de estrategias y herramientas de evaluación para reunir información funcional y del desarrollo relevante...; usar herramientas de evaluación técnicamente sólidas que puedan evaluar la contribución relativa de los factores cognitivos y de comportamiento, ademas de los factores físicos o del desarrollo. Cada centro educativo local debe asegurar que las pruebas y otros materiales de evaluación se seleccionen y apliquen de manera que no sean discriminatorios en los aspectos raciales ni culturales; y deben entregarse y realizarse en la lengua nativa del niño o con otros modos de comunicación siempre que sea posible hacerlo; y cualquier prueba estandarizada que se aplique al niño debe estar validada para el propósito específico por el cual se utiliza; se aplican por personal entrenado y experto y en concordancia con cualquier instrucción entregada por los productores de estas pruebas

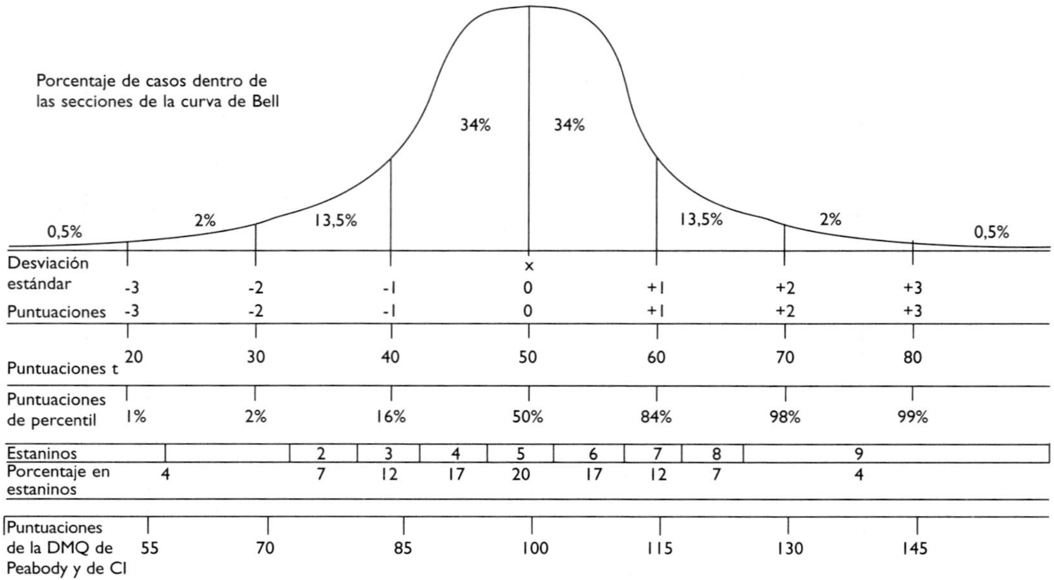

Fig. 4-4 Distribución normal y puntuaciones estándar asociadas. (Adaptado con permiso de Richardson, P., [2001]. Use of standarized tests in pediatric practice. En: J. Case-Smith [Ed.], *Occupational therapy for children,* 4th ed. St. Louis, MO: Mosby, 2001: 226.)

encuentran en la última parte del manual) para convertir sus puntuaciones bases en puntuaciones estándares.

La **desviación estándar** (DE) de una población es una medida de variabilidad o distribución de las puntuaciones (el grado en el que las puntuaciones desvían de la media y uno del otro), y la DE se usa para dividir la distribución normal (véase fig. 4-4). En una distribución normal, aproximadamente el 68% de las puntuaciones se encuentran entre 1 DE de la media; el 28% entre 1 y 2 DE de la media, y el 4% fuera *de 2 DE.* Esto es importante, porque se cree que el desempeño "típico" o "normal" es el comportamiento (o puntuaciones de la prueba) que se ubica entre 1 y 1,5 DS de la media. En otras palabras, si usted considera a una puntuación 1 DS bajo la media es significativamente bajo para el promedio, usted cree que cuando un niño se desempeña dentro o bajo el desempeño de un 16% de los niños del grupo normativo de comparación, entonces el desempeño del niño se considera como más bajo que el rango de los puntajes evaluados como promedio o típicos.

Las puntuaciones estándares usadas para informar los resultados del niño en las herramientas de evaluación pediátricas son las **puntuaciones**

RECUADRO 4-2	CONVERSIÓN DE LAS PUNTUACIONES ESTÁNDARES EN PUNTUACIONES Z

Ejemplo 1. Puntuación estándar = 7, de una prueba con una media de 15 y una desviación estándar = 5

$$\text{Puntuación z} = \frac{\text{puntuación estándar observada} - \text{media}}{\text{desviación estándar}}$$

$$= \frac{7 - 15}{5}$$

Puntuación z = – 1,6, significativamente bajo el promedio del desempeño

Ejemplo 2. Dada una puntuación t de 65 (media = 50, desviación estándar = 10)

$$\text{Puntuación z} = \frac{\text{Puntuación estándar observada} - \text{media}}{\text{desviación estándar}}$$

$$= \frac{65 - 50}{10}$$

Puntuación z = 1,5, significativamente sobre el promedio de desempeño

z (media = 0, DE = 1), **puntuaciones *t*** (media = 50, DE = 10), y las puntuaciones estándares, como las puntuaciones del CI (media = 100, DE = 15). Las **puntaciones de estaninos**, que van desde 1 a 9 (con una media de 5 y puntuaciones de 3 a 7 interpretadas como dentro del rango "normal") también se usan algunas veces. Si conoce la media y la DE de la muestra que se usa para comparar su puntuación, usted puede hacer la conversión desde un tipo de puntuación estándar a otra (véanse los ejemplos en el recuadro 4-2) porque están todos basados en una distribución normal.

Las **puntuaciones de percentiles** se definen como el porcentaje de gente en la muestra de estandarización o población que obtuvo puntuaciones igual o menos de la dada. Por ejemplo, si la puntuación base del niño de 15 se convierte a una puntuación de percentil de 38, significa que el 38% de los niños con que el niño es comparado tienen puntuaciones iguales o menores. Como con otras puntuaciones estándares, las puntuaciones de percentil se derivan sobre la base de la distribución normal. La media, por lo tanto, se encuentra en el percentil cincuenta, y las puntuaciones del percentil con 1 DE de la media son aquellas que se extienden desde el percentil dieciséis al percentil ochenta y cuatro (fig. 4-4).

Otro tipo de puntuación, informado algunas veces es una **puntuación de edad equivalente.** Ésta relaciona las puntuaciones del niño con un grupo etario en particular. Por ejemplo, si la puntuación base de un niño de 25 se convierte en una puntuación de edad equivalente de 6 años y 4 meses, esto significa que el niño recibió la media de la puntuación de niños de 6 años y 4 meses (de la muestra normativa) o está desempeñándose como un niño normal de 6 años y 4 meses. En los ejemplos de informes de evaluación del capítulo 7 se incluyen los métodos para informar los resultados de las herramientas de evaluación estandarizadas y las puntuaciones de las pruebas.

ERROR ESTÁNDAR DE LA MEDICIÓN

Todas las puntuaciones se realizan sobre la base de tres componentes: **la puntuación observada** (la puntuación que el niño obtuvo), la **puntuación real** (el contenido hipotético, que representa cuál sería la puntuación del niño si reflejara su habilidad real) y el **error de medición**. La puntuación observada es la suma del error de la medición más la puntuación real (Carmines y Zeller, 1979). El error de la medición es inevitable con las pruebas estandarizadas y puede derivar de las características de la prueba misma, de un error del examinador y de errores del niño (véase cuadro 4-8).

CUADRO 4-8 TIPOS DE ERROR DE LA MEDICIÓN

Tipo de error	**Descripción**
Errores del niño	Falta de comprensión de las instrucciones; falta de cumplimiento; falta de habilidad para desempeñarse como se espera debido a la propia fatiga, desinterés, enfermedad o falta de atención; falta de motivación; también puede lograr demasiado debido a la habilidad de desempeñarse mejor en una situación de uno a uno, deseoso de agradar al evaluador; efecto de la práctica si la prueba se aplica más de una vez. Los coeficientes de fiabilidad prueba y reprueba son una medida del grado de posibles errores del niño
Errores del evaluador	Falta de habilidad para hacer que el niño se sienta cómodo o para establecer una relación de confianza; pobre optimización del ambiente de evaluación; falta de competencia, que resulta en una falta de precisión para llevar a cabo los procedimientos de aplicación, incluida la presentación de las instrucciones verbales y de los ítems de la prueba, uso del material y de los protocolos de la prueba; errores de puntuación. Los coeficientes de la fiabilidad entre evaluadores son una medición del grado de posibles errores de los evaluadores
Errores de las características de la prueba	Materiales de la prueba dañados, materiales de la prueba mal calibrados, o uso de materiales sustitutos no estandarizados; falta de objetividad o claridad del criterio de puntuación; alta complejidad de los procedimientos de aplicación de la prueba. Estos errores se reflejan en algún grado tanto por los coeficientes de fiabilidad entre evaluadores como los de prueba y reprueba

El **error estándar de la medición** (EEM) indica cuánta validez puede ser atribuida al error (Murphy y Davidshofer, 1988) y depende de 1) el coeficiente de fiabilidad prueba reprueba, "r" (analizado más adelante en este capítulo) y 2) la DE de la muestra usada para determinar el coeficiente de fiabilidad se calcula usando la siguiente fórmula: $EEM = DE\sqrt{1 - r}$.

El EEM es importante en relación con las puntuaciones de la prueba, porque algunas veces estas puntuaciones se informan usando el EEM para contabilizar por el error de la medición de la prueba. El EEM de la prueba casi siempre se informa en el manual de la prueba, y puede usarse para crear un intervalo de confianza en la puntuación del niño. El intervalo de confianza es un rango en el que se puede establecer con un grado de confianza conocido que una puntuación específica sería la escogida. Basado en la distribución normal, se sabe que el 68% se encuentra entre 1 DE de la media y que un 95% de las puntuaciones se encuentran entre –2,5 y + 2,5 DE de la media. Por lo tanto, podemos usar estos números para construir los intervalos de confianza del 68% y del 95%.

Por ejemplo, suponga que un niño de seis años de edad tuvo una puntuación estándar observada en la Prueba del desarrollo de la integración visuomotora de Beery-Buktenica (*Beery-Buktenica Developmental Test of Visual Motor Integration*, Beery, 1997) de 70 (media = 100, DE = 15) y el manual informa que el EEM de esta prueba es 6 para un niño de esa edad. En lugar de informar la puntuación del niño como 70, es más preciso expresar la puntuación en términos de un intervalo de confianza estableciendo que usted está confiado en un 68% de que la puntuación real del niño se encuentra entre 64 y 76. Para establecer el intervalo de confianza de un 95% usted suma y resta 2 EEM en lugar de informar que la puntuación real del niño se encuentra dentro del rango de 58 al 82.

EVALUACIÓN DE LAS PROPIEDADES PSICOMÉTRICAS DE LAS HERRAMIENTAS DE EVALUACIÓN

Evaluar las **propiedades psicométricas** de las pruebas estandarizadas involucra leer en detalle y criticar la evidencia del manual de la prueba y de otros estudios publicados en revistas relacionadas con datos normativos, fiabilidad y validez. Antes de abordar cómo evaluar los datos normativos de la prueba, fiabilidad, validez, se analiza brevemente un rasgo estadístico –el coeficiente de correlación– debido a que se usa con frecuencia por quienes desarrollan las pruebas para establecer fiabilidad y validez.

El **coeficiente de correlación** es una medida de la fortaleza de la relación entre dos variables. Es un número que fluctúa entre –1 (una relación negativa perfecta) y +1 (una correlación positiva perfecta), y una correlación de cero significa que no hay relación. Una correlación negativa

CUADRO 4-9 EJEMPLOS DE COEFICIENTES DE CORRELACIÓN

Variables	Coeficientes de correlación	Interpretación
Los cambios en las puntuaciones de la función de la mano se correlacionaron con los cambios del desempeño de la COPM después del tratamiento de terapia ocupacional	r = 0,28 (Law y col., 1994)	Relación positiva débil que sugiere que los cambios en la COPM no estan relacionados fuertemente con los cambios de la función de la mano
Las puntuaciones de los niños de 10 años de edad en el TVMS (Gardner, 1995) se correlacionaron con puntuaciones de niños de 10 años de edad en la Prueba del desarrollo de la VMI de Beery-Buktenica (Beery, 1997)	r = 0,56 (Gardner, 1995)	Correlación positiva moderada que sugiere que las puntuaciones de los niños son similares en estas dos pruebas; a medida que las puntuaciones aumentan en el TVMS, también lo hacen en el VMI; a medida que disminuyen en el TVMS, también tienden a disminuir en el VMI
En la Escala de las AVD de Klein-Bell (Klein y Bell, 1982), la validez de predicción indicó una relación entre las puntuaciones al momento del alta del hospital y el número de horas de asistencia diaria requeridas en el hogar	r = – 0,86	Correlación fuertemente negativa lo que indica que a medida que las puntuaciones en el Klein- Bell aumentaban (indicando niveles más altos de función en las AVD), el número de horas de asistencia diaria de otros disminuyó
El coeficiente de fiabilidad de prueba y reprueba de la Praxis constructiva del SIPT (se evaluó a los niños dos veces entre 1-2 semanas, y se correlacionaron sus puntuaciones)	r = 0,70 (Ayres, 1989)	Correlación positiva de moderada a fuerte lo que indica que las puntuaciones de los niños son similares cuando se evalúan dos veces; al ser una medición de fiabilidad entre evaluadores, esta correlación es aceptable

AVD: actividades de la vida diaria; COPM, Medición del desempeño ocupacional canadiense; SIPT, Pruebas de integración sensorial y praxis; TVMS, Prueba de las habilidades visuomotoras; VMI, Integración visuomotora.

significa que a medida que una variable aumenta, la otra disminuye (o viceversa). Una correlación positiva significa que a medida de que una variable aumenta, la otra aumenta, a medida que una decrece, la otra también lo hace. En otras palabras, si las dos variables se movilizan en la misma dirección, es una correlación positiva, y si se movilizan en direcciones opuestas, la correlación o relación es negativa. Ejemplos de

Formato para revisiones de pruebas estandarizadas

Nombre de la prueba:
Autor(es):
Costo:

Descripción de la prueba:
(Propósito(s); rango de edad; dominios evaluados; tipo y formato; resuma el proceso de desarrollo de la prueba; tiempo de aplicación)

Propiedades psicométricas:

Fiabilidad

❑ Validez

Fecha de la normativa

Consideraciones prácticas: (habilidades técnicas y entrenamiento de habilidades requerido; tiempo, espacio y materiales requeridos; prerrequisito de habilidades del niño)

Ventajas y desventajas:

Listado bibliográfico (mencione otras fuentes de datos acerca de la publicación de la prueba en otras revistas

Fig. 4-5 Revisión de un ejemplo para evaluar las herramientas de evaluación estandarizadas.

correlaciones se muestran en el cuadro 4-9. En general, los coeficientes de correlación débiles fluctúan entre 0,26 a 0,49 (o – 0,26 a – 0,49), los coeficientes de correlación moderados fluctúan entre 0,50 a 0,69 (o de – 0,50 a -0,69), y las correlaciones fuertes entre 0,7 a 1 (o de – 0,7 a –1 (Munro, 2001). Sin embargo, existen unas pocas "reglas" rígidas y rápidas para determinar la importancia clínica de la correlación (a pesar de que usted puede llevar a cabo una prueba para determinar su significicción estadística). Por lo tanto, determinar los valores de una correlación aceptable al momento de evaluar los estudios de investigación que examinan la fiabilidad y validez de las pruebas estandarizadas es un tanto subjetivo. En la figura 4-5 se provee un formato para completar revisiones de las pruebas estandarizadas. Al final de este capítulo, se entregan dos revisiones ejemplo de herramientas de evaluación estandarizadas usadas con frecuencia, incluida la revisión del Inventario de evaluación de discapacidad pediátrica (*Pediatric Evaluation of Disability Inventory*, Haley y col., 1992), y las Escalas de desarrollo motor de Peabody-2 (*Peabody Developmental Motor Scales*-2, Folio y Fewell, 2000).

Evaluación de los datos normativos

Las **normas** que se proveen en un manual de una prueba no son "normas verdaderas" sino más bien estimaciones de las normas verdaderas basadas en el desempeño de una muestra de la población usada para desarrollarlas. Por lo tanto, la utilidad de los datos normativos está directamente relacionada a cuánto refleja la población en cuestión la muestra usada para generar las normas. Esto también es cierto para las pruebas referidas al contenido. Normalmente el contenido se desarrolla sobre la base del desempeño de una muestra de una población de interés. Por lo tanto, el ejemplo usado debe considerarse, particularmente en relación con la edad, el género, la discapacidad, y los factores socioculturales, cuando se determina cuán relevante son los ítems de la prueba y el contenido para las personas que usted evalúa.

Cuando se evalúa qué tan buenos son los datos normativos, la primera pregunta que usted debe hacer es, "¿cuán representativa es la muestra usada para generar los datos normativos de la población para la cual la prueba fue diseñada?" Por ejemplo, si la prueba fue diseñada para estudiar niños estadounidenses, entonces la muestra debe ser seleccionada usando un procedimiento de estratificación, y de aleatorización, para asegurar que la edad, la raza, el estatus socioeconómico, y poblaciones urbanas y rurales estén todas representadas, y en aproximadamente las mismas proporciones que la población estadounidense. También es importante que la muestra que use para comparar el desempeño de las personas que evalúa sea relevante para sus propósitos. Una muestra relevante es la que presenta características similares a las personas con las que usted pretende usar la prueba. Las normas también deben ser relativamente recientes. Es importante que se tome el tiempo para evaluar los métodos utilizados para obtener la muestra, lo que debe ser abordado en detalle en el manual de la prueba. Por lo general, mientras más recientes sean las normas, mejor es (idealmente dentro de los 10 últimos años), y mientras más grande sea la muestra, mejor; las muestras obtenidas a través del proceso de aleatorización son más representativas de las poblaciones que se encuentran en el objetivo que las muestras predeterminadas.

Fiabilidad

Un instrumento fiable es uno que es consistente, es decir, un instrumento diseñado de tal forma, que todos los que apliquen la prueba a la misma persona bajo las mismas circunstancias obtendrían los mismos resultados. Además, si la prueba es fiable, los niños a los cuales se les pide realizar los ítems de la prueba deben desempeñarse en una forma relativamente constante si se realiza la prueba más de una vez, dentro de un período razonablemente corto (días o un par de semanas). El EEM discutido antes es una medida de **fiabilidad.** Existen otros tres tipos de fiabilidad que usted debería buscar cuando evalúe la fiabilidad general de un instrumento de evaluación: entre evaluadores, prueba y reprueba y consistencia interna. Para evaluar la fiabilidad de un instrumento de evaluación, revise las investigaciones realizadas en el manual de la prueba, diseñadas para evaluar los tres tipos de fiabilidad del instrumento. Estudios similares también pueden haber sido publicados en revistas indicadas después que la prueba fuera publicada. Éstos también son importantes fuentes de información acerca de la fiabilidad de una prueba.

Fiabilidad entre evaluadores

Fiabilidad entre los evaluadores, también llamada acuerdo entre evaluadores, examina hasta qué punto los resultados varían de acuerdo con los factores introducidos en la situación de prueba por las personas que la aplican. Por lo general, los estudios de fiabilidad entre los evaluadores determinan la correlación entre las puntuaciones de dos evaluadores independientes, otorgando puntuación al niño en forma simultánea. La fiabilidad entre evaluadores es especialmente importante cuando la puntuación involucra algún grado de subjetividad. Si una prueba presenta una fiabilidad entre evaluadores firme, entonces dos evaluadores distintos (con un entrenamiento adecuado en la aplicación de la prueba y en los procedimientos de puntuación) que califican al mismo niño deben obtener exactamente los mismos resultados. No existe un acuerdo universal entre cuán alto debiera ser el mínimo aceptable del coeficiente de correlación de la fiabilidad entre evaluadores, ni de los factores, como los tipos de comportamientos que se miden ni el rango de las puntuaciones posibles que deba ser tomado en consideración. Un estándar fue sugerido por Anastasi (1988) de 0,80; sin embargo, específicamente para el tipo de pruebas usadas en terapia ocupacional pediátrica, los valores de aceptabilidad para la fiabilidad entre evaluadores tienden a ser más cercanos a 0,90.

Fiabilidad de prueba y reprueba

La **fiabilidad de prueba y reprueba** se refiere a la coherencia con que un grupo de niños se desempeñará en la misma prueba cuando ésta se lleva a cabo en más de una ocasión (generalmente solo dos veces) en un período relativamente corto. Las puntuaciones de dos situaciones de prueba se correlacionan entre ellas y representan una medida de su estabilidad en el tiempo de intervalo. Esencialmente una buena fiabilidad de prueba y reprueba, le asegura que si usted aplica una prueba a un niño y luego la repite (un par de días o semanas después), el niño se desempeñará en forma similar, obteniendo puntuaciones similares. Cuando evalúa la investigación relacionada con la fiabilidad de prueba y reprueba de una herramienta de evaluación, fíjese en el número de sujetos usados en el estudio (debe ser mayor a veinte, y si son más, mejor) y en el tiempo transcurrido entre las aplicaciones de las pruebas (debe ser de una a dos semanas). Los coeficientes de correlación de la fiabilidad de prueba y reprueba tienden a ser más fuertes cuando existe un intervalo más corto entre las pruebas. Nuevamente, no hay reglas definitivas rígidas ni rápidas acerca de cuál debe ser el coeficiente de correlación mínimo aceptable. Es importante notar que la estabilidad de las conductas evaluadas impacta significativamente con la fiabilidad de prueba y reprueba. Por ejemplo, las habilidades motoras finas no deberían variar naturalmente tanto como el comportamiento social, el ánimo o la habilidad para prestar atención. En las herramientas de evaluación pediátricas es importante que el intervalo no sea demasiado largo, debido a que los cambios del desarrollo pueden ocurrir naturalmente, ni demasiado corto, lo que permitiría al niño recordar los ítems, causando potencialmente un efecto de la práctica. Un efecto de la práctica se produce cuando los niños tienden a presentar puntuaciones un poco más altas la segunda vez debido a su experiencia previa. Por lo general, los coeficientes aceptables para la fiabilidad de prueba y reprueba son aquéllos mayores que 0,8 (King-Thomas y Hacker, 1987).

Consistencia interna

Se considera que una prueba presenta **consistencia interna** cuando cada uno de los ítems de la prueba se correlaciona entre sí con los otros hasta cierto grado. Por ejemplo, si una prueba se diseña para medir la habilidad motora fina, entonces, en teoría, todos los ítems de la prueba debieran estar relacionados o ser capaces de medir algún aspecto del desempeño motor fino. Por lo tanto, un niño (ya sea que con habilidades motoras finas fuertes o débiles) debe desempeñarse de un modo similar en todos los ítems de la prueba que miden esta área. Los estudios de consistencia interna correlacionarán, a menudo, un grupo de puntuaciones de una mitad de la prueba con otro de la otra mitad (primera mitad con segunda mitad; ítems con números pares versus impares), también referida como fiabilidad de división en mitad (*split-half reliability*).

Varias técnicas estadísticas más sofisticadas se utilizan comúnmente para calcular coeficientes de fiabilidad para la consistencia interna (por ej., Kuder-Richardson y α de Cronbach) (Green, 1991) que específicamente se encargan de las formas de agrupar los ítems de las pruebas y de permitir que la extensión total de la prueba sea considerada en el análisis (p. ej., el método de división en mitad (*split-half*) reduce la extensión de la prueba a la mitad, lo que resultaría en un coeficiente un poco más bajo que si la prueba total se considerara para el cálculo). Las correlaciones altas indican que la prueba mide un contenido teórico homogéneo. Para que la prueba tenga una consistencia interna buena, los coeficientes de correlación deben estar entre 0,6 y 0,8 (Anastasi, 1988).

Validez

La **validez** puede definirse simplemente como el grado en que una prueba mide lo que realmente intenta medir. Sin embargo, en realidad es una idea mucho más compleja de lo que parece. Por ejemplo, ¿en qué tipo de evidencia podemos interpretar que las puntuaciones de la prueba son una buena indicación del funcionamiento social? ¿De las habilidades motoras gruesas? ¿O del procesamiento sensorial? ¿Cuán bien una prueba de adaptación al jardín de infantes predice éxito o fracaso en el nivel primario? ¿Podemos justificar la inscripción o no de un niño en un programa específico basado en las puntuaciones de su prueba? ¿Qué evidencia existe para apoyar las interpretaciones de las puntuaciones de la prueba que hacemos y cómo las usamos?

Messick (1995) definió la validez como un juicio integrado y evaluativo del grado en el que la evidencia empírica y los fundamentos teóricos apoyan lo adecuado y lo apropiado de nuestras inferencias y acciones basadas en puntuaciones de las pruebas u otros modos de evaluación. Enfatizó además la importancia del significado, la relevancia y la utilidad clínica y el valor de las implicaciones de las puntuaciones como una base para la acción y el valor funcional de las puntuaciones en términos de las consecuencias sociales de su uso. La validación de una prueba, por lo tanto, es una búsqueda científica del significado de la puntuación. A pesar de que Messick enfatizó que la validez era una idea unitaria, se han descrito diferentes tipos de validez en la literatura (de contenido, de dominio del contenido, interna), y estos tipos diferentes se abordan a menudo por separado dentro de los manuales de las pruebas estandarizadas pediátricas. Por lo tanto, cada uno de estos aspectos de la validez se discute por separado en las siguientes subsecciones; sin embargo, es importante notar que se superponen bastante y que todos contribuyen con evidencia abordando el aspecto del significado de la puntuación.

Validez de contenido

La **validez de contenido** es el grado en el cual los ítems de una prueba en particular, adecuada y precisa ejemplifican las áreas de habilidad o comportamientos que están diseñados para medir, y no están contaminados con los ítems que miden otros tipos de comportamiento o habilidades. Por ejemplo, si una prueba está diseñada para medir el desempeño motor fino, debe haber suficientes ítems para medir adecuadamente todos los aspectos de las habilidades motoras finas (como la coordinación ojo-mano, velocidad y destreza, patrones de prensión, control visuomotor y habilidades funcionales motoras finas necesarias para la realización de una tarea). En el manual, los ítems deben abordar todas las facetas de las habilidades motoras finas, estar analizados sistemáticamente y seleccionados los mejores. Nunca es posible incluir todos los ítems preliminares de la prueba, ya que la harían demasiado larga. A menudo, los datos para seleccionar los contenidos adecuados provienen de un panel de expertos que determinan cómo cada ítem de la prueba se relaciona con cada dominio evaluado y comentan acerca de la rigurosidad de los ítems para medir cada uno de los dominios áreas de contenido que miden la prueba. Luego se usan las técnicas estadísticas para analizar los ítems y seleccionar los "mejores" o los más significativos. Un cuadro de especificaciones puede incluirse en el manual de la prueba para resumir cómo se relacionan con cada uno de los dominios de la prueba. Debe haber una descripción relacionada con el proceso de selección, con un fundamento claro para los ítems de las pruebas que fueron finalmente seleccionados.

Validez interna

La **validez interna** aborda el grado en que la prueba mide los parámetros o dominios que están siendo medidos. Los parámetros medidos en la terapia ocupacional pediátrica incluyen el desempeño motor fino, la función motora gruesa, la integración sensorial, el procesamiento sensorial, el juego, las habilidades de cuidado personal, la autoestima, las habilidades sociales y la percepción visual. Estos parámetros, en su mayoría (y algunos más que otros), son entidades abstractas que no pueden medirse directamente. Por ejemplo, una prueba de procesamiento sensorial, mide directamente comportamientos que se cree que representan al procesamiento sensorial, debido a que no podemos medir esta función cerebral directamente. Cuando una prueba se desarrolla, se generan hipótesis aceca de la relación entre variables que se creen ser medidas por la prueba. Se necesitan varias fuentes de evidencia para evaluar la validez de contenido teórico, lo que examina la teoría que apoya a los dominios evaluados.

Una fuente de evidencia proviene de estudios que comparan el desempeño de una muestra de niños en la prueba con las puntuaciones en una prueba similar. Por ejemplo, la Prueba de las habilidades visuomotoras-revisada (*Test of Visual Motor Skills-Revised*; Gardner, 1995) y la Prueba del desarrollo de la integración visomotora de Beery-Buktenica (*Beery-Buktenica Developmental Test of Visual Motor Integration*; Beery, 1997), ambas determinan que evalúan las habilidades visuomotoras. Por lo tanto, los niños deben desempeñarse en forma similar (sus puntuaciones deben correlacionarse de forma positiva) en estas pruebas (véase cuadro 4-3).

Otra fuente de evidencia de la validez interna viene de estudios que comparan las puntuaciones de diferentes grupos de niños. Por ejemplo, en las pruebas que miden las áreas del desarrollo, se esperaría que las puntuaciones de los niños mayores reflejen un nivel más alto de desempeño que las puntuaciones de los más pequeños. De un modo similar, se esperarían que las puntuaciones de los niños normales sean más altas que las de los niños con retraso del desarrollo.

La investigación que aplica técnicas estadísticas variadas, particularmente agrupando técnicas como el análisis de aglomeración o análisis factorial, provee también evidencia para la validez interna. Ejemplos de pruebas estandarizadas que han sido extensamente estudiadas usando estas técnicas, incluyen las Pruebas de integración sensorial y praxis (*Sensory Integration and Praxis Tests*; Ayres, 1989, Mulligan 1998, 2000) y el Perfil sensorial (*Sensory Profile*; Dunn, 1999). El propósito del análisis factorial es agrupar pruebas que son parecidas o que todas se relacionen con algún parámetro básico, a diferencia del análisis por grupos, que reúne las puntuaciones de los niños que presentan puntuaciones similares.

Validez relacionada con el dominio del contenido

La **validez relacionada con el dominio del contenido** es la habilidad de la prueba para predecir el desempeño en otras mediciones o actividades. Una prueba puede tener validez de predicción (capacidad para predecir el desempeño futuro en algún dominio del contenido) o validez concurrente (capacidad para predecir el desempeño presente en algún dominio del contenido). Para evaluar la validez concurrente, las puntuaciones de una muestra de niños se correlacionan con el desempeño de la medición del dominio de contenido. Por ejemplo, si se cree que una prueba de habilidades visuomotoras predice el desempeño de la escritura a mano, entonces se esperaría que las puntuaciones en la prueba visomotora se correlacionan positivamente con los puntajes en una prueba que mida las habilidades para escribir a mano.

La validez de predicción estudia la relación entre las puntuaciones de una prueba actual y el desempeño en algún dominio medido en el futuro. Por ejemplo, los terapeutas ocupacionales y otros expertos en el desarrollo del niño están interesados en identificar bebés y niños de edad preescolar con riesgo de presentar problemas del desarrollo o problemas escolares una vez que alcancen la edad escolar. A través de la identificación temprana (con el uso de una prueba del desarrollo que pueda predecir razonablemente bien si el niño tiene este riesgo), se pueden brindar servicios de intervención temprana.

CONSIDERACIONES Y DESAFÍOS IMPORTANTES RELACIONADOS CON EL USO DE PRUEBAS ESTANDARIZADAS

El desarrollo y uso de pruebas estandarizadas en la terapia ocupacional pediátrica es bastante extenso y ha permitido un abordaje más científico y objetivo en la evaluación. Si bien el uso de las pruebas estandarizadas aumenta la credibilidad de nuestra profesión, estas pruebas no están exentas de problemas. En primer lugar, muchas de ellas son caras, y pueden requerir mucho entrenamiento para llegar a ser competente en su uso. Segundo, los niños pequeños a menudo son difíciles de evaluar debido a problemas de comportamiento como falta de atención, falta de habilidad para comprender instrucciones, o falta de cumplimiento. Tercero, muchas pruebas fueron estandarizadas en niños normales en lugar de hacerlo en las poblaciones clínicas que los terapeutas ocupacionales ven a menudo, lo que limita su uso, particularmente para evaluar el progreso de la persona. Cuarto, algunas pruebas estandarizadas están limitadas en su utilidad para desarrollar programas de intervención, y, para algunas poblaciones, como niños con discapacidades severas y profundas, relativamente pocas pruebas se encuentran disponibles. Quinto, cuando se informan las puntuaciones, es importante poder explicarlas en un lenguaje accesible para todas las partes interesadas, como los padres y los profesores.

RESUMEN

Este capítulo brindó información acerca del uso de herramientas de evaluación estandarizadas, inclusive los factores que se deben considerar al seleccionar las pruebas específicas y la manera de evaluar las propiedades psicométricas de una prueba. Se abordó en detalle la interpretación de las puntuaciones de las pruebas estandarizadas. Se discutieron las consideraciones profesionales y éticas, y se entregaron listas de herramientas de evaluación pediátrica estandarizadas organizadas por área de habilidad.

A pesar de que las herramientas de evaluación estandarizadas permitan una evaluación objetiva útil, las puntuaciones de las pruebas nunca deben ser un sustituto del razonamiento clínico sólido y deben ser vistas solo como un recurso más en el proceso de interpretación de la evaluación.

Bibliografía

American Occupational Therapy Association (1998). Standards of practice for occupational therapy. *American Journal of Occupational Therapy, 52,* 866-869.

American Occupational Therapy Association (1994). Occupational therapy code of ethics. *American Journal of Occupational Therapy, 48,* 1037-1038.

Amundson, S. J. (1995). *Evaluation tool of children's handwriting (ETCH).* Homer, AK: O.T. Kids Inc.

Anastasi, A. (1988). *Psychological testing* (5th ed.). New York, NY: Macmillan.

Ayres, A. J. (1989). *Sensory integration and praxis tests.* Los Angeles, CA: Western Psychological Services.

Bagnato, S., Neisworth, J. T., Salvia, J. Hunt, J. (1999). *Temperament and atypical behavior scales.* Baltimore, MD: Brookes Publisher.

Baron & Curtin (1999). Reliability of the self-assessment of occupational functioning. *American Journal of Occupational Therapy, 53(5),* 482-488.

Bates-Ames, L., Gillespie, C., Haines, A. B., & Ilg, E (1980). *Gesell preschool test.* Rosemont, NJ: Gesell Institute of Human Development, Programs for Education, Inc.

Bayley, N. (1993). *Bayley scales of infant development* (2nd ed.). San Antonio, TX: The Psychological Corp.

Beery, K. (1997). *Beery-Buktenica developmental test of visual-motor integration (VMI)* (4th ed.). Parsippany, NJ: Modern Curriculum Press.

Berk R., DeGangi, G. (1983). DeGangi-Berk Test of Sensory Integration. Los Angeles: Western Psychological Services.

Black, M. (1976). Adolescent role assessment. *American Journal of Occupational Therapy 30,* 73-79.

Brasic-Royeen, C. B., & Fortune, J. C. (1990). TIE: Touch inventory for school-aged children. *American Journal of Occupational Therapy, 44,* 155-160.

Brazelton, T. B. (1984). *The neonatal behavioral assessment scale.* Philadelphia, PA: J. B. Lippincott.

Brown, C. Dunn, W. (2002). *Sensory profile: Adolescent/adult version.* San Antonio, TX: The Psychological Corporation.

Bruininks, R. H. (1978). *Bruininks-Oseretsky test of motor proficiency.* Circle Pines, MN: American Guidance Service.

Bundy, A. (2002). Clinical observation of neuromotor performance, evaluation of sensory processing and touch inventory for elementary school children. En A. Bundy, S., Lane, E. Murray (Eds.), *Sensory integration theory and practice* (2nd ed., pp. 191-198). Philadelphia, PA: FA. Davis Company.

Bundy, A. (1997). Play and playfulness: What to look for. En L. D. Parham & L. S. Fazzio (Eds.), *Play in occupational therapy for children* (pp. 52-66). St. Louis, MO: Mosby-Year Book.

Caldwell, B. M., &r Bradley, R. H. (1984). *Home observation for the measurement of the environment* (Rev. Ed.). Little Rock, AK: University of Arkansas.

Campbell, S. (1989). Measurement in developmental therapy: Past, present and future. *Physical and Occupational Therapy in Pediatrics, 9,* 1-13.

Carmines, E. G., Zeller, R. A. (1979). *Reliability and validity assessment.* Newbury Park: Sage.

Chandler, L., Andrews, M., Swanson, M. (1980). *Movement assessment of infants.* Rolling Bay, WA.

Colarussi, R., Hammill, D. (1995). *The motor free visual perception test-revised.* Novato, CA: Academic Therapy Publications.

Coster, W., Deeney, T., Haltiwanger, J., & Haley, S. (1998). *School Function Assessment (SFA).* San Antonio, TX: Corp.

Coulton, C. J. (1979). Developing an instrument to measure person-environment fit. *Journal of Social Service Research, 3,* 159-173.

DeGangi, G. A., & Greenspan, S. I. (1989). *Test of sensory function in infants.* Los Angeles: Western Psychological Services.

Ellison, P. (1994) *The INFANIB: A reliable method for the neuromotor assessment of infants.* Tucson, AZ: Therapy Skill Builders.

Dematteo, C., Law, M., Russell, D., Pollack, N., Rosenbaum, P., & Walter, S. (1993). The reliability and validity of the quality of upper extremity skills test. *Physical and Occupational Therapy in Pediatrics, 13* (2), 1-18.

Dunn, W. (1999). *Sensory profile user's manual.* San Antonio, TX: The Psychological Corporation.

Fisher A. G. (1999). *Assessment of motor and process skills* (3rd ed.). Fort Collins, CO: Three Star Press.

Fisher, A. G., & Bryze, K. (1997). *School AMPS: School version of the assessment of motor and process skills.* Ft. Collins, CO: Three Star Press.

Fisher, A. G. (1994). *Assessment of motor and process skills manual* (edición de investigación 7.0) Manual de pruebas no publicado. Fort Collins, CO: Colorado State University.

Folio, R. & Fewell, R. (2000). Peabody Developmental Motor Scales-2, (2nd ed.). Austin, TX: Pro-Ed.

Frankenburg, W. K., & Dodds, J. (1992). *Denver II, screening manual.* Denver, CO: Denver Developmental Materials, Inc.

Furuno, S. O'Reilly, K., Hosaka, C.M., Zeisloft, B., & Allman, T. (1984). *The Hawaii Early Learning Profile.* Palo Alto, CA: VORT.

Gardner, M. & Gardner, K. (1994). *Gardner social development scale.* Hydesville, CA: Psychological and Educational Publications Inc.

Gardner, M. (1995). *Test of visual-motor skills-revised.* Hydesville, CA: Psychological and Educational Publications Inc.

Gardner, M. (1997). *Test of visual-perceptual skills (non-motor)-revised.* Hydesville, CA: Psychological and Educational Publications Inc.

Gilfoyle, E. (1981). *Training: Occupational therapy education management in the schools.* Bethesda, MD: AOTA.

Green, K. E. (1991). Reliability, validity, and test score interpretation. En K.E. Green (Ed.), *Educational testing: Issues and applications* (pp. 27-38). New York, NY: Garland.

Greenspan, S., DeGangi, G., & Wieder, S. (1996). *Functional emotional assessment scale.* Bethesda, MD: The Interdisciplinary Council on Developmental and Learning Disorders.

Gresham, F, & Elliot, S. (1990). Social skills rating system. Circle Pines, MN: American Guidance Service Inc.

Griswold, L. (1994). Ethnographic analysis: A study of classroom environments. *American Journal of Occupational Therapy 48(5),* 397-402.

Haley, S., Coster, W, Ludlow, L., Haltiwanger, J., & Andrellos, P. (1992). *Pediatric evaluation of disability inventory.* San Antonio, TX: Psychological Corp.

Hammill, D., Pearson, N. A., & Voress, J. K. (1998). Developmental test of visual perception (DVPT-2). Austin, TX: ProED.

Hamilton, B. B., & Granger, C. U. (1991). *Functional Independence Measure for Children (Wee-FIM).* Buffalo, NY: Research Foundation of the State University of New York.

Harms, T., Cryer, D., & Clifford, R. M. (1990). *Infant/toddler environment rating scale.* New York, NY: Teachers College Press.

Individuals with Disabilities Education Act (IDEA) Amendments of 1997 (PL.105-17). U.S.C. 1400.

John, K., Gammon, G. D., Prusoff, B. A., & Warner, V (1987 The social adjustment inventory for children and adolescents (SAICA): testing of a new semi-structured interview. *Journal of the American Academy of Child Adolescent Psychiatry, 26,* 898-911.

King-Thomas, L. & Hacker, B. (1984). *A therapist's guide to pediatric assessment.* Boston, MA: Little, Brown & Company.

Klein, R., & Bell, B. (1982). *Klein-Bell ADL scale.* Seattle WA: University of Washington, HSCER Distribution.

Knox, S. (1997). Development and current use of the Knox preschool play scale. En L.D. Parham & L.S. Fazio (Eds.), *Play in Occupational Therapy* (pp. 35-51). St. Louis, MO: Mosby-Year Book.

Kunz, K., & Brayman, S. (1999). The comprehensive occupational therapy evaluation. En B. Hemphill-Pearson (Ed.) *Assessments in mental health: An integrative approach* (pp 259-274), Thorofare, NJ: Slack, Inc.

Law, M., Baptiste, S., Carswell, A., McColl, M., Polatajko, H., & Pollock, N. (1994). *Canadian occupational performance measure.* Toronto, Ontario, CAN: The Canadian Association of Occupational Therapists.

Messick, S. (1995). Validity of psychological assessment: Validation inferences from person's responses and performances a scientific inquiry into score meaning. *American Psychologist* 50(9), 741-749.

Metro Toronto Community Services Incorporated (1991). Child Care Centre Accessibility Checklist. Toronto, Canada: Autor.

Milani-Comparetti, A., & Giodini, E. (1967). Routine developmental examination in neonatal and retarded children. *Developmental Medicine and Child Neurology, 9,* 631-638.

Miller, L.J. (1993). *The first step screening tool.* San Antonio, TX: Psychological Corporation.

Miller, L. J. (1988). *Miller assessment for preschoolers.* San Antonio, TX: Psychological Corporation.

Miller, L. Roid, G. H. (1994). *The T.I.M.E. toddler and infant motor evaluation: A standardized assessment.* Tucson, AZ: Therapy Skill Builders.

Montgomery, P., Connolly, B. (1987). Norm-references and criterion-referenced tests used in pediatrics and application to task analysis of motor skill. *Physical Therapy, 67*(12), 1873-1876.

Mulligan, S. (2000). Cluster analysis of scores of children on the sensory integration and praxis tests. *Occupational Therapy Journal of Research, 20*(4), 256-262.

Mulligan, S. (1998). Patterns of sensory integration dysfunction: A confirmatory factor analysis. *American Journal of Occupational Therapy, 52*(10), 819-828.

Munro, B. (2001). *Statistical methods for health care research* (4th ed.). Philadelphia, PA: Lippincott Williams & Wilkins.

Murphy, K. R., & Davidshofer, C. O. (1988). *Psychological testing: Principles and applications.* Englewood Cliffs, N: Prentice Hall.

Mutti, M., Sterling, H., & Spalding, N. V. (1978). *Quick neurological screening test (qnst)* (Rev. ed.). Los Angeles, CA: Western Psychological Services.

Newborg, J., Stock, J. R., Wnek, L., Guidubaldi, J., Sviniki, J. (1988). *Battelle developmental inventory, examiner's manual.* Chicago, IL: Riverside.

Piper, M., & Darrah, J. (1994). *Motor assessment of the developing infant.* Philadelphia, PA: W B. Saunders.

Poresky, R. H. (1987). Environmental assessment index: Reliability, stability and validity of the long and short forms. *Educational and Psychological Measurement, 47,* 969-975.

Provence, S., Erikson, J.,Vater, S., Palermi, S. (1995). Infant-toddler developmental assessment. Itasca, IL: Riverside Publishing.

Reisman, J. E. (1999). *Minnesota handwriting assessment.* San Antonio, TX: Psychological Corporation.

Russell, D., Rosenbaum, P., Gowland, C., Hardy, S., Lane, M., Plews, N., McGavin, H., Cadman, D., & Jarvis, S. (1993). *Gross motor function measure-revised.* Owen Sound, Ontario, Canada: Pediatric Physiotherapy Services.

Sparrow, S., Balla, D., & Cicchetti, D. (1984). *The Vineland adaptive behavior scales, interview edition: Survey form manual.* Circle Pines, MN: American Guidance Service.

Stern, G. G., Walker, W. J. (1971). *Classroom environment index.* Syracuse, NY: Evaluation Research Associates.

Ulrich, D. (2000). *Test of gross motor development* (2nd Ed.). San Antonio, TX: Psychological Corporation.

Westby, C. E. (1980). Assessment of cognitive and language abilities through play. *Language, Speech, and Hearing Services in Schools, 11,* 154-168.

Yarrow, L. J., Rubenstein, J. L., Pederson, E A. (1975). *Infant an environment: Early cognitive and motivational development.* New York: Wiley.

Zeitlin, S., Williamson, G. G., & Szczepanski, M. (1988). *Early coping inventory:* Bensenville, IL: Scholastic Testing Service.

EJEMPLO DE REVISIÓN Nº 1: INVENTARIO DE LA EVALUACIÓN DE DISCAPACIDAD PEDIÁTRICA (*PEDIATRIC EVALUATION OF DISABILITY INVENTORY*; [PEDI]

Autores

Grupo de investigación del PEDI: Haley S., Coster W., Ludlow L., Haltiwanger J., Andrellos P. (Copyright 1992: New England Medical Center Hospital Inc., y grupo de investigación del PEDI, Boston, MA.)

Descripción de la prueba

El PEDI es una herramienta de evaluación funcional diseñado para niños entre los 6 meses y los 7,5 años (los niños mayores pueden evaluarse con este método si sus habilidades funcionales se encuentran por debajo de las habilidades normales de niños de 7,5 años). El PEDI, herramienta de evaluación estandarizada, es a la vez normativa y referente al contenido que mide el desempeño del niño en tres dominios principales: autocuidado, movilidad y función social. Es particularmente útil para identificar el grado y la naturaleza de retraso o problemas funcionales con impedimentos motores significativos o una combinación de discapacidades motoras y cognitivas. Es menos útil para bebés más pequeños y para niños con cuadros muy moderados o para quienes su principal discapacidad es psicosocial o de comportamiento. Es una excelente herramienta de evaluación para un programa y una medición de resultados funcionales para la rehabilitación pediátrica u otros programas de intervención.

Los datos pueden reunirse usando métodos diferentes, incluidas las entrevistas estructuradas con los padres o cuidadores y las observaciones del niño realizadas por los cuidadores, por los terapeutas o por los padres. Esta prueba es única en el sentido que contiene una escala que mide el nivel de asistencia del cuidador y una escala de modificaciones para examinar el impacto de las modificaciones ambientales y de actividad que el niño usa para completar una tarea funcional. Al ser una entrevista estructurada para los padres, dura 45 a 60 minutos.

Propiedades psicométricas

Datos normativos

Los datos normativos del PEDI se obtuvieron de 412 niños y familias de tres estados de Nueva Inglaterra. La muestra se seleccionó en forma predeterminada, y se intentó que fuera lo más representativa posible del noreste de los Estados Unidos basada en estimaciones derivadas de los datos del censo de 1980 de Estados Unidos. En el proceso de selección se consideraron las siguientes prioridades: igual distribución de la edad desde los 6 meses a los 7,5 años; igual cantidad de hombres y de mujeres; raza similar a la población estadounidense y a la de la región; representación proporcional del nivel educacional de los padres y características de la comunidad (urbana frente a rural). En general, los datos normativos son serios; sin embargo, la muestra es relativamente pequeña. Donde se encontraron discrepancias entre la muestra y la población (p. ej., sobrerrepresentación de madres trabajadoras), se evaluaron los efectos en el desempeño funcional de los niños se estudiaron las variables demográficas, y se demostró que no afectaban significativamente a la generalidad de las puntuaciones del PEDI. En el manual también se incluye el desempeño de los niños de la muestra de las tres poblaciones. Las muestras clínicas incluyeron a niños internados en una unidad traumatológica (n = 46), 32 niños con discapacidades severas y un grupo mixto de niños de un programa diurno de un hospital con diferentes diagnósticos, entre ellos parálisis cerebral, retraso del desarrollo y traumatismo craneoencefálico.

Fiabilidad

Los estudios de fiabilidad que midieron la consistencia interna, fiabilidad entre evaluadores, y acuerdo entre las respuestas de los padres y los miembros del equipo se incluyeron en el manual de la prueba. Las mediciones de consistencia interna dentro de las seis escalas fueron aceptables, con coeficientes de alfa de Cronbach entre 0,95 a 0,99. La fiabilidad entre evaluadores para las Escalas de asistencia de los cuidadores y modificaciones *(Caregiver Assistance and Modifications Scales)* fue buena, con un coeficiente entre 0,79 y 1,0. El acuerdo entre los padres y los profesionales fue adecuado, con la excepción de las puntuaciones de las Escalas de función social *(Social Function Scales).*

Validez

Los estudios de validez interna, predicción concurrente y de discriminación se informan en el manual. El contenido teórico de la función pediátrica del PEDI se desarrolló basado en definiciones aceptadas por la Organización Mundial de la Salud. El manual brinda mayor información acerca del modelo conceptual que define la función pediátrica y está disponible en Coster y Haley (1992). Se establecieron las tendencias relacionadas con la edad y la media de las puntuaciones del PEDI, como era de esperar, aumentó con la edad. A través de todo el desarrollo del PEDI se aborda extensivamente la validez de contenido y se dedica un capítulo completo en el manual a este tópico. Para establecer el contenido de la PEDI un panel de expertos realizó una evaluación de ediciones preliminares de investigación, y una combinación de técnicas de estadísticas, incluidas las escalas de Rash y su análisis (véase Haley y col., 1991). La validez concurrente se estableció al correlacionar las puntuaciones de los niños de la muestra normativa y de las muestras clínicas en el PEDI con puntuaciones de la Prueba de cribado e inventario del desarrollo de Battelle (*Battelle Developmental Inventory Screening Test*) y de la Medición de la independencia funcional para niños (*Functional Independence Measure for Children*), con resultados de correlaciones de moderadas a altas entre 0,70 y 0,97. Las puntuaciones del PEDI también pudieron discriminar a niños con discapacidades conocidas de aquellos sin discapacidad.

Consideraciones prácticas

El PEDI es rápido y fácil de aplicar y calificar, y debido a que se basa en técnicas de entrevista, no se requiere equipamiento especializado. Es relativamente económico; cuesta aproximadamente 90 dólares estadounidenses y otros 125 dólares estadounidenses el programa informático opcional para la puntuación.

Ventajas y desventajas

El PEDI es un instrumento de evaluación bien estudiado y proporciona una medición efectiva de los resultados de rehabilitación, particularmente para niños con parálisis cerebral y con otros impedimentos neuromotores. Es una de las pocas mediciones estandarizadas del desempeño ocupacional.

Lecturas recomendadas

Feldman, A. B., Haley, S. M., & Coryell, J. (1990). Concurrent and construct validity of the Pediatric Evaluation of Disability Inventory. *Physical Therapy 70,* 602-610.

Haley, S. M., Coster, W, & Faas, R. (1991). A content validity study of the Pediatric Evaluation of Disability Inventory. *Pediatric Physical Therapy, 3,* 177-184.

Nichols, D. S., & Case-Smith, J. (1996). Reliability and validity of the pediatric evaluation of disability inventory. *Pediatric Physical Therapy, 8,* 15-24.

Knox, V. (2000). Clinical review of the pediatric evaluation of disability inventory. *British Journal of Occupational Therapy, 63,* 29-32.

Reid, D. T., Boschen, K., & Wright, V. (1993). Critique of the pediatric evaluation of disability inventory (PEDI). *Physical and Occupational Therapy in Pedia-trics, 13,* 57-87.

EJEMPLO DE REVISIÓN Nº 2: ESCALA DEL DESARROLLO MOTOR DE PEABODY-2 (*PEABODY DEVELOPMENTAL MOTOR SCALES-2*; [PDMS-2])

Autores

Folio. R., & Fewell, R. (Copyright 2000, Pro-Ed, Austin TX. 1-800-897-3202)

Descripción de la prueba

La PDMS-2 es una herramienta de evaluación estandarizada, y a la vez normativa y referente al contenido. Consiste en 6 subpruebas y mide el desempeño motor fino y grueso en niños entre el nacimiento y los 6 años de edad. Las subpruebas incluyen los reflejos (para bebés hasta los 12 meses de edad), habilidades motoras gruesas fijas (sin movimiento), locomoción, manipulación de objetos, prensión e integración visomotora. Las puntuaciones de estándares de las subpruebas y las de los componentes de las habilidades motoras finas, motoras gruesas y todas las habilidades motoras, están disponibles como puntuaciones equivalentes para la edad. La prueba viene con un conjunto de materiales, que incluye algo (pero no todo), del equipamiento necesario para la prueba, registros de puntuación, un manual para el evaluador, un manual de aplicación, una ficha del desarrollo motor, un manual de programación y tarjetas de actividad.

Propiedades psicométricas

Datos Normativos

En 1997-1998 se reunieron los datos normativos de 2.003 niños estadounidenses. Cuatro grandes áreas geográficas se identificaron como lugares para estandarizar, y se incluyeron a niños de 46 estados y de una provincia de Canadá. Los datos normativos se compararon con los del censo estadounidense de 1997 y se encontró que eran representativos de las características demográficas para describir a niños menores de 5 años, al área geográfica, la raza, el tipo de residencia (rural frente a urbana), la etnia y el estado socioeconómico. Por lo general, los datos normativos son muy impresionantes, incluyen datos recientes y una gran muestra representativa de niños normales. No se incluyen datos normativos de niños con discapacidad.

Las mediciones de la consistencia interna usando el coeficiente alfa de Cronbach se encuentran entre 0,84 y 0,98, lo que indica que los ítems de la prueba miden los mismos parámetros (habilidades motoras finas y gruesas) y están fuertemente asociados unos con otros. Los errores estándares de la medición para cada una de las subpruebas y puntuaciones de los componentes por grupo de edad son aceptables. La fiabilidad prueba y reprueba se evaluó con dos grupos de niños, de 2 a 11 meses ($n = 20$) y de 12 a 17 meses ($n = 30$) con resultados aceptables, con coeficientes de correlación entre 0,73 y 0,96. Los protocolos completos de la fiabilidad entre evaluadores para la puntuación se han evaluado con coeficientes firmes entre 0,96 y 0,98. Sin embargo, se cree que las discrepancias relacionadas con el error del evaluador pasarían más durante la puntuación del desempeño del niño en la prueba que durante los procedimientos de la puntuación, lo que todavía debe evaluarse.

Validez

Los fundamentos para el desarrollo de los ítems de la prueba se describen en detalle en el manual, con un fuerte apoyo teórico, y también se abordaron e investigaron bien en la versión anterior de la prueba. Se utilizaron varias técnicas de análisis de los ítems, incluida la aplicación de la Teoría de la respuesta del ítem (*Item Response Theory*) y regresión logística para analizar el funcionamiento diferencial de un ítem que apoyó el contenido de la PDMS-2. Se establecieron las tendencias de edades, a medida que la media de la PDMS-2 incrementaba con la edad, como era de esperar. También se utilizó un análisis factorial confirmatorio y apoyó la inclusión de varias subpruebas dentro de cada uno de los componentes de las habilidades motoras finas y gruesas. Se estableció la validez concurrente al correlacionar las puntuaciones de la PDMS-2 de los niños de la muestra normativa con las puntuaciones de la versión anterior. Las correlaciones resultantes de los componentes motores finos y gruesos fueron significativas: 0,84 y 0,91 respectivamente. Las puntuaciones de la PDMS-2 también tuvieron correlaciones de grado moderado a fuerte con puntuaciones de las escalas motoras finas y gruesas de las Escalas de aprendizaje temprano de Mullan: Edición AGS (*Mullan Scales of Early Learning: AGS Edition*). Las puntuaciones de la PDMS-2 también pueden discriminar a niños con discapacidad física y mental de aquéllos sin discapacidad.

Consideraciones prácticas

La PDMS-2 es fácil de aprender; sin embargo, se necesita tiempo y práctica para familiarizarse con la aplicación de la prueba. Aplicar la batería completa lleva cerca de 60 minutos aunque si es necesario el proceso de aplicación puede dividirse en partes. Se necesita espacio para correr, lanzar la pelota y patear. Es relativamente caro; el conjunto de materiales de la prueba cuesta aproximadamente 525 dólares estadounidenses.

Ventajas y desventajas

La PDMS-2 es una herramienta de evaluación excelente para medir habilidades motoras finas y gruesas generales, a pesar de que lleva mucho tiempo realizarla. Es fácil de aprender. Es una prueba muy conocida, y aunque la investigación de la nueva edición es limitada, existe una cantidad abundante de investigación en la versión anterior.

Lecturas recomendadas

Crowe, T., McClain, C., Provost, B. (1999). Motor development of Native American children on the Peabody Developmental Motor Scales. *American Journal of Occupational Therapy,* 53, 514-518.

Gebhard, A.R. (1994). Interrater reliability of the Peabody Developmental Motor Scales: fine motor scale. *American Journal of Occupational Therapy, 48,* 976-981.

Russell, D. J. (1994). Test-retest reliability of the fine motor scale of the Peabody Developmental Motor Scales in children with cerebral palsy. Occupational *Therapy Journal of Research,* 14, 178-82.

Tabatabainia, M. M. (199S). Construct validity of the Bruininks-Oseretsky Test of Motor Proficiency and the Peabody Developmental Motor Scales. *Australian Occupational Therapy Journal, 42,* 3-13.

Wiart, L., & Darrah, J. (2001). Review of four tests of gross motor development. *Developmental Medicine & Child Neurology, 43,* 279-285.

5

ENTREVISTAS Y OBSERVACIONES

INTRODUCCIÓN

En este capítulo se analizan los procedimientos no estandarizados de evaluación, incluso las técnicas de entrevista y varios tipos y procedimientos de observaciones formales e informales. Las pruebas estandarizadas son limitadas ya que miden el desempeño en áreas muy específicas, y en circunstancias predeterminadas en lugar de las habituales, con puntuaciones que derivan de un grupo normativo de individuos o referente al contenido (Cermak, 1989). A menudo es difícil saber qué significa en realidad hacer bien o mal en una prueba estandarizada para el desempeño ocupacional de un individuo a menos que este desempeño se mida directamente. Por lo tanto, es esencial llevar a cabo procedimientos no estandarizados como parte de su evaluación. Este tipo de procedimientos tienden a ser rápidos y fáciles de administrar y no requieren demasiado entrenamiento. Si bien a veces consumen bastante tiempo, no son invasivos para la persona, son económicos y a menudo, relevantes al contexto. También son flexibles; y le permiten diseñar sus actividades de evaluación para cada niño y familia en particular, y así poder evaluar las áreas importantes que son específicamente relevantes para ellos.

El capítulo 5 presenta información sobre las entrevistas, incluidas las estrategias y los ejemplos de entrevistas para ayudarlo a desarrollar esta habilidad. Luego se discuten cómo llevar a cabo observaciones sistemáticas en los salones de clase, durante el juego y durante el desempeño de las habilidades funcionales de cuidado personal. Además, se tratan las observaciones estructuradas, que incluyen las que se pueden realizar durante la aplicación de pruebas estandarizadas, y se describen algunos de los procedimientos más comunes de observaciones clínicas, que suelen incluirse como parte de las evaluaciones de terapia ocupacional en pediatría.

LA ENTREVISTA

En todas las áreas de la práctica de terapia ocupacional, las evaluaciones incluyen la entrevista a las personas. En pediatría, es importante entrevistar al cuidador o padres del niño, al niño (según su edad y madurez), y a otras personas importantes en su vida, como su profesor. Las entrevistas proveen una oportunidad única de establecer la relación de confianza con la persona interesada y su familia, y de aprender acerca de las ocupaciones, los roles y las actividades que valoran. A través de la entrevista, también reunirá información vital acerca de las expectativas de la persona relacionada con su participación, acerca de sus prioridades, y así usted comenzará a comprender cómo el cliente ve su propia situación. Los datos de la entrevista son importantes también para que esa información pueda apoyar y aumentar datos de otras fuentes, como herramientas de evaluación y observaciones estandarizadas.

Los tipos de entrevistas son muchos e incluyen desde las muy informales ("conversemos y conozcámonos") hasta las muy formales y estructuradas (como las herramientas de evaluación estandarizadas que aplican técnicas de entrevista con un conjunto y orden específico de preguntas). Sin embargo, existen algunas técnicas específicas de entrevistas que aumentarán su eficacia como entrevistador y eso puede aplicarse aparte de la situación y de la edad del entrevistado. Estas técnicas se discuten a continuación en la sección siguiente.

Prepárese para sus entrevistas

Para ser eficaz , necesita tiempo para prepararse para la entrevista. Es útil establecer ciertos objetivos acerca de qué información usted quiere obtener y qué quiere lograr. El recuadro 5-1 presenta ejemplos de objetivos que se pueden lograr a través de las entrevistas con las personas. Cuando se prepare para ellas, bosqueje algunas de las preguntas que a usted le gustaría hacer y anticipe qué preguntas el entrevistado pueda formularle a usted; de esta forma, puede preparar sus respuestas. Según su situación, puede haber áreas sensibles que usted desearía discutir. Anticipe las preguntas que puedan evocar respuestas emocionales o que puedan ser incómodas para usted o para el entrevistado, y piense acerca de la mejor forma de manejarlas.

RECUADRO 5-1	OBJETIVOS COMUNES DE ENTREVISTA

1. Obtener información médica relevante, información detallada relativa al contenido de la derivación, e información acerca de servicios médicos y educacionales que el niño recibe o ha recibido en el pasado
2. Construir una alianza terapéutica y comenzar a establecer la relación de confianza
3. Llegar a conocer al niño y a la familia mejor, incluso sus intereses y actividades diarias
4. Identificar los objetivos del niño y de la familia, las expectativas y las prioridades
5. Proveer una oportunidad para realizar observaciones informales de las personas y sus ambientes
6. Compartir información acerca de sus habilidades, roles y servicios

Cree una atmósfera cómoda y relajada

Obtendrá la información más útil si usted y sus clientes se encuentran relajados y cómodos durante la entrevista. Primero, es vital concertar la entrevista en un horario conveniente y cuando las probabilidades de distracción sean menores. El ambiente físico debe ser cómodo, incluida la consideración acerca de la iluminación, la temperatura y la disposición de las sillas. En pediatría usted necesita ser flexible para dirigir entrevistas de los cuidadores respetando los horarios de los niños y encontrando formas de manejar la entrevista, cuando los niños estén presentes (véase fig. 5-1). Cuando comience, asegúrese de que el entrevistado conozca el motivo de la entrevista y que pueda hacerle preguntas en cualquier momento. Explique sus razones para llevar a cabo su entrevista en un lenguaje que su entrevistado comprenda. Es importante estar alerta o sensible a las necesidades físicas y emocionales de los entrevistados. Esté alerta de su lenguaje no verbal, y constantemente lea y responda de forma apropiada al lenguaje no verbal que recibe del entrevistado.

Estrategias para promover la interacción

La forma en que pregunta impactará en la cantidad y calidad de la información recibida. Aún más importante, escuche, escuche, escuche y luego escuche un poco más. Formular preguntas sobre la base de lo que la persona le acaba de contar es una buena técnica que provee al entrevistado un mensaje claro de que usted se preocupa y que lo está escu-

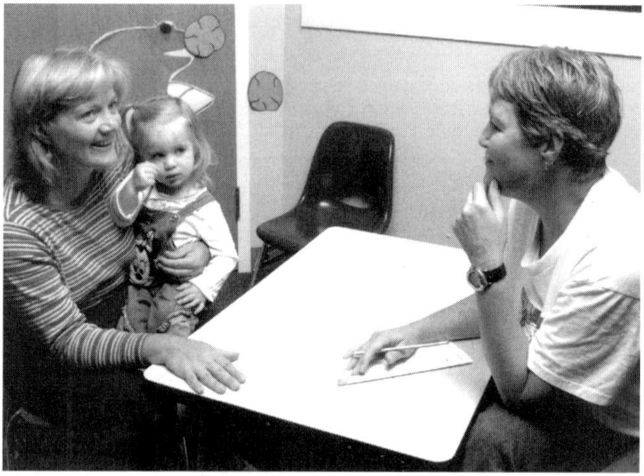

Fig. 5-1 Ejemplo de una entrevista a un cuidador. Esta entrevista a la madre se está llevando a cabo con la niña presente sobre su falda. Es importante ser flexible y que tanto el entrevistado como el entrevistador se sientan cómodos.

chando cuidadosamente. Aclare o repita con frecuencia lo que la persona le ha dicho para asegurarse que entendió lo que trata de decirle. Use, lo más posible, preguntas abiertas en lugar de preguntas que lleven a respuestas de un sí o un no, ya que las primeras promueven la interacción (p. ej., cuénteme más acerca de...", y ¿"qué es lo que le gustaría que yo supiera acerca de su hijo?"). A pesar de que esto es algunas veces difícil, haga pequeñas pausas para no ir demasiado rápido sin comentar o hacer otra pregunta inmediatamente. Estas pausas dan tiempo para la reflexión, suya y del entrevistado, para procesar lo que se ha dicho y para organizar sus pensamientos para el próximo intercambio. Los indicadores de que una entrevista fue efectiva son que usted haya necesitado formular muy pocas preguntas, ya que la persona fue la que habló más, que la atmósfera haya sido agradable y cómoda, y que la información que usted obtuvo haya cumplido con sus objetivos.

Estructure la entrevista con un comienzo, un desarrollo y un final

El proceso de entrevista debe fluir suavemente, con un comienzo, un desarrollo y un final natural. El comienzo siempre incluye presentaciones, revisar los motivos de la entrevista, y quizás una conversación pequeña para facilitarla. El desarrollo de la entrevista es el período en donde se reúne la mayor cantidad de información. Es importante prepararse para el final de la entrevista 5 a 10 minutos antes de finalizar. Esto se logra haciéndole saber al entrevistado que el tiempo está por acabar, de tal forma de que tenga la oportunidad de hacer cualquier pregunta final o compartir cualquier información que se dejó fuera. Es importante tener tiempo para agradecerle al entrevistado, para compartir el cómo se va a usar la información de la entrevista, y para describir el próximo paso del proceso de evaluación.

A pesar de que las entrevistas se llevan a cabo con los cuidadores por diferentes razones, la razón más importante es dar a los padres la oportunidad de contar su historia así usted puede comenzar a entender quiénes son ellos y quién es el niño. Personalice su estilo de intervención con los cuidadores para adecuarlo a su personalidad y necesidades, de tal manera que usted pueda lograr los objetivos que se planteó para la entrevista. En el recuadro 5-2 se muestran ejemplos de preguntas simples usadas en una entrevista inicial para ayudarlo a guiar sus entrevistas y reunir información relevante que sea útil para planificar la intervención.

Consideraciones para llevar a cabo entrevistas con los niños

Debe tener presente algunas consideraciones cuando entrevista a niños. Primero, debe conocer el nivel de desarrollo del niño que está entrevistando. La habilidad de un niño para expresar sus pensamientos y sentimientos depende de varios prerrequisitos de las habilidades del lenguaje y cognitivas. Por ejemplo, comúnmente los niños menores de 8 años se describirán a sí mismos solo en términos de rasgos observables y no en términos de sus características internas. (Stone y Lemanek, 1990). La precisión de la información entregada por estos niños también es cuestionable; por lo tanto, estas entrevistas deben llevarse a cabo principalmente para establecer una relación de confianza y para conocer sus gustos y disgustos. Varias observaciones clínicas también pueden realizarse durante una entrevista con un niño, como sus habilidades para comunicarse, interactuar, seguir instrucciones, su afecto y su nivel de actividad.

A medida que comienza a aparecer un pensamiento más sofisticado, los adolescentes jóvenes pueden entregar respuestas más fiables.

RECUADRO 5-2	PREGUNTAS EJEMPLO USADAS EN UNA ENTREVISTA INICIAL CON LA MADRE DE J.

Obtener información demográfica

Deben obtenerse antes de la entrevista los nombres del niño y de los padres, dirección postal, número de teléfono y fecha de nacimiento del niño. ¿Quiénes viven en la casa? ¿Cuáles son las edades de los otros niños? ¿Cuál es la forma más fácil para mí de contactarlo? ¿ Quién es el médico de cabecera de J.? Para cobrar mis honorarios necesito obtener información acerca de su seguro de salud.

Obtener información sobre la historia médica

Me gustaría saber más acerca de los antecedentes de J. ¿Tuvo usted (si el entrevistado es la madre) alguna complicación en su embarazo o parto de J.? ¿Cuánto tiempo pasó en el hospital? ¿A qué edad aprendió J. a sentarse? ¿A sonreir? ¿A gatear? ¿A caminar? ¿Ha tenido J. enfermedades severas u hospitalizaciones? (si es sí, ¿puede contarme un poco acerca de lo qué pasó?) ¿Tiene antecedentes de alergias o infecciones del oído? ¿Cuáles han sido los resultados de los exámenes a la vista y la audición? ¿Toma J. algún medicamento? Cuénteme qué lo llevó a buscar servicios de terapia ocupacional para J. ¿Qué ha aprendido del desarrollo de J. con otros profesionales que trabajaron con J. o lo evaluaron? ¿Hay algo más acerca de su historia médica o condición actual que yo debería saber?

Obtener información acerca del niño y de su familia

Cuénteme acerca de J. ¿Cómo ocupa él su tiempo habitualmente? ¿Qué le gusta hacer en casa? ¿Tiene J. algún miedo o algo que no le guste especialmente? ¿Participa J. en ciertas actividades extracurriculares? (si es sí, cuénteme acerca de esas actividades) ¿Qué tipo de cosas hacen ustedes como familia? ¿Qué responsabilidades tienen J. y sus hermanos en la casa? ¿Tienen vecinos, amigos o familiares a quienes usted pueda acudir en caso de que sea necesario? ¿En qué trabajan usted y su esposo? Cuénteme acerca de los cuidados de J. ¿Qué es lo que J. hace bien?

Obtenga información acerca del programa escolar del niño y de otros servicios:

Cuénteme acerca del programa escolar de J. ¿Cómo es su profesor? ¿Cómo se estructura su día en la escuela y qué tipo de habilidades está aprendiendo en este momento? ¿Qué es lo importante para usted en relación con el programa escolar? ¿Cómo se desempeña en el colegio? Cuénteme acerca de otros servicios que esté recibiendo.

Identificar las prioridades y objetivos del niño y de la familia

¿Cuáles son las habilidades o áreas que usted quiere que abordemos más en terapia ocupacional? En término del desarrollo y las habilidades de J., ¿cuáles son sus prioridades? En el desarrollo de un programa para usted y J., ¿existe algo más que usted piense que yo debo saber acerca de J. o su familia que me ayudaría a armar su programa para cumplir con sus objetivos y expectativas?

Probablemente ya tienen la habilidad de autorreflexión y pueden describir sus sentimientos, comportamientos y habilidades en relación con las de sus pares, y comentar de qué manera otros ven su comportamiento. Por lo tanto, la cantidad de información que puede obtenerse a través de entrevistas con niños mayores y adolescentes es mucho mayor que la que se puede obtener a través de las entrevistas con los niños más pequeños.

HERRAMIENTAS DE EVALUACIÓN ESTANDARIZADAS QUE SE EMPLEAN EN LAS ENTREVISTAS ESTRUCTURADAS

La mayoría de las entrevistas estandarizadas de terapia ocupacional fueron diseñadas para adultos; sin embargo, unas pocas están disponibles específicamente para la práctica pediátrica. Alguno de los instrumentos comúnmente más usados incluyen la COPM (Law, y col., 1992), el PEDI (Haley y col., 1992), el Perfil sensorial (Dunn, 1999), y el Instrumento de evaluación del rol del adolescente (Black, 1976). A pesar de que el PEDI y el Perfil sensorial pueden completarse por el cuidador de forma independiente (el cuidador completa los registros de la herramienta de evaluación sin la presencia del terapeuta), es bueno tomarse el tiempo para dirigir la herramienta de evaluación como una entrevista. Esto asegura que el cuidador comprenda las preguntas y le brinda una oportunidad al entrevistado de elaborar en las áreas incluidas en la herramienta de evaluación. Este diálogo provee una información más detallada y rica que la que se puede obtener del chequeo de las respuestas en la prueba por sí sólo. Una mayor información acerca de estas herramientas de evaluación se incluye en los cuadros en el capítulo 4.

REALIZAR OBSERVACIONES

Sus observaciones estructuradas y no estructuradas van a ser, a menudo, las fuentes de información más valiosas en todo el proceso de evaluación. Las observaciones se definen simplemente como lo que usted ve. A pesar de que esto parezca muy básico, es importante, y algunas veces desafiante, distinguir la observación de sus interpretaciones de los comportamientos observados. Por ejemplo, suponga que durante una sesión de 30 minutos, observó que una niña de 6 años de edad lloró brevemente cuando se separaba de su madre y luego tuvo un afecto muy plano (poca expresión facial) durante el resto de la sesión. Se resistió a participar en 8 de las 10 actividades que se le presentaron, contestó preguntas con una sola palabra y no inició conversación; en general, parecía muy triste, aletargada, ensimismada y de alguna manera poco cumplidora.

Los comportamientos observados, incluyeron llorar, el afecto plano, el uso limitado del lenguaje, la resistencia a participar en la mayoría de las actividades presentadas y tener un nivel de actividad bajo. Estas observaciones son claras y casi incuestionables. Sin embargo, estos comportamientos observados pueden interpretarse de diferentes maneras. Por ejemplo, se puede concluir que el niño demuestra síntomas de depresión o tiene sentimientos de tristeza. Otra interpretación puede ser que el niño es tímido y tiene problemas para relacionarse con extraños. Y todavía otra es que simplemente el niño no quiso ser evaluado y por lo tanto actuó desafiante. Este ejemplo demuestra que hay muchas maneras de interpretar el comportamiento observado, y por qué, durante el proceso de evaluación, es tan importante, sobre todo al escribir su informe de evaluación, que explícitamente diferencie entre lo que observó (exactamente lo que vio) y el cómo interpretó sus observaciones.

Las observaciones pueden informarse de varias maneras, y, cuando sea posible, es importante documentar las observaciones de una manera objetiva más que subjetiva. Hay tres maneras de informar las observaciones. Primero, usted puede usar una descripción narrativa, que provee información detallada y cualitativa acerca de los comportamientos observados. Segundo, cuando analice comportamientos específicos, puede informar el rango del comportamiento al usar ya sea una medida de frecuencia (el número de veces que el comportamiento ocurrió en un tiempo dado) o de duración (el tiempo que duró el comportamiento). Para medir la frecuencia y la duración es importante que el comportamiento se defina operacionalmente de manera que quede claro cuál es el comportamiento, cuándo comienza y cuándo termina. Una tercera manera de registrar las observaciones es anotar el comportamiento en una hoja de registro diseñada personalmente, puede ser un listado de chequeo o una escala de puntuación. A menudo dichos registros incluyen un espacio para escribir la descripción narrativa.

Para los propósitos de este libro, las observaciones se clasificaron en tres categorías principales: observaciones sistemáticas; observaciones estructuradas, incluidas las que pueden realizarse durante la aplicación de las pruebas estandarizadas, y los procedimientos formales de observaciones clínicas. Cada categoría se analiza en detalle en las secciones siguientes.

Observaciones sistemáticas

Son aquellas que tienen lugar en el contexto y en el ambiente en que el niño desempeña regularmente sus actividades. Las observaciones sistemáticas verdaderas también requieren que usted, como observador, sea lo menos disruptivo posible de tal manera que su presencia no altere el desempeño habitual del niño o cualquier otra persona en el ambiente. Tres tipos comunes de observaciones sistemáticas llevadas a cabo por terapeutas ocupacionales pediátricos son las observaciones de la sala de clases; las observaciones del juego en el hogar; y las observaciones de niños mientras desempeñan las tareas funcionales como alimentarse, vestirse o realizar tareas del hogar o laborales.

Observaciones de la sala de clases

Son parte de la mayoría de las evaluaciones de la terapia ocupacional escolar. Tales evaluaciones se proveen siguiendo la Ley educacional de los individuos con discapacidad, por lo que deben seguir las reglas establecidas en ella. Ver por sí mismo cómo se dirige la clase del niño, cuál es el currículo del niño, y cómo actúa el niño en el salón de clases, aporta una información valiosa para la planificación de un programa y ayuda a determinar la relevancia de la educación o el impacto que las deficiencias del niño tienen en sus habilidades para ser exitoso en la sala de clases.

Al prepararse para una observación de la sala de clases es importante hablar con los padres del niño y el profesor para discutir cualquier problema o preguntas que ellos tengan en relación con el desempeño escolar del niño. Es importante saber lo que ellos piensan. Una vez que los comportamientos en cuestión fueron identificados, usted y el profesor pueden decidir en conjunto cuándo sería el momento y el lugar más apropiados para llevar a cabo la observación. Por ejemplo, si el niño tiene dificultades en las habilidades motoras finas y en la capacidad de atención, puede que sea más útil observar al niño durante una actividad de arte sentado o en una tarea de escritura.

Los listados de chequeo autodiseñados y las escalas de puntuación pueden desarrollarse y utilizarse para apoyar la estructura y documentar las observaciones de la sala de clases. En la figura 5-2 se muestra un ejemplo de registro de observación para sala de clases diseñado por el terapeuta. A pesar de que las habilidades relacionadas con la escuela y las áreas en que usted esté interesado en evaluar variarán mucho según la edad o el grado del niño y de las necesidades del niño, se incluyen en este formulario ejemplos de habilidades y áreas en los que se solicita la evaluación de los terapeutas ocupacionales.

Observaciones del juego

A pesar de que existen pocas herramientas para evaluar el juego, (véase cap. 4), usted puede elegir observar el juego de un niño más informalmente en el contexto habitual de juego (en el hogar, en el colegio, o en el ámbito donde se lo cuida). El juego es complejo y como es la ocupación más importante de los niños, es de gran interés para los terapeutas ocupacionales. Es el medio por el cual los bebés y los niños pequeños aprenden, se divierten e interactúan. Las evaluaciones del juego deben incluir obtener información acerca de la habilidad del niño para participar en el juego significativo, disfrutar en el juego, las preferencias de juego, y los comportamientos y habilidades del juego social. También, a través de estas observaciones, se puede obtener información de varias áreas de habilidades básicas y factores del niño. Por ejemplo, puede aprender mucho acerca de las habilidades motoras finas y gruesas, equilibrio y control postural, comunicación social y habilidades cognitivas (p. ej., conocimiento de concepto de forma, color y tamaño) al mirarlo jugar. Es importante además observar las habilidades y los comportamientos psicosociales, como el nivel de actividad, el afecto, la capacidad para expresar emociones y la estabilidad emocional. Los patrones de interacción social entre el niño y el cuidador y entre los pares también pueden evaluarse a través de las observaciones no estructuradas del juego.

La revisión de los comportamientos y habilidades típicos del juego mostrados por los niños de diferentes edades y niveles del desarrollo le ayudarán a identificar los comportamientos específicos que debe buscar cuando se evalúa cada niño (véase cap. 3). En el recuadro 5-3 se muestra una guía para ayudarlo a estructurar y a obtener información importante acerca de las preferencias de juego del niño, el uso de materiales, comportamientos sociales en el juego, adaptabilidad y otros factores psicológicos y emocionales. En las figuras 5-3 y 5-4 se proveen ejemplos de observaciones del juego.

Cuando se realizan evaluaciones de juego o de habilidades e intereses de ocio de niños de edad escolar mayores y de adolescentes, es más útil observarlos con sus pares durante una actividad grupal de ocio o de diversión. Además, al entrevistar al niño y a sus cuidadores se puede aprender mucho acerca del uso de su tiempo de ocio, sus intereses y sus habilidades sociales.

Observaciones de actividades funcionales

La información acerca de la habilidad del niño para desempeñar habilidades básicas de autocuidado como comer y usar el retrete y participar de las tareas del hogar y actividades laborales, a menudo se obtiene a través de la información de los padres. Las herramientas de evaluación estandarizadas, que usan un formato de entrevista u observación, como el PEDI (Haley y col., 1992), y observaciones del niño mientras desempeñan las actividades funcionales problemáticas o de interés, proveen la información más objetiva y detallada. Las observaciones directas son particularmente útiles si el niño puede ser evaluado durante el tiempo que las actividades ocurren en forma natural, y en los lugares donde se desempeñan en forma habitual. Llevar a cabo observaciones sistemáticas del niño desempeñando habilidades funcionales le permite conocer sus puntos fuertes y sus limitaciones, y de las técnicas y estrategias utilizadas para completar las tareas. Las influencias del ambiente y las demandas de cada tarea observada también pueden ser determinadas, lo que es útil para la planificación de la intervención. Según su lugar de trabajo y la población con que usted trabaje (edad, diagnóstico, etc.), querrá observar diferentes tipos de habilidades funcionales. La consideración del perfil ocupacional del niño, el que se establece al comienzo de la evaluación, lo asistirá en seleccionar las tareas funcionales más importantes para que usted observe en cada niño. Los cuadros 5-1 y 5-2 enumeran algunas de las tareas funcionales que los terapeutas ocupacionales observan como parte de sus evaluaciones completas de niños de edades diferentes.

Al evaluar las tareas funcionales, es importante incluir lo siguiente:

1. Una descripción del contexto en el que se produce la actividad, incluidos los factores ambientales y las demandas de las tareas.
2. El nivel de independencia del niño y el nivel y tipo de asistencia requerido por él para completar la actividad (la terminología común utilizada por terapeutas ocupacionales para describir los niveles de asistencia figura en el cap. 2).
3. Cualquier técnica especial, estrategias compensatorias y equipamiento de adaptación utilizado para completar la tarea.
4. Una descripción de cómo el niño completa la actividad, incluso las posiciones y los movimientos usados y tipos de errores cometidos.

(Texto continúa en página 210)

Registro de observación escolar

Nombre del estudiante ________ Fecha de nacimiento ______ Grado___ Profesor ________

Servicios especiales de educación: ________

Preocupaciones del profesor y de los padres: ________

Fecha de observación: ________

Actividades observadas: ________

Salón de clases: (distribución del escritorio, patrones de tráfico, áreas de trabajo, estímulos auditivos y visuales, etc.)

Observaciones sensitivomotoras

Habilidad	**Dificultad**	**Sin dificultad**	**Comentarios**
Sentarse			
Movilidad funcional			
Motora fina, escritura a mano			
Coordinación motora gruesa			
Fuerza y resistencia			
Procesamiento visual			

Desempeño en las actividades de la clase y comportamiento

Habilidad	Dificultad	Sin dificultad	Comentarios
Atención y nivel de actividad			
Culminación de la tarea			
Trabajo independiente			
Seguimiento de instrucciones			
Habilidades de comunicación			
Habilidades de autocuidado: colación y almuerzo, ir al retrete, vestirse, cuidar las pertenencias			
Uso de materiales de la clase			
Accede al patio de juegos, al comedor, a los pasillos, a los armarios			
Cambia fluidamente de actividad en actividad			
Interactúa bien con los pares			
Respeta al profesor			

Modificaciones del currículo:
Resumen:

Fig. 5-2 Ejemplo del registro de información de la sala de clases.

RECUADRO 5-3 GUÍA PARA LLEVAR A CABO OBSERVACIONES DEL JUEGO

Documente las preferencias del juego del niño

¿Qué es lo que parece gustarle al niño? ¿No gustarle? ¿Qué es lo que realiza por más tiempo cuando está jugando? ¿Cuáles son los tipos de juguetes o actividades que prefiere? ¿Pasa más tiempo en el juego sedentario o pasivo? ¿Cuáles son las principales características sensoriales de los juguetes que elige? ¿Prefiere el juego creativo y no estructurado o el juego estructurado y reglado? ¿Tiende a jugar solo o a buscar a otros para jugar durante el juego libre? ¿Cuáles son los roles que adopta cuando juega (observador, líder o seguidor)?

Documente las maneras en las cuales el niño usa los materiales y el equipamiento del juego

¿Usa los juguetes en la manera que éstos fueron diseñados para ser usados? ¿De cuántas maneras distintas usa los mismos materiales de juego? ¿Hay materiales que usa perseverando? ¿Cuán competente es al manipular materiales y juguetes (comente sobre la destreza, patrones de agarrar y soltar, coordinación motora fina)? ¿Parece tener la habilidad de mover y la fuerza y la coordinación para participar en el juego motor grueso correspondiente a su edad? ¿Qué hace bien el niño? ¿Inicia el juego? ¿Por cuánto tiempo participa de la misma actividad de juego? ¿Es curioso y entusiasta para explorar objetos y situaciones de juego nuevas?

Documente el comportamiento social de juego del niño

¿Tiende a jugar solo o con otros? ¿Se siente cómodo en el juego paralelo? ¿Interactúa verbalmente y no verbalmente con los pares? ¿Comparte materiales? ¿Está dispuesto a tomar turnos en el juego? ¿Involucra activamente a otros en situaciones de juego? ¿Está dispuesto y es capaz de adaptar situaciones de juego para acomodarse a otros? ¿Cómo usa el lenguaje y otros medios para comunicarse con otros en la situación de juego? ¿Cuán bien comunica sus deseos y necesidades durante el juego? ¿Parece disfrutar el juego con otros o solo?

Documente cualquier factor psicosocial y emocional observado durante el juego

El niño, ¿cambia fácilmente de una actividad de juego a la otra? ¿Cuánto tiempo permanece o se concentra en una actividad de juego específica? ¿Participa de un comportamiento de abordaje-evasión (va hacia una actividad brevemente como si quisiera participar pero luego se aleja de ella)? ¿Cuál es el afecto y su habilidad para expresar emociones? ¿Qué emociones parecen ser expresadas a través de expresiones faciales y comportamientos? ¿Parece interesado en el ambiente y en las oportunidades de juego? ¿Participativo? ¿Aburrido? ¿Agresivo? ¿Pasivo? ¿Cooperativo? ¿Persiste cuando es desafiado o se frustra fácilmente y abandona?

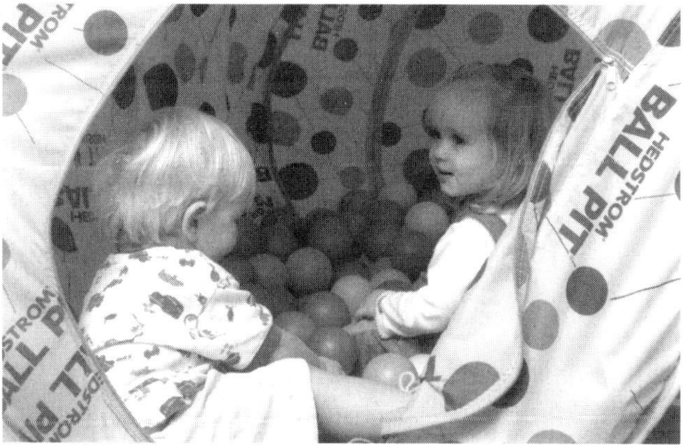

Fig. 5-3 Observaciones durante el juego. Estos dos niños, de 25 y 21 meses de edad, son observados al jugar en un túnel lleno de pelotas de plástico pequeñas. Durante el juego, estos niños se miran uno al otro frecuentemente y se sienten cómodos estando cerca, pero no participan del juego social. Parecen disfrutar jugando en el túnel de pelotas, tolerando el estímulo táctil, visual y auditivo que provee, sin dificultad. Exploran las pelotas, se mueven bien en el túnel gateando y ambos se encuentran estabilizados en posición sentada para liberar sus manos con el fin de explorar y tirar las pelotas. Demuestran habilidad para asir y soltar las pelotas, a pesar de demostrar poca precisión al lanzarlas. La niña mayor identifica algunos de los colores y el niño más pequeño dice la palabra "pelota" frecuentemente.

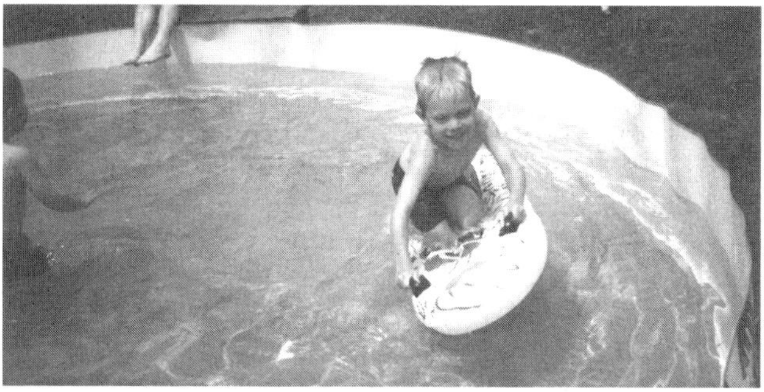

Fig. 5-4 Este niño de cuatro años de edad está jugando con amigos en una piscina en el patio de atrás. Demuestra la habilidad de planificación motora de una tarea nueva, al trepar exitosamente dentro de la balsa y posicionarse para el traslado. Es capaz de estabilizarse en una posición de 4 puntos, y demuestra reacciones de enderezamiento del cuerpo y de la cabeza efectivas para mantener su equilibrio y evadir inclinarse. Sus manos agarran las manillas fuertemente, y demuestra adecuada cocontracción en los hombros y movilización para acomodar el movimiento de la balsa. Disfruta esta experiencia de este movimiento impredecible. Participa del juego paralelo sintiéndose cómodo al estar cerca de los otros niños en la piscina y hacer su propia actividad.

5. Cualquier limitación o factores básicos del niño (médicos, sensoriales, cognitivos, psicosociales y emocionales) que aparenten interferir con la habilidad del niño para desempeñar la tarea en forma eficiente y segura.

Observaciones estructuradas

Cuando no se tiene la oportunidad o el tiempo de observar al niño que se desempeña en el contexto de las habilidades funcionales o en las actividades que se han identificado como importantes y desafiantes, puede ser necesario diseñar una situación de evaluación en la que se le pida al niño desempeñar habilidades funcionales fuera de contexto. Por lo general, observar a un niño en su contexto natural es un poco arriesgado debido a que su comportamiento es más impredecible que el de un adulto, y puede que usted no tenga la oportunidad de ver exactamente lo que busca. Preparar una situación y actividades de evaluación en forma deliberada y con un propósito aumenta la probabilidad de que usted observe los comportamientos y habilidades de mayor interés. El desarrollo y la preparación de las actividades significativas e informales involucran aplicar su conocimiento del perfil ocupacional del niño, el sentido común y un poco de creatividad. También puede necesitar equipamiento específico, materiales o más espacio. En los recuadros 5-4 y 5-5 se muestran ejemplos de preparar el ambiente para observaciones estructuradas para evaluar áreas específicas de habilidad.

Se pueden realizar también observaciones clínicas durante la aplicación de pruebas estandarizadas. Por ejemplo, durante la aplicación de una prueba de integración visuomotora, como la Prueba del desarrollo de la integración visuomotora de Beery-Buktenika (Beery, 1997), que corresponde a una prueba de copia de un diseño, usted puede tomar notas de la postura sentada del niño, de la habilidad para seguir instrucciones y de la atención. También pueden observarse planificación motora, habilidades para secuenciar, habilidades básicas para el uso del lápiz, incluidos los patrones de prensión; preferencia de mano; presión del lápiz; y coordinación durante la tarea del dibujo. Según la edad del niño y siguiendo la aplicación de la prueba, haga un ejemplo escrito rápido, como que escriba su nombre, dirección postal y número de teléfono. Además de obtener una puntuación estandarizada de la habilidad visuomotora, usted tendrá un pensamiento más acabado de las habilidades de escritura a mano y de las habilidades motoras finas.

CUADRO 5-1	ACTIVIDADES FUNCIONALES SUGERIDAS PARA OBSERVAR EN NIÑOS DE 0-5 AÑOS

Edad	**Actividades funcionales sugeridas**
Desde el nacimiento a 1 año	Observe las habilidades del juego y los patrones de intercambio entre el cuidador y el bebé durante el juego y durante las actividades de cuidado; note las habilidades del bebé para comunicar necesidades y deseos a través de gestos, expresiones faciales, y verbalizaciones; note los comportamientos de apego y la habilidad de autorregularse, incluidos el mantenerse activo, el estado de alerta y la habilidad de autocalmarse; observe las actividades de recibir cuidados, incluidos la alimentación, el baño y el vestido, y la movilidad del niño y el uso funcional de las extremidades superiores para jugar
1-3 años	Observe las habilidades del juego y los patrones de intercambio entre el cuidador y el bebé durante éste y durante las actividades de cuidado; note sus habilidades para comunicar necesidades y deseos a través del lenguaje y medios no verbales y su capacidad de cumplir instrucciones simples; observe sus habilidades para jugar e interactuar con los pares y jugar solo; note los comportamientos de apego y la habilidad para separarse de los padres; observe la alimentación, el vestido, el uso del retrete, la movilidad,y el uso funcional de las extremidades superiores para jugar
3-5 años	Observe las habilidades del juego y los patrones de intercambio entre el cuidador y el bebé durante el juego y durante las actividades de cuidado; note las habilidades del niño para comunicar necesidades y deseos a través del lenguaje y otros medios, hacer comentarios, formular preguntas, compartir información y cumplir instrucciones; observe su habilidad para jugar e interactuar con los pares y para jugar solo; note los comportamientos de apego y la habilidad para separarse de los padres y el desarrollo del autocontrol; observe la alimentación, el vestido, el baño, el uso del retrete, la movilidad y el uso funcional de las extremidades superiores para jugar; observe la habilidad del niño para participar en actividades preescolares típicas, como sentarse tranquilamente en un grupo durante 10-15 minutos, seguir instrucciones y la rutina de la sala de clases; juicio de seguridad en el patio de juegos; observe el uso de tecnología de apoyo si se requiere

CUADRO 5-2	ACTIVIDADES FUNCIONALES SUGERIDAS PARA OBSERVAR EN NIÑOS DE 5-18 AÑOS DE EDAD

Edad	Escuela	Hospital
Niños de edad escolar	Observe la comunicación escrita, verbal y no verbal; independencia en la alimentación y en el comedor; uso del retrete y actividades de limpieza simples propias de la edad; movilidad funcional, incluidos el sentarse en la sala de clases, el movimiento y la seguridad en el ambiente de la escuela y en el ómnibus de transporte; manipulación de los materiales educacionales; participación en actividades del salón de clases y en clases especializadas, como arte, música y educación física; uso del ordenador y de tecnología de apoyo, si es necesario; interacción con los pares; habilidad para prestar atención y trabajar en forma independiente, completar deberes, y participar en grupos de pares grandes y pequeños; para niños mayores, observe actividades básicas de vida en la comunidad y prelaborales.	Observe la comunicación verbal y no verbal; alimentación, baño, limpieza personal, uso del retrete y movilidad funcional, incluso movilidad en la cama, transferencias y caminar; uso del ordenador y de tecnología de apoyo, si se requiere; habilidad para participar en actividades de juego y ocio y de interactuar con los pares; para niños mayores, observe actividades básicas de vida comunitaria y prelaborales.

Las opciones para desarrollar observaciones estructuradas no tienen límites. Por lo tanto es importante que usted sea muy decidido en la selección de las actividades de evaluación y que prepare situaciones que lleven, lo más posible, a obtener el tipo de datos de observación que busca. Es importante que lleve a cabo su evaluación en forma eficiente y que evada la duplicación de datos obtenidos a través de las pruebas estandarizadas u obtenidas por otros miembros del equipo. Otros ejemplos de observaciones estructuradas que pueden llevarse a cabo para evaluar componentes de factores y desempeño específicos del niño se ofrecen en muchos cuadros del capítulo 2. Para asistirle en

RECUADRO 5-4	PREPARAR OBSERVACIONES ESTRUCTURADAS DE HABILIDADES MOTORAS GRUESAS

Lugar clínico

Planifique una situación de juego de 10 minutos que limite las elecciones de juego del niño a actividades motoras gruesas. Por ejemplo, ponga un obstáculo con un aparato para trepar, un túnel y una vara de equilibrio. Dependiendo de la edad del niño, tenga disponibles como elecciones de juego pelotas terapéuticas grandes, una plataforma de columpio suspendida, una silla mecedora, un juguete de desplazamiento, pelotas de varios tamaños y un minitrampolín. Para un bebé o un niño con limitaciones neuromotoras severas, usted a propósito podrá poner al niño en varias posiciones para evaluar la postura sentada y el equilibrio, el control postural, el movimiento, y la habilidad de jugar en posición de decúbito ventral o dorsal. Si usted sospecha que el niño es hipersensible o temeroso al movimiento (inseguro en la postura), póngalo suavemente sobre una pelota terapéutica en posición sentada o sobre un columpio suspendido y observe la reacción del niño al tener sus pies fuera del suelo. Pídale realizar algunas actividades motoras gruesas de su edad (p. ej., sentarse, subir una escalera, saltar a la cuerda, levantarse", saltar en un pie, saltar un objeto, correr, jugar a recibir la pelota.

Hogar

Muchas de las ideas enumeradas para el consultorio pueden implementarse en el hogar o en el patio. Cuando sea posible, observe las actividades en que el niño participa, como mirarlo montar sus propios juguetes de traslado o jugar con su columpio en el jardín.

escribir sus observaciones, en el cuadro 5-3 se ofrece una lista de terminología que describe el movimiento, las posiciones y otros comportamientos motores.

Observaciones clínicas y procedimientos formales

Son aquellos que poseen directrices específicas para llevarlas a cabo, a pesar de que no son desempeñadas como parte de ninguna herramienta de evaluación estandarizada específica. A menudo, los terapeutas ocupacionales pediátricos usan procedimientos formales para evaluar habilidades sensoriomotoras y posturales. A pesar de que algunas herramientas de evaluación incluyen ítems de pruebas para este propósito, como los ítems para medir las reacciones automáticas, comportamiento reflejo y tono muscular, a menudo estos componentes neuromotores básicos se evalúan por separado. Sin embargo, Wilson y col. (2000), desarrollaron una prueba estandarizada titulada COMPS –Observaciones

RECUADRO 5-5	OBSERVACIONES ESTRUCTURADAS DEL JUEGO ESPECÍFICAS PARA NIÑOS CON PRESUNTOS TRASTORNOS SEVEROS DEL DESARROLLO (PDD)

Consultorio, hogar y preescolar

Si uno de sus objetivos de evaluación es ayudar a determinar si el niño cumple con el criterio diagnóstico de un PDD, como autismo, las observaciones del juego para detectar niños con trastornos del espectro del autismo son útiles. Los comportamientos típicos incluyen la perseveración en el juego, dificultad de cambiar de materiales de juego y escenarios de juego; lenguaje atípico o poco uso de éste, diferencias en el procesamiento sensorial, incluyendo hipersensibilidad o hiposensibilidad, y dificultad con el juego social, con preferencias por el juego solitario. Para ayudar a estructurar sus observaciones, mantenga estas características en mente y seleccione juguetes de base sensorial, con estímulos visuales y auditivos atractivos, y algunos juguetes imaginativos, como un juego de té, o una granja armable, y juegos en que se tomen turnos para facilitar la interacción social. Prepare temas y materiales de juego en los que el niño tenga una tendencia a centrarse en demasía, y pídale cambiar de una actividad a otra. Las observaciones de juego incluyen algunas no estructuradas, el tiempo de juego solitario, el juego con pares, cuidadores y hermanos, cuando sea posible, al igual que con usted. Deben ofrecerse al niño las oportunidades para que asuma diferentes roles (líder y seguidor), para que use el lenguaje, pida los objetos que desee e interactúe con otros durante el juego.

clínicas de las habilidades motoras y posturales (*Clinical Observations of Motor and Postural Skills*)– que otorga instrucciones específicas y datos normativos en muchos de los procedimientos más comunes usados por terapeutas ocupacionales, que se presentan más adelante en este libro.

Es importante darse cuenta de que muchos de los procedimientos de las observaciones clínicas incluidas en este capítulo no han sido validados adecuadamente a través de la investigación, y, para muchos, los procedimientos de aplicación usados por terapeutas pueden sufrir variaciones (véase Dunn, 1981; Gregory-Flock y Yerxa, 1984; Haley, 1987; Harris y col., 1984; Wilson y col., 2000). Por lo tanto, los resultados de estas observaciones deben interpretarse aplicando la investigación disponible y deben ser usados cautelosamente junto con sus otras observaciones y criterio clínico, con los resultados de las pruebas estandarizadas, y con la información obtenida de las revisiones de la historia clínica y las entrevistas. Si usted decide usar estas observaciones, se sugiere que revise la investigación relevante asociada con cada una para asegurar que esté interpretando apropiadamente los comportamientos que

CUADRO 5-3	TERMINOLOGÍA UTILIZADA PARA DESCRIBIR EL COMPORTAMIENTO MOTOR Y PARA DOCUMENTAR OBSERVACIONES

Tipo de comportamiento motor	Terminología común
Control postural y calidad de movimiento	Control de cabeza y tronco; estabilidad proximal en círculo del hombro y de la pelvis; soporte del peso y base de apoyo; cambio de peso, elongación muscular; rotación del tronco; enderezamiento del cuerpo y de la cabeza; movimientos aleatorios, movimientos espontáneos; movimientos con propósito o volitivos; movimientos bilaterales, simetría, asimetría, influencia de la gravedad, movimiento gravitacional; términos de coordinación motora incluidas el control fino y motor grueso, fluido, tembloroso; descriptores del tono muscular incluso hipotónico, fláccido, hipertónico y rígido
Varias posiciones	Decúbito ventral y dorsal, sentada, sentada apoyada, asiento-W, asiento en rosca, sentada a lo largo, arrodillarse, arrodillarse hasta la mitad, posición de gateo o posición en 4 puntos, posición de pie, posición de pie apoyada, inclinación anterior o posterior de la pelvis, lordosis, cifosis, recto, encorvado o flexionado hacia delante, línea media, extensión en posición decúbito ventral, flexión en posición decúbito dorsal y tenderse de lado
Dirección del movimiento	Flexión, extensión, abducción, aducción, rotación, flexión lateral del tronco, rotación del tronco, rotación interna y externa, supinación, pronación, flexión dorsal, flexión plantar, inversión, eversión, retracción del hombro, protección del hombro y elevación

Aunque con frecuencia los médicos usan estos términos, las personas legas por lo general no los emplean o no los comprenden.

observa. Cuando lleve a cabo las observaciones clínicas y procedimientos para los componentes neuromotores y de integración sensorial, es importante buscar asimetrías o diferencias en el lado izquierdo versus el lado derecho del cuerpo, de tal manera que muchos de estos procedimientos deben realizarse en ambos lados del cuerpo. Debido a que los patrones de reflejos primitivos y las reacciones automáticas fueron abordados en el capítulo 3, no se incluyen con las observaciones presentadas más adelante en este libro.

Observaciones clínicas formales de las funciones neuromotoras, músculoesqueléticas, y de integración sensorial

Tono muscular: cantidad de contracción muscular o tensión de un músculo en reposo

1. Siéntese frente al niño, pídale extender sus brazos con sus antebrazos en supinación y estire los flexores de las muñecas; observe la hiperextensión en los codos y en la muñeca, que es un indicador de hipotonía.
2. Examine el grado de resistencia durante el movimiento pasivo de las piernas. Por ejemplo, con el niño en decúbito dorsal, mueva las pantorrillas en abducción con las rodillas flexionadas, mueva los pies con el tobillo en ángulo plantar y flexión dorsal; mueva las extremidades superiores en flexión y extensión de codo, y flexión y extensión de hombros. Poco o nada de resistencia es evidencia de hipotonía, y una resistencia moderada a alta indica hipertonía.
3. Palpe las masas musculares en reposo (p. ej., bíceps); son blandas cuando el tono es bajo y firmes cuando el tono es alto.

Flexión en decúbito dorsal. Coloque al niño en decúbito dorsal, con los brazos cruzados en el pecho, y con el cuello, las caderas, y las rodillas flexionadas (demuestre cuando sea necesario); mida cuánto tiempo el niño puede sostener esta posición; determine si es que el niño puede mantener la posición con poca resistencia aplicada a la cabeza y a las rodillas.

Extensión en decúbito ventral. Coloque al niño en decúbito ventral con los brazos hombros abducidos y los codos flexionados, piernas extendidas con las rodillas fuera del suelo (demuestre si es necesario); mida cuánto tiempo el niño puede sostener esta posición (normas disponibles en Gregory-Flock y Yerxa, 1984; Wilson y col., 2000). El niño en la figura 5-5 está experimentando alguna dificultad para asumir la postura correcta debido a que no puede levantar sus rodillas del suelo.

Cocontracción. Cocontracción es la habilidad de los grupos opuestos de músculos de contraerse al mismo tiempo, dando estabilidad alrededor de una articulación. Con el niño sentado en una silla frente a usted, con la espalda sin soporte, se le pide agarrarle sus pulgares (ponga sus brazos hacia adelante con los pulgares hacia arriba). Luego, pídale que permanezca lo más derecho posible y que no lo deje a usted llevarlo hacia adelante o empujarlo. Permita al niño algo de flexión de codos y otórguele la oportunidad de estimular el tono muscular. Luego empuje y llévelo hacia delante en un movimiento arqueado, arriba y hacia el niño y abajo y lejos de él. No lo deje cerrar sus codos; si presenta una buena cocontracción debe ser capaz de mantenerse relativamente derecho.

Seguimiento visual. Siéntese mirando al niño. Pídale mantener su cabeza derecha mientras le permite que sus ojos se muevan. Mueva un lápiz o una linterna pequeña en sentido horizontal, vertical, y luego diagonal a unos 25 cm de distancia de los ojos del niño; observe la localización rápida al pedirle al niño que mire al objeto mientras usted lo mueve rápidamente en planos distintos; observe la fluidez del movimiento de los ojos frente a los movimientos repentinos o poco precisos, agudeza de la línea media y la habilidad del niño para separar los movimientos de los ojos del de los de la cabeza (véase fig. 5-6).

Fuerza muscular

1. Procedimientos manuales de la prueba de músculos: para desempeñar las pruebas musculares manuales, usted debe conocer los músculos del cuerpo y su función, la posición anatómica, la orientación de las fibras musculares y el ángulo de movimiento de las

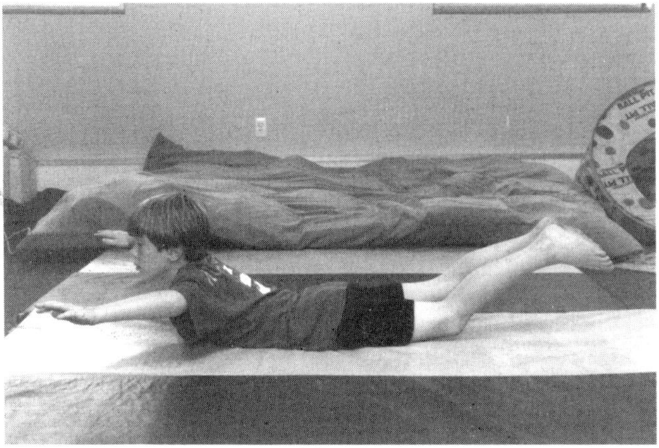

Fig. 5-5 Evaluación de extensión en decúbito ventral.

articulaciones. Las pruebas musculares no se deben realizar en niños con tono muscular anormal. La función del grado de un músculo depende del criterio médico y de la experiencia del evaluador. El sistema de gradación usado varía de 0 a 5, los grados bajos representan debilidad, y se basa en cuán bien el niño mueve la pierna contra la gravedad y por la cantidad de resistencia que puede tolerar. Las pruebas manuales formales de músculos específicos rara vez se realiza con niños pequeños debido a sus dificultades para cumplir y su comprensión de lo que se requiere. Procedimientos específicos se pueden encontrar en numerosas otras fuentes que no se incluyen aquí (véase Neistadt, 2000; Trombly, 1995; Simmonds, 1997).

2. "Sentarse" y "levantarse": pida al niño que se siente muchas veces, las más que pueda durante 1 minuto y registre el número de veces; pídale levantarse muchas veces, las más que pueda durante 1 minuto y registre el número de veces (niños de 7 años de edad y menores, las niñas pueden levantarse desde las rodillas).

Coordinación motora

1. Movimientos rápidos alternados: el niño y el evaluador se encuentran sentados enfrentados, con los brazos fllexionados descansando sobre la falda. Demuestre supinación y pronación rápida (pegando

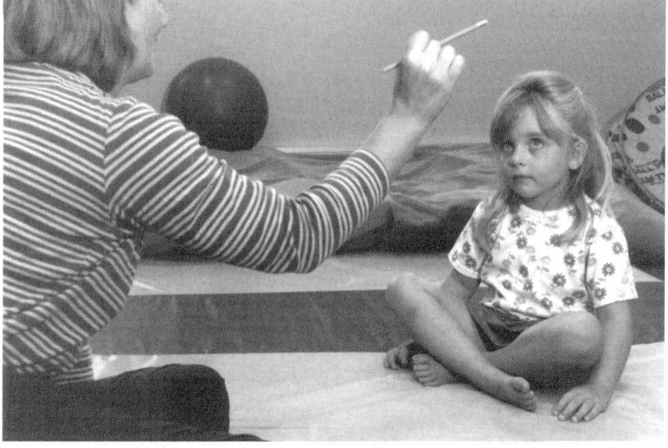

Fig. 5-6 Evaluación del seguimiento visual.

suavemente en los muslos), primero con una mano, luego con la otra mano, y luego con ambas manos juntas. Instruya al niño a hacerlo rápido, y cuente el número de veces que las palmas pegan en los muslos en 10 segundos (debe ser alrededor de 10 veces); observe coordinación, fluidez de movimientos, y diferencias de izquierda-derecha.

2. Tocar los pulgares (véase fig. 5-7): pida al niño, después de una demostración, tocar sus pulgares con cada dedo en secuencia desde el índice al dedo meñique y luego al revés en la secuencia hasta el dedo índice, repitiéndolo varias veces. Primero comience con una mano, luego con la otra, y luego con ambas simultáneamente. Luego, pídale desempeñar la misma tarea con los ojos cerrados. Observe reacciones asociadas, asimetrías, velocidad y fluidez del movimiento, y grado de participación visual que el niño requiere para completar la tarea. La niña en la figura 5-7 puede replicar el movimiento; sin embargo, sus movimientos son muy lentos y pensados, y se observan algunos movimientos asociados con la mano izquierda.

RESUMEN

En este capítulo se estudian los procedimientos de evaluación no estandarizados, incluso las entrevistas y las observaciones. La información obtenida a través de las observaciones formales e informales y a través de entrevistas, particularmente con los cuidadores, deben ser los datos más valiosos que se obtengan a través de todo el proceso de evaluación. Esto es particularmente cierto para los niños que son difíciles de evaluar usando herramientas estandarizadas y para aquellos con discapacidades severas y profundas, para quienes hay pocas herramientas de evaluación disponibles. Observar a las personas desempeñando sus actividades habituales, en sus contextos naturales, es una de las herramientas más valiosas y ricas en contenido que usted puede usar. La información obtenida de tales observaciones rutinarias le ayuda a comprender lo que las personas hacen y cómo los niños y su familia participan en sus ocupaciones diarias. Es importante, sin embargo, considerar las limitaciones de su uso, a saber, la subjetividad y las variables que afectan sus interpretaciones, la falta de datos fiables y válidos que apoyen las conclusiones que usted saca de los procedimientos no estandarizados. Sin embargo, estos procedimientos informales le proveen la flexibilidad para individualizar su plan de evaluación para cada niño para

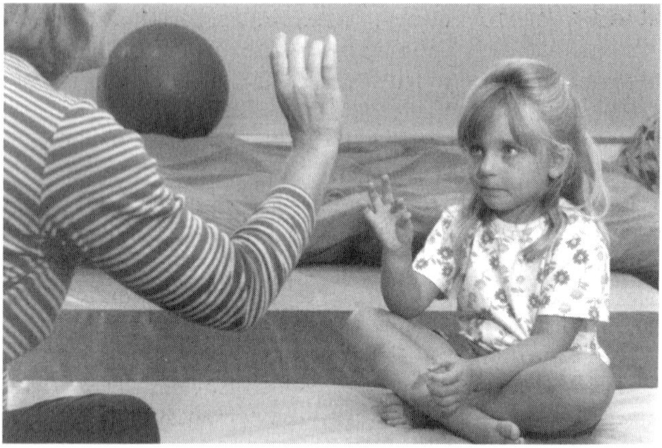

Fig. 5-7 Evaluación de la coordinación motora: prensión digitopulgar.

maximizar la eficiencia y asegurar que obtenga datos de evaluación que sean lo más útiles para usted y para las personas con quien trabaja.

A medida que usted adquiere experiencia al aplicar estos y otros procedimientos no estandarizados con numerosos niños y sus familias, se encontrará más familiarizado con lo que usted espera ver de los niños de varias edades y con cierto tipo de discapacidades. A pesar de que todos los niños deben verse como personas individuales, existen algunos comportamientos comunes que pueden anticiparse basados en las maneras en las que cierto tipo de niños típicamente responden en situaciones similares. Con el correr del tiempo, las diferencias de comportamiento entre los niños llegan a ser más obvias, y crecerán su precisión y confianza para hacer interpretaciones de los comportamientos que usted ve.

Bibliografía

Beery, K. (1997). *Beery-Buktenica developmental test of visual-motor integration (VMI)* (4th ed.). Parsippany, NJ: Modern Curriculum Press.

Black, M. (1976). Adolescent role assessment. *American Journal of Occupational Therapy 30,* 73-79.

Cermak, S. (1989). Norms and scores. *Physical and Occupational Therapy in Pediatrics, 9(1)*, 91-123.

Dunn, W. (1981). *A guide to testing clinical observations in kindergartens.* Rockvill, MD: American Occupational Therapy Association.

Dunn, W (1999). *Sensory profile, user's manual.* San Antonio, TX: Psychological Corp.

Gregory-Flock, J.L., & Yerxa, EJ. (1984). Standardization of the prone extension postural test on children ages 4 through 8. *American Journal of Occupational Therapy,* 38, 187-194.

Haley, S.M. (1987). Sequence of development of postural reactions by infants with Down's syndrome. Developmental and *Child Neurology, 29,* 674-679.

Haley, S., Coster, W., Ludlow, L., Haltiwanger, J., & Andrellos, P. (1992). *Pediatric evaluation of disability inventory.* San Antonio, TX: Psychological Corp.

Harris, S., Swanson, M.W., & Chandler, validity of the movement assessment for infants. *Journal of Behavioral Pediatrics, 5,* 336-342.

Law, M., Baptiste, S., Carswell, A., McColl, M., Polatajko, H., & Pollock, N. (1994). *Canadian occupational performance measure,* Toronto, Ontario, CAN: The Canadian Association of Occupational Therapists.

Neistadt, M. (2000). *Occupational therapy evaluation for adults: A pocket guide.* Philadelphia, PA: Lippincott Williams & Wilkins.

Simmonds, M. (1997). Muscle Strength. En J. Van Deusen & D. Brunts Eds. *Assessment in occupational therapy and physical therapy* (pp. 27-48). Philadelphia, PA: W.B. Saunders Company

Stone, W.L., & Lemanek, K.L. (1990). Developmental issues in children's self-reports. En A.M. LaGreca (Ed.), Through the eyes of the child. Obtaining self-reports from children and adolescents (pp. 18-55). Boston, MA: Allyn & Bacon.

Trombly, C.A. (1995). Evaluation of biomechanical and physiological aspects of motor performance. En C.A. Trombly (Ed.), *Occupational therapy for physical dysfunction* (4th ed. pp. 73-156). Baltimore: Williams & Wilkins.

Wilson, B.N., Pollock, N., Kaplan, B.J., Law, M. (2000). *Clinical observations of motor and postural Skills (COMPS).* Framingham, MA: Therapro.

6

TRABAJAR COMO MIEMBRO DE UN EQUIPO

INTRODUCCIÓN

Es extraño que los terapeutas ocupacionales trabajen de forma independiente en pediatría. Con frecuencia, el proceso de evaluación se lleva a cabo en colaboración con profesionales de distintas disciplinas. Los niños con discapacidad son complicados. Se benefician mejor con un abordaje integral guiado por profesionales de distintas disciplinas que aportan sus propias habilidades y áreas de especialización para el proceso de evaluación y para el programa del niño. La legislación federal requiere que los bebés en intervención temprana y aquellos que reciben servicios en sus programas educacionales sean evaluados por un equipo de profesionales multidisciplinario (Ley educacional de individuos con discapacidad; *Individuals With Disabilities Education Act* [IDEA], 1997).

Los grupos de profesionales se organizan para formar equipos, y hay tres modelos de equipo: **multidisciplinario**, **interdisciplinario** y **transdisciplinario** (McCormack y Goldman, 1979; Case-Smith, 2001). Estos modelos de equipo difieren sobre todo con respecto de la cantidad y profundidad de colaboración entre sus miembros y el grado en el que comparten roles. Además del tipo de equipo en el que usted se encuentra, hay varias competencias y cualidades personales que lo ayudarán para manejarse bien como miembro del equipo. Estas competencias también permiten que los equipos funcionen bien como un todo y creen ambientes de trabajo agradables, satisfactorios y productivos. Las **competencias de los miembros del equipo** se describen en detalle en la literatura, en donde se aborda la creación de equipos y comunicación efectiva, el comportamiento organizacional y el proceso de armado de grupos. Algunas de las competencias más importantes que le permitirán ser un miembro efectivo del equipo se presentan en el recuadro 6-1.

Este capítulo comienza con una descripción de los **roles específicos según la disciplina** de los profesionales, con quienes el terapeuta ocupacional comúnmente trabaja en pediatría. Los miembros de un equipo pediátrico dependen en gran medida del lugar de trabajo (médico frente a educacional), del tipo y severidad de la discapacidad de los niños, de las edades de los niños y de las redes de apoyo (Case-Smith, 2001). Continúa con una descripción de los tres tipos de equipo: multidisciplinario, interdisciplinario, y transdisciplinario. La última parte de este capítulo presenta información que describe algunos instrumentos y técnicas de evaluación que usted puede utilizar para llevar a cabo **evaluaciones en colaboración**. Además, como ejemplos de evaluaciones en equipo se proveen una evaluación de equipo interdisciplinario de un

RECUADRO 6-1	COMPETENCIAS PARA SER UN MIEMBRO EFICIENTE DEL EQUIPO
Consistencia con los roles y filosofía específicos de su disciplina	
Habilidad para ser flexible y abierto a nuevas ideas	
Comunicación no verbal y verbal clara; pidiendo clarificación cuando sea necesario	
Habilidades interpersonales y de comunicación efectivas	
Ser respetuoso con los otros y ser un buen oyente	
Habilidades de liderazgo, que incluyen estar orientado hacia metas, ser visionario y organizado	
Voluntad y habilidad para compartir su conocimiento, habilidades y recursos	
Estar comprometido a cumplir con su responsabilidad para lograr las metas del equipo	
Habilidad para recibir y aplicar en forma efectiva la retroalimentación acerca de su desempeño como miembro del equipo	
Habilidad de facilitar y participar en la resolución de problemas y en la toma de decisiones en equipo	

Garland CW. World of practice: early intervention programs. En: Gardner H., Orelove F., eds. Teamwork in Human Service Services: Models and Applications Across the Lifespan. Boston: Butterworth Heinemann, 1994:89-116.

niño en intervención temprana; una evaluación educacional de un equipo transdisciplinario de un adolescente en educación secundaria con discapacidades múltiples y severas; y una evaluación de equipo de orientación médica de un niño con problemas de alimentación y deglución.

MIEMBROS DEL EQUIPO QUE SUELEN TRABAJAR CON TERAPEUTAS OCUPACIONALES EN PEDIATRÍA

Padres o cuidadores del niño

Lo más importante, los **padres o cuidadores del niño** deben ser vistos como miembros integrales del equipo de individuos que trabajan juntos para el beneficio del niño. Cuando los niños son lo suficientemente grandes, es importante incluirlos a ellos también. Además de sus derechos legales de participar en el proceso de evaluación y en la planificación de la intervención de su hijo, los cuidadores son los que más los conocen y tienen la mejor disposición para el bienestar y futuro de su hijo. Entregan información muy importante acerca de su hijo para el proceso de evaluación y ayudan a guiar el proceso de planificación de la intervención al compartir las prioridades y las características del niño. El grado en el cual los padres se involucren depende de varios factores que incluyen el lugar de la práctica, la preferencia de los padres, la edad del niño, y el tipo y severidad de la discapacidad.

Profesores generales, educadores especiales y asistentes de profesores

Los educadores son parte integral de la vida de todos los niños, al estar presentes en los años preescolares y escolares. Los **educadores especiales** interactúan mucho con los niños que requieren instrucción especializada. Primero, se involucran en el proceso de evaluación del estudiante y en el desarrollo de programas individuales de educación (IEP). Los educadores especiales están entrenados específicamente en la realización de las pruebas de logro y en la evaluación de otros comportamientos importantes para el aprendizaje y el éxito en la escuela. Segundo, a menudo proveen instrucción directa e implementan secciones del IEP. Son particularmente habilidosos para abordar el desarrollo cognitivo, los estilos de aprendizaje, y para aplicar los métodos de instrucción y desarrollar programas de estudio para alumnos con problemas de aprendizaje. Para algunos estudiantes, puede significar modificar el programa de estudios existente para ayudarlos en sus habilidades académicas, como leer y escribir; para otros, puede significar asistir en el desarrollo de un programa de estudios individualizado que incluya objetivos para promover las habilidades de vida. Muchos educadores especiales son especialistas en el uso de programas informáticos de educación. Para niños con discapacidades severas, a menudo se involucran en desarrollar programas educacionales que consisten en su mayoría en actividades que abordan las habilidades básicas de la vida, entre ellas actividades de la vida diaria, habilidades de comunicación, y habilidades comunitarias y vocacionales. Tercero, los educadores especiales a menudo toman muchos roles de liderazgo, que incluyen los vínculos entre la escuela y los padres; el de supervisor, profesor, apoyo de los educadores generales y asistentes de profesores; y tutores.

Los **asistentes de profesores**, algunas veces llamados paraprofesionales o ayudantes de profesores, tienen el rol importante de asistir a los niños en su funcionamiento diario en el salón de clases. Pueden apoyar a los niños durante el aprendizaje de materias específicas, asistir en la implementación de programas de apoyo al comportamiento y con las actividades de autocuidado, como la alimentación y el uso del retrete. A menudo estas personas pasan más tiempo realizando tareas directas individuales con niños con necesidades especiales que cualquier otro miembro del equipo y mantienen una comunicación fluida con los padres. Suelen tener la responsabilidad de implementar muchos aspectos del programa educacional de los niños con la dirección y el apoyo de otros miembros del equipo, incluido el profesor de la clase y otras personas relacionadas, como el terapeuta ocupacional.

La mayoría de los niños que requieren educación especial reciben instrucción especializada dentro del contexto regular de las actividades y ambientes de los salones de clases. Por lo tanto, los **profesores generales** son miembros importantes del equipo para todos los estudiantes que reciben educación especial. A través de todo el proceso de evaluación y planificación de la intervención, el profesor del niño entrega información valiosa acerca del programa de estudios del niño, del ambiente del salón de clases, de las actividades diarias y acerca de su propio estilo de enseñar. Los profesores generales conocen bien el comportamiento, las necesidades y el estilo de aprendizaje del niño. A menudo, los profesores generales son responsables de implementar porciones del IEP y de controlar la eficacia del programa.

Con frecuencia, los terapeutas ocupacionales asisten a los educadores (educadores especiales, educadores generales y ayudantes) para diseñar los programas educacionales y para modificar los ambientes escolares, programas de estudio y actividades de la sala de clases para maximizar la habilidad de aprendizaje de los niños, la habilidad para funcionar y la de participar totalmente. Con muchos niños que presentan necesidades especiales, al estar completamente integrados las clases de educación regular, para los terapeutas ocupacionales es más importante que nunca asistir y apoyar a los profesores en sus intentos por brindar programas de calidad y experiencias educacionales para todos los niños.

Fisioterapeutas

Los **fisioterapeutas** trabajan con los terapeutas ocupacionales en ámbitos médicos, educacionales y de intervención temprana. La fisioterapia pediátrica se centra en el desarrollo motor de los niños, o en el movimiento funcional, lo que incluye la habilidad para moverse y explorar sus ambientes, el desarrollo de habilidades motoras finas y gruesas, y el desempeño de habilidades funcionales y del juego que son afectadas por los trastornos del movimiento (Tatarka, y col., 2000). El rol de los fisioterapeutas y el de los terapeutas ocupacionales se superponen bastante con respecto a la evaluación de habilidades motoras y funcionales que se encuentran afectadas por trastornos del movimiento. Los terapeutas ocupacionales también trabajan estrechamente con los fisioterapeutas al evaluar las necesidades posturales de los niños, como la necesidad de una silla de ruedas u otras adaptaciones especializadas, como los estabilizadores en decúbito ventral. Para niños con discapacidades más severas y para aquellos en cuidado agudo y programas de rehabilitación, los fisioterapeutas participan en el manejo del dolor y pueden trabajar con terapeutas ocupacionales en la prevención y en el tratamiento de las contracturas a nivel de las articulaciones. En las escuelas, los fisioterapeutas pueden abordar las habilidades motoras gruesas y asistir en la educación física o en las necesidades de educación física adaptada. Los fisioterapeutas tienen un rol importante en abordar la seguridad y la independencia con la movilidad en los ambientes escolares, que incluye el uso apropiado de adaptaciones de movilidad, como las sillas de ruedas y andadores.

Terapeutas del lenguaje

Los **terapeutas del lenguaje**, algunas veces llamados especialistas de la comunicación, o fonoaudiólogos, son responsables de evaluar y tratar las habilidades de comunicación de los niños. Se entrenan para aplicar teorías, principios y procedimientos relacionados con el desarrollo y los trastornos del lenguaje y el habla con propósitos de evaluación y tratamiento (Asociación estadounidense del lenguaje, habla y audición [*American Speech-Language-Hearing Association*], 2001). Debido a que existe una relación anatómica y funcional cercana entre las estructuras usadas para hablar y las usadas para comer y tragar, también asisten con el manejo de los problemas de alimentación y disfagia. Los roles de los terapeutas del lenguaje y de los terapeutas ocupacionales se superponen en el área de la alimentación, particularmente al abordar el control motor oral y las habilidades de deglución del niño.

Debido a que el lenguaje es una habilidad cognitiva, los terapeutas del lenguaje también tienen un rol para abordar las limitaciones cognitivas, en particular aquellas relacionados con la promoción del lenguaje y la comunicación funcionales. El abordaje de las habilidades de comunicación de un niño, puede requerir el uso de asistencia tecnológica y de adaptaciones para mejorar la comunicación. Por lo tanto, los terapeutas ocupacionales trabajan a menudo de forma estrecha con los terapeutas del lenguaje en la evaluación y selección de las adaptaciones de comunicación, sobre todo para niños con dificultades sensitivo-motoras.

Asistentes de terapia ocupacional certificados

El rol de los **asistentes de terapia ocupacional certificados** (COTA) se describe en un documento de la Asociación Americana de Terapia Ocupacional (1993): es el responsable de proveer servicios de terapia ocupacional a personas asignadas bajo la supervisión de terapeutas ocupacionales registrados. Pueden trabajar cercanamente con usted en varios lugares. En términos de evaluación, los COTA pueden asistir en el proceso de colección de datos de una evaluación bajo la supervisión de terapeutas ocupacionales registrados, lo que incluye llevar a cabo pruebas estandarizadas, bajo la condición de presentar un nivel de competencia demostrado. Es importante incluir a los COTA en el proceso de evaluación y planificación de la intervención para niños con quienes trabajarán o con quienes hayan trabajado en el pasado.

Enfermeros

En las escuelas, los enfermeros tienen un rol importante en el manejo de niños que son frágiles desde el punto de vista médico y que tienen necesidades continuas como recibir medicamentos, el cuidado de la piel y las necesidades de primeros auxilios; procedimientos de alimentación, como alimentación por sonda y necesidades evacuatorias tales como la cateterización. Pueden trabajar con terapeutas ocupacionales para ayudar a los estudiantes a desarrollar independencia con los procedimientos de la rutina o entrenar a otros, como los profesores y los asistentes de profesor, para llevar a cabo estos procedimientos con seguridad. Los enfermeros en las escuelas a menudo hablan con los padres y pueden mantener al equipo actualizado respecto de los problemas o necesidades médicas para considerarlos durante el desarrollo y la implementación de un IEP.

Los enfermeros suelen formar parte de los equipos de intervención temprana (Collins, 1995; Magyary y col., 2000). Pueden asumir distintos roles, como el de coordinador de un caso; asistir en el diagnóstico de problemas de salud y del desarrollo de los niños y de sus familias; ayudar a las familias a acceder a los servicios de intervención temprana; y asistir en el desarrollo e implementación de los planes de servicios individuales familiares. Los enfermeros son el segmento más amplio de los trabajadores de la salud pública. En los lugares de servicios de agudos, neonatales y de rehabilitación, a menudo toman los roles de cuidador principal y del coordinador de casos. En los hospitales, es importante que el terapeuta ocupacional consulte al personal de enfermería antes de ingresar a la habitación de un niño para llevar a cabo procedimientos de evaluación. Los enfermeros y los asistentes de enfermería brindan información importante en relación al estado médico del niño y a cualquier precaución que necesite implementar durante su evaluación. El estado médico de salud del niño es siempre la prioridad; por lo tanto, su evaluación (y los servicios de intervención) pueden necesitar ser postergados en momentos en que se realizan los procedimientos médicos, o si el niño no se siente lo suficientemente bien. En los hospitales, a menudo los roles de los enfermeros y de los terapeutas ocupacionales se superponen con respecto al manejo de habilidades de autocuidado, como el baño, vestuario, uso del retrete, movilidad funcional y alimentación.

Psicólogos

En la escuela, jardines de infantes y en ámbitos médicos, el rol de los **psicólogos** es identificar las habilidades intelectuales y de adaptación, y el funcionamiento psicológico y emocional (Hay y Breiger, 2000). A menudo proveen servicios para evaluar y apoyar las necesidades de programación educacional o de salud mental, y pueden jugar un rol clave en el diagnóstico de las condiciones de salud mental, como los trastornos de atención e hiperactividad y los trastornos de aprendizaje. Los psicólogos son científicos sociales generalmente con entrenamiento a un nivel de doctorado, con especialización en las áreas del comportamiento humano, cognitivo y salud mental. Por lo tanto, como miembros del equipo que trabajan con niños con discapacidad, habitualmente evalúan las habilidades y necesidades psicológicas, emocionales y de comportamiento de los niños así como las áreas de funcionamiento cognitivo y estilos de aprendizaje. Los psicólogos también pueden proveer servicios directos, como el asistir con el diseño, implementación y evaluación de los planes de apoyo al comportamiento. Los psicólogos que trabajan en las escuelas pueden asesorar a profesores generales o educadores especiales, asistir en el desarrollo de los IEP y proveer servicios de consejería directa para los niños y sus familias.

Médicos

El **médico** de cabecera del niño suele ser un pediatra o un médico de familia. A menudo, es quien primero identifica que un niño puede estar en riesgo de desarrollar problemas o presentar un problema de desarrollo u otra afección. Por lo tanto, los médicos tienen un rol importante en derivar a niños apropiados para evaluaciones y otros servicios de intervención temprana.

En las escuelas, los médicos (pediatras, neurólogos infantiles y psiquiatras) participan poco, y rara vez se comunican con el personal de la escuela en forma regular. Sin embargo, es importante para los médicos involucrarse cuando los niños están frágiles desde el punto de vista médico, cuando el equipo del colegio requiere información sobre los efectos de medicamentos, o cuando otra enfermedad le impide a un niño participar en actividades de la escuela. El enfermero de la escuela o uno de los padres pueden funcionar como lazo entre el médico de un niño y el resto del equipo de la escuela. Además, en los Estados Unidos, algunos estados requieren la derivación de un médico para la entrega de servicios relacionados en la escuela, como los de un terapeuta físico y de un terapeuta ocupacional.

En ámbitos médicos, el médico es visto a menudo como el líder del equipo. Escribe las derivaciones para otros miembros del equipo y maneja las necesidades médicas del niño. A menudo los niños con discapacidad tienen necesidades médicas complejas; por lo tanto, muchos médicos, como los especializados en ortopedia, psiquiatría o neurología, pueden consultar con el equipo regularmente.

Asistentes sociales

Los **asistentes sociales** ayudan a los niños y a sus familias a participar en sus ambientes sociales. Dependiendo de las necesidades de las familias, éstos pueden asistir al niño y a la familia para asegurar la salud mental necesaria y otros recursos, cuidados de descanso, apoyos y servicios financieros y pueden otorgar apoyo emocional continuo. De acuerdo con Cook (2000), el rol del trabajador social con niños es evaluar, apoyar y fortalecer a la familia del niño de tal forma que obtengan los recursos, el conocimiento y las habilidades para optimizar el crecimiento y el desarrollo de su hijo. Más específicamente, evalúan las necesidades de la familia, y pueden brindar asesoramiento en varias escuelas y en lugares médicos. A menudo toman el rol de coordinador de casos para asegurar que el niño y su familia reciban servicios integrales y coordinados.

Otros miembros del equipo

Muchos profesionales e individuos además de aquellos ya mencionados, pueden ser miembros del equipo del niño. Por ejemplo, los odontólogos, los nutricionistas, especialistas de la educación física adaptada y de recreación, orientadores de salud mental, miembros del clérigo, familiares responsables y amigos son solo algunos que pueden tener roles importantes para el niño y su familia. La composición de un equipo depende de los deseos, los recursos y las necesidades de cada niño en particular y los de su familia. También es importante notar que algunos miembros pueden involucrarse menos que otros, nuevamente, según las necesidades del niño y las de su familia.

TIPOS DE EQUIPO

Todos los equipos que tratan a niños y a sus familias son similares en cuanto se centran en el niño, de las personas importantes en la vida del niño y de profesionales de distintas disciplinas. Sin embargo, los tipos de equipo a menudo difieren unos de otros con respecto a la cantidad y al tipo de colaboración entre los miembros del equipo, el grado en el cual comparten roles y sus estructuras organizacionales y procedimientos operacionales. El cuadro 6-1 provee una comparación de los equipos multidisciplinarios, interdisciplinarios y transdisciplinarios, que corresponden a los tipos más comunes de equipo usados para proveer servicios de cuidado educacional y de salud.

Equipos multidisciplinarios

En un **equipo multidisciplinario** los miembros de diversas disciplinas trabajan con el mismo niño, pero de forma individual. Los miembros del equipo pueden reunirse con regularidad, como una vez por semana, una vez al mes o cuando se necesite, para discutir acerca del niño. En algunos equipos multidisciplinarios, los miembros se pueden reunir solo a hablar informalmente. Sin embargo, es importante que los miembros del equipo compartan información entre ellos para asegurar que el niño esté recibiendo un programa integral, para compartir el progreso y otra información y para evitar la duplicación de servicios. Los equipos multidisciplinarios trabajan mejor en situaciones en las que las necesidades del niño difieren de otros y cuando los roles específicos de las disciplinas están bien establecidos. Es importante que las contribuciones de cada miembro sean valoradas y que los miembros se identifiquen entre ellos por tener la misma importancia o estatus (Case-Smith, 2001).

Como miembro de un equipo multidisciplinario, el terapeuta ocupacional puede necesitar comunicarse con los otros miembros antes de su evaluación para asegurarse de no repetir innecesariamente evaluaciones de las áreas del desarrollo. Por ejemplo, si el terapeuta del lenguaje ha realizado una evaluación detallada de las habilidades motoras orales y de la deglución, no sería necesario que realice una evaluación detallada de estas áreas como parte de su evaluación de alimentación. Una vez que los roles de los miembros del equipo están bien establecidos, la necesidad de este chequeo inicial puede disminuir. Con este modelo de equipo, los terapeutas ocupacionales trabajan relativamente independientes durante el proceso de evaluación y se pueden aplicar las técnicas de evaluación entregadas en los capítulos anteriores de este libro. Además, el terapeuta ocupacional tendría la responsabilidad de desarrollar un plan de terapia ocupacional cuando se recomiendan los servicios de intervención.

CUADRO 6-1 COMPARACIÓN DE LOS MODELOS DE EQUIPO MULTIDISCIPLINARIO, INTERDISCIPLINARIO Y TRANSDISCIPLINARIO

	Multidisciplinario	**Interdisciplinario**	**Transdisciplinario**
Procedimientos de evaluación	Cada disciplina planifica y realiza su evaluación por separado	Los miembros del equipo colaboran para desarrollar el plan de evaluación; cada disciplina puede llevar a cabo su propia parte de la evaluación por separado o con otros miembros del equipo	Los miembros del equipo colaboran para desarrollar un plan de evaluación; el equipo lleva a cabo la evaluación en conjunto, generalmente con uno o dos miembros trabajando directamente con el niño, mientras los otros observan
Planificación del programa	El equipo se reúne para compartir los resultados; los miembros desarrollan planes separados para sus disciplinas	El equipo se reúne para compartir y sintetizar los resultados, el equipo colabora para desarrollar un plan de intervención, que a menudo incluye intervenciones específicas de cada disciplina	El equipo se reúne a compartir los resultados; el equipo colabora para desarrollar un plan de intervención que implementan uno o dos individuos; todos los proveedores principales de servicio implementan el plan
Comunicación	Informal; poco frecuente	Reuniones regulares; contacto informal frecuente	Reuniones frecuentes; contacto continuo entre los miembros con los proveedores directos de servicio para apoyar, supervisar, compartir conocimiento y habilidades, y asistir con los cambios del programa cuando se necesite
Implementación del programa	Los miembros del equipo implementan la parte del programa que refleja su área de especialización	Los miembros del equipo implementan la parte del programa que refleja su área de especialización; pueden proveer sesiones de cotratamiento e incorporar metas de otras disciplinas	Se asigna a un proveedor de servicios principal para implementar el programa con el niño y con la familia, con apoyo continuo de los miembros del equipo

Luego de que todos los miembros del equipo multidisciplinario han completado sus evaluaciones, habitualmente se reúnen para compartir sus resultados y planes de intervención y estrategias. El propósito principal de estas reuniones es permitir la coordinación de algunos servicios, que incluyen el horario de estos servicios para maximizar la eficiencia de los servicios que el equipo ofrece y chequear que todas las necesidades del niño y de la familia se abordan de forma adecuada. La comunicación continua a menudo toma la forma de documentación, la que se presenta regularmente en la ficha médica del niño en los hospitales y vía planes de educación individual en las escuelas. Es importante para los miembros del equipo compartir entre ellos los progresos del niño en las áreas en las que cada uno trabaja y asegurar que el niño no reciba intervenciones contraproducentes. Las intervenciones de varios profesionales son más efectivas cuando se complementan o se refuerzan unas a otras, y esto es particularmente cierto para intervenciones que abordan dificultades del comportamiento.

Equipos interdisciplinarios

Similar a los equipos multidisciplinarios, los **equipos interdisciplinarios** consisten en profesionales de varias disciplinas. Sin embargo, un modelo de equipo interdisciplinario tiene una estructura formal de interacción y de compartir información entre sus miembros y un mayor grado de colaboración. Por ejemplo, sus miembros pueden realizar componentes de sus evaluaciones e intervenciones con cada uno de ellos. Guralnick (2000) describió a los equipos interdisciplinarios como los que tienen la habilidad para integrar y sintetizar la evaluación de numerosas disciplinas a través del proceso interactivo de la resolución de problemas.

Una evaluación típica de un equipo interdisciplinario comienza con la reunión de los datos (revisión de la ficha médica, información básica, antecedentes médicos, etc.) realizada por el coordinador del equipo. Luego, la reunión de equipo se lleva a cabo para compartir y discutir la información básica reunida y para planificar la evaluación (véase fig. 6-1). La tercera etapa consiste en las evaluaciones específicas de cada disciplina. En algunos casos estas evaluaciones se desarrollan en conjunto. Por ejemplo, las evaluaciones del desempeño motor pueden realizarse en conjunto por terapeutas físicos y por terapeutas ocupacionales. Durante esta etapa pueden ocurrir reuniones informales y compartir información entre varias disciplinas. La etapa final es una reunión formal para integrar y sintetizar toda la información obtenida por los miembros del equipo. Los miembros del equipo, incluidos los padres, colaboran y participan en la resolución de problemas y en la toma de decisiones en grupo para identificar las fortalezas, desafíos y necesidades del niño; para desarrollar objetivos y planes de intervención, y para identificar la necesidad de más servicios y evaluaciones.

Una de las principales diferencias entre un equipo multidisciplinario y uno interdisciplinario, es que los miembros del último deben alcanzar un consenso con respecto a todas las recomendaciones realizadas por el equipo. En cambio, los miembros de un equipo multidisciplinario habitualmente comparten sus propias recomendaciones, pero no necesariamente trabajan juntos para llegar a un consenso. Otra característica de los equipos interdisciplinarios es que pueden aplicar técnicas de **programación integradas**; éstas se presentan cuando un profesional de una disciplina incorpora los objetivos de otras disciplinas en sus intervenciones o cuando los miembros del equipo de dos disciplinas distintas trabajan juntos (sesiones de cotratamiento) con un niño.

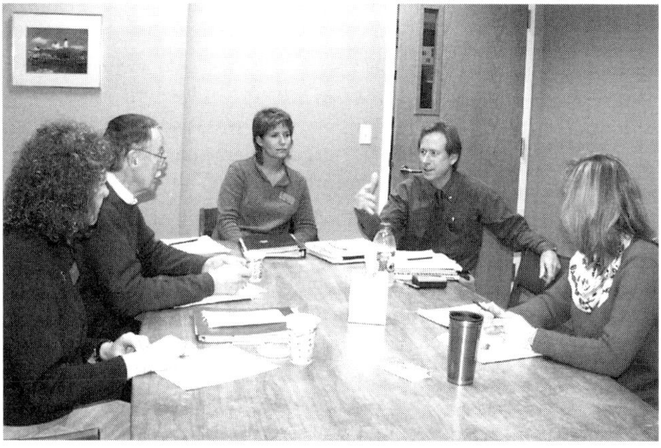

Fig. 6-1 Ejemplo de una reunión de equipo interdisciplinario que consiste de un coordinador clínico, un psicólogo, un terapeuta de lenguaje, un pediatra del desarrollo y un terapeuta ocupacional.

Equipo transdisciplinario

Tal como en los equipos multidisciplinarios e interdisciplinarios, los **equipos transdisciplinarios** reconocen la necesidad de incluir especialistas de las disciplinas con experiencia en diversas áreas de habilidad, como al niño (cuando es lo suficientemente mayor) y a los padres. Este modelo de equipo se basa en el principio de que los servicios para las familias son más efectivos cuando se requiere que la familia interactúe de forma directa y regular con solo uno o dos individuos clave. La característica más distintiva de los equipos transdisciplinarios es que uno o dos individuos son los principales responsables de llevar a cabo el programa de intervención del niño. En los programas educacionales, el individuo clave y el proveedor directo del servicio es, a menudo, el profesor. En otros lugares, el proveedor directo de servicios puede ser un especialista del desarrollo o un terapeuta ocupacional. Los equipos transdisciplinarios suelen funcionar en lugares de intervención temprana y ámbitos educacionales, particularmente con niños con discapacidades más severas y múltiples.

El prefijo "trans" significa "a través de", y se refiere a compartir habilidades, responsabilidades y conocimiento entre los miembros del equipo. Una característica clave del modelo de este equipo es la **delegación del rol**: el compromiso de los profesionales de enseñar, aprender y proveer servicios directos que pueden no corresponder tradicionalmente con los roles específicos de su disciplina. Sin embargo, no implica la transferencia total de responsabilidades a un individuo en su área de especialización o la omisión de los servicios de alta calidad. Por el contrario, el modelo de equipo transdisciplinario apunta a la integración de la especialidad que facilita el desarrollo de programas coordinados e integrales para los niños. Para los miembros del equipo que no proveen servicios directos, se aplican métodos indirectos de administración de servicios, entre ellos asesoría, supervisión, control y apoyo continuo.

De modo similar a los equipos interdisciplinarios, los transdisciplinarios se estructuran de manera que facilitan el uso de los programas integrados, pero a un nivel más alto que el de un equipo interdisciplinario. Los programas integrales se desarrollan en forma cooperativa por los miembros del equipo transdisciplinario y comprenden actividades o habilidades funcionales cuidadosamente seleccionadas que abordan más de un objetivo programático (Campbell, 1987). Por ejemplo, la actividad de regar plantas en una sala de clases o en una habitación del hospital puede ser diseñado por los miembros del equipo de tal manera que, simultáneamente, la actividad aborde movilidad funcional, fuerza de las extremidades superiores y coordinación, habilidad para seguir instrucciones y habilidades de comunicación. El niño puede realizar esta actividad fácilmente bajo la supervisión o asistencia de un proveedor directo de servicios.

En términos de la evaluación, un equipo transdisciplinario lleva a cabo lo que se ha llamado **evaluación de especialidad**. Este tipo de evaluación comienza como una evaluación de un equipo interdisciplinario, en el sentido de que uno o dos individuos obtienen la información básica, y luego la comparten con los miembros del equipo. Posteriormente, el proceso de evaluación se planifica cuidadosamente en cooperación. Lo que hace a la evaluación de especialidad única es que la porción práctica de la evaluación la lleva a cabo solo uno o dos individuos clave. El resto de los miembros del equipo proveen su experiencia a través de asesoría, y obtienen la información que requieren a través de la observación del niño desde sus perspectivas de disciplina específicas. Las evaluaciones de especialidad son particularmente útiles cuando se evalúa la habilidad de un niño para desempeñar sus habilidades funcionales que requieren una variedad de capacidades básicas sensoriales, motoras, de comunicación, sociales-emocionales y cognitivas. Por ejemplo, evaluaciones de acceso al ordenador y a las herramientas tecnológicas, y evaluaciones de habilidades de alimentación a menudo pueden lograrse usando este formato.

El Instrumento de evaluación transdisciplinario basado en el juego (*Transdisciplinary Play-based Assessment* [Linder, 1993]) es un instrumento de evaluación diseñado específicamente como una evaluación de especialidad transdisciplinaria. El propósito de esta evaluación es obtener información acerca de las habilidades del desarrollo del niño a través de la observación durante actividades de juego no estructuradas. Se usa un sistema para que los padres y los profesionales planifiquen, observen y analicen en cooperación las habilidades del niño a través del juego.

Una palabra de precaución acerca de usar las evaluaciones de especialidad: el número de personas presentes para la evaluación puede ser agotador para el niño y para la familia. A pesar de que lo común es que una o dos personas trabajen directamente con las personas, otros tres a cinco pueden estar observando. Es importante conocer las necesidades del niño y de la familia y preguntarles acerca de su nivel de comodidad con toda la proposición de actividades de evaluación durante la fase de planificación. Este chequeo inicial ayudará a minimizar el potencial de encontrarse con situaciones incómodas y ayudará a preparar a la familia para la evaluación de especialidad.

EJEMPLO DE UNA EVALUACIÓN INTERDISCIPLINARIA EN UN ÁMBITO DE INTERVENCIÓN TEMPRANA

Información básica y planificación de la evaluación

Las consideraciones del sistema incluyen la legislación que apoya a los servicios de intervención temprana. Los niños desde el nacimiento a los tres años de edad son comúnmente atendidos con servicios comunitarios centrados en la familia como se define en el IDEA, Parte C (1997). Este caso comienza con una derivación que se recibió de un consultorio de intervención temprana para evaluar y proveer servicios a un niño de ocho meses de edad con síndrome de Down. El coordinador del equipo (un especialista del desarrollo con un título en psicología del desarrollo) revisó la información médica y entrevistó a la madre y al médico que derivó al niño. El equipo (compuesto por el coordinador, un terapeuta de lenguaje, un fisioterapeuta, un terapeuta ocupacional y un nutricionista) se reunió luego a compartir información básica y médica relevante y a planificar la evaluación.

Los equipos de intervención temprana a menudo usan un cribado del desarrollo y herramientas de evaluación que son multifacéticos o divididos en secciones específicas o en áreas de desarrollo. Estas herramientas pueden ser administradas por un miembro del equipo que sea habilidoso en evaluar todas las áreas, o el proceso de aplicación puede ser dividido, de tal forma que miembros distintos del equipo apliquen las distintas porciones de la prueba que reflejen su área de experiencia.

Dirigir la evaluación

El equipo decidió las siguientes actividades de evaluación, que fueron realizadas durante una hora de visita domiciliaria:

1. Administración del Perfil de aprendizaje temprano de Hawaii (Furuno y col., 1984). El coordinador completó los dominios personal/social, autocuidado, cognición y comunicación, y el terapeuta ocupacional y el terapeuta físico completaron en conjunto los ítems de habilidades motoras finas y gruesas, además de realizar observaciones del movimiento, control motor oral y factores del control postural. A pesar de que el Perfil de aprendizaje temprano de Hawaii (Furuno y col., 1984) fue usado en este caso, hay otros

cribados del desarrollo disponibles para evaluar los dominios múltiples del desarrollo y son útiles para los equipos interdisciplinarios de intervención temprana (véase el cuadro 4-4).
2. El terapeuta ocupacional entrevistó a los padres acerca de sus prioridades, ocupaciones y necesidades.
3. El coordinador, el terapeuta ocupacional y el fisioterapeuta observaron al niño durante algunos momentos de juego libre no estructurados con una variedad de materiales y juguetes, y durante las interacciones con sus padres.

Además de la visita domiciliaria, el nutricionista del equipo concertó una entrevista con la madre para revisar problemas de nutrición y para recolectar datos de evaluación específicamente acerca de la ingesta de comida.

Finalizar la evaluación

Después de que las actividades de evaluación terminaron, cada disciplina completó un resumen escrito de sus impresiones y observaciones clínicas, y se prepararon para una reunión de equipo interdisciplinario. Durante ésta los miembros del equipo, que incluían a los padres, sintetizaron los datos de evaluación y colaboraron en definir las fortalezas, desafíos y necesidades programáticas del niño. La fase de planificación de la intervención comenzó al crear un borrador inicial del plan de servicios individuales de la familia. Luego de la reunión, el coordinador compiló e integró los datos de la evaluación de todos los miembros del equipo y desarrolló un informe de evaluación integral. Este informe proporcionaba la documentación formal de la evaluación del equipo y tenía la firma de todos los miembros del equipo que participaron en el proceso de evaluación (véase fig. 6-2).

EJEMPLO DE UNA EVALUACIÓN TRANSDISCIPLINARIA DE UN NIÑO DE SECUNDARIA CON DISCAPACIDADES SEVERAS

Información básica relevante y planificación de las actividades de evaluación

Las consideraciones del sistema para esta evaluación incluyen la legislación que apoya los servicios educacionales y laborales para los adolescentes, incluidos los Servicios de rehabilitación laboral y el IDEA, Parte B (1997). Al momento de la evaluación, la estudiante Mandy, tenía dieciséis años de edad y estaba comenzando el onceavo grado. Pasaba aproximadamente la mitad de su día escolar en un programa de educación especial y la mitad de su día en las salas de clases de educación regular con la asistencia de un asistente de profesor a tiempo completo. Mandy tiene un síndrome de Rhett, con un retraso cognitivo significativo y limitaciones motoras, depende de otros para movilizar su silla de ruedas manual (su principal medio de movilidad) y tiene poco movimiento funcional en sus extremidades superiores. Mandy tiene un trastorno convulsivo mal controlado. Debido a que esta niña es mayor de catorce años de edad, la planificación y programación de transición es una parte esencial de su IEP.

El equipo de educación de Mandy incluía su educadora especial, su madre, su asistente de profesor, su terapeuta ocupacional, su fisioterapeuta, su terapeuta de lenguaje y su enfermera escolar. El equipo se reunió para planificar su evaluación de tres años, que se impone en el IDEA. El equipo conocía a esta niña y había trabajado con ella antes; por lo tanto, se requirió poca revisión de sus fichas pasadas. Sin embargo, se llevó a cabo una revisión cuidadosa de sus objetivos del IEP y de las estrategias educacionales pasadas, de tal forma que los miembros del equipo tuvieran una comprensión acabada acerca de lo que ella había estado trabajando y de la efectividad de las estrategias educacionales que se habían intentado en el pasado. La madre de Mandy fue muy útil al compartir los problemas médicos de su hija en relación con el control de sus convulsiones, a su régimen de medicamentos y al expresar sus necesidades, deseos y sueños para Mandy, y sus prioridades para el programa educacional de su hija.

El equipo transdisciplinario de Mandy estuvo de acuerdo en usar las siguientes actividades de evaluación: una entrevista a los padres, que fue llevada a cabo durante la reunión de planificación; una herramienta de evaluación ecológica estandarizada llamada "la rueda del programa", que fue completada por su madre y los profesores, la compleción de una hoja de registro llamada "registro de lo actual –lo futuro– lo eventual" completada por sus padres; y observaciones de Mandy durante tres actividades escolares (alimentación durante la comida, tiempo ante el ordenador y educación física adaptada). Estas actividades de evaluación fueron llevadas a cabo en un formato de especialidad.

(Texto continúa en página 244)

Evaluación Interdisciplinaria del Desarrollo
Servicios Comunitarios de Intervención Temprana de Northeast
26 Crane Dr. Dover, NH 03824
(603) 888-1111

Nombre del niño: Johnny D.
Fecha de nacimiento: 05/09/01
Fecha de la evaluación: 10 de abril, 2002
Nombre de los padres, dirección postal, número de teléfono:

Médico que deriva: Dr. P. Brooks, pediatra
Diagnóstico: Síndrome de Down
Miembros del equipo involucrados en la evaluación: Sr. y Sra. D. (padres del niño), Johnny (el niño), Jane (terapeuta ocupacional), Mark (fisioterapeuta), Heather (terapeuta de lenguaje), Joanne (especialista del desarrollo, coordinadora)

Resumen de las actividades de evaluación:

- Revisión de las fichas médicas relevantes, entrevista telefónica con el Dr. Brooks, médico que deriva
- Visita al hogar para realizar las entrevistas a los padres, llevar acabo el Perfil de aprendizaje temprano de Hawai (HELP) completado por el terapeuta ocupacional, el fisioterapeuta y el especialista del desarrollo; observar comportamientos sociales del juego, habilidades sensitivo-motoras, y de alimentación
- Reunión de equipo para compartir y sintetizar los datos de la evaluación

Información básica relevante:

Johnny es un bebé de 8 meses de edad con retrasos globales del desarrollo. Vive con sus padres y su hermano Max de 6 años de edad. Su madre tuvo un embarazo a término y saludable con Johnny y no hubo complicaciones en el parto. Johnny pesó 2,700 g al nacer, e inmediatamente se diagnosticó síndrome de Down debido a un tono muscular bajo (hipotonía) y los rasgos faciales habituales de este síndrome. Más adelante, una prueba genética confirmó trisomía del cromosoma 21. Johnny experimentó alguna dificultad para ingerir la leche de su madre, pero fue dado de alta en 3 días. Aparte de las infecciones de la parte superior de las vías respiratorias y de los oídos, la salud médica de Johnny ha sido excelente. Su altura y peso están dentro de los percentiles 25 y 50 para niños con síndrome de Down. No ha tenido aún pruebas formales de audición y visión; sin embargo, recibió los controles de salud habituales, y no se han informado problemas.

La familia de Johnny se mudó recientemente a Dover desde Maine. Johnny recibió servicios de intervención temprana desde los 4-6 meses de edad, una vez a la semana, en Maine. Las prioridades actuales de los padres son: obtener servicios para ayudar a Johnny a continuar desarrollando sus habilidades motoras, de lenguaje, de juego y de alimentación. La mamá trabaja tiempo parcial como recepcionista, el papá es mecánico y su hijo mayor cursa primer grado. Johnny va a un centro familiar de día mientras su mamá trabaja. La mamá informó que ha estado contenta con el cuidado de Johnny en ese lugar.

Fig. 6-2 Ejemplo de una evaluación interdisciplinaria del desarrollo en intervención temprana.

(Continúa)

Fig. 6-2 *(Continuación)*

Resultados de la evaluación basados en las variables del HELP, entrevista y observaciones:

Regulación y organización sensorial: Johnny puede calmarse fácilmente cuando está molesto, al alzarlo o ingerir la leche de su madre y parece necesitar mucho contacto físico. Raramente se calma solo, los intentos de usar un chupete no han sido exitosos. No le gusta juguetear. Tiene períodos de 3-4 horas de alerta, y muestra un interés activo en las personas y en los objetos en su ambiente.

Cognición: Johnny está alerta y percibe sus alrededores cuando está despierto y listo para jugar. Sus habilidades cognitivas se encuentran al nivel de los 3-4 meses. Johnny puede sostener y mover un cascabel. Parece interesado en explorar juguetes simples de causa-efecto, y usa sus manos y boca para explorar. Golpea objetos. Mira hacia los sonidos y voces y sigue objetos con la vista. No busca objetos escondidos, pero reacciona cuando se quita de su vista un objeto de su interés. Toma intencionalmente objetos que están dentro de su alcance; sin embargo, rara vez intenta alcanzar objetos fuera de su alcance. Johnny se interesa por mirar sus manos y repite una actividad simple aprendida recientemente; pegar con un objeto. No imita gestos simples.

Lenguaje: las habilidades de lenguaje y comunicación se encuentran desde el nivel de 2- a 4- meses. Johnny mira a los que le hablan en forma inconsistente. No mira ni vocaliza cuando escucha su nombre, tampoco dice adiós con las manos o levanta sus brazos cuando quiere que lo alcen. Aún no balbucea, pero su llanto varía en volumen y agudeza, y vocaliza actitudes, como el gritar y chillar.

Habilidades motoras gruesas: Johnny muestra un tono muscular bajo en todo su cuerpo, con habilidades que se encuentran en un nivel entre los 3 y los 4 meses de edad. En decúbito ventral, puede levantar su cabeza y pecho, y sostener su peso en los antebrazos. En decúbito dorsal, pega con los dos pies recíprocamente, trae sus manos a la línea media, y puede mantener su cabeza en la línea media. Aún no puede llevar sus pies a su boca o levantar su cabeza en esta posición. Puede sentarse con mínimo apoyo, puede mantener su cabeza erecta sin tambalearse, y está comenzando a mover su cabeza en posición sentada apoyado. Sostiene un poco de peso en sus piernas cuando se lo pone en posición de pie apoyado. Johnny puede rodar de decúbito ventral a decúbito dorsal pero no viceversa. Existen evidencias del reflejo de Moro y el reflejo tónico cervical asimétrico. Demuestra reacciones de enderezamiento de la cabeza pero no reacciones de enderezamiento del cuerpo, o reacciones protectoras de extensión. Sostenido en suspensión ventral, puede levantar su cabeza alineada con el cuerpo, y empujándolo desde la posición supina a sentada, demuestra un completo retraso del movimiento de la cabeza.

Habilidades motoras finas: Johnny sigue visualmente objetos, a pesar de que aún no puede seguirlos sin mover su cabeza. Alcanza objetos y usa una prensión cubital palmar para sostenerlos. Aún no puede soltar objetos o sostener objetos pequeños. Demuestra habilidades motoras finas de un nivel entre los 3 y 4 meses de edad. Su reflejo palmar está inhibido y sus manos se encuentran abiertas más del 50% del tiempo. Puede entrelazar sus manos.

Social-emocional: Johnny no muestra ansiedad de separación, y sus padres lo describen como un bebé dócil. Establece contacto visual y obtiene la atención

Fig. 6-2 *(Continuación)*

hacia él llorando cuando se encuentra incómodo. Está comenzando a explorarse a sí mismo, incluyendo el mirar e introducir las manos en la boca y parece interesado en las caras de los adultos. Sonríe y grita para demostrar felicidad o excitación, con habilidades de un nivel entre los 5 a 6 meses de edad.

Habilidades de autocuidado: Johnny mama todo el tiempo, salvo cuando se encuentra en el centro de cuidados de día en que toma leche de su madre en un biberón. Se han realizado intentos de incorporar comida para bebés; sin embargo, no le interesa. La madre se siente cómoda de continuar amamantándolo, pero le gustaría intentar darle comida para bebés. Un intento de dar de comer a Johnny cereales con fruta no fue exitoso, debido a que comenzó a gritar. La evaluación motora oral indicó que los movimientos de su lengua son lentos, tiene salivación excesiva y continúa mostrando el reflejo de rotación. Tiene succión, deglución y respiración coordinadas. Todavía no puede sostener su biberón. Generalmente, Johnny duerme durante 3 horas en la mañana, y 3-4 horas en la tarde. Se despierta 1 o 2 veces durante la noche para mamar, y se vuelve a dormir con facilidad.

Resumen:

Johnny es un bebé sano que parece bien apegado a sus padres y que está listo para explorar y aprender de su ambiente. Sus habilidades en las distintas áreas del desarrollo son de un nivel entre los 3 y 5 meses de edad, aproximadamente 3-4 meses bajo su edad cronológica de 8 meses. Como muchos niños con síndrome de Down, tiene una ventaja relativa en el área de las habilidades sociales-emocionales. Es candidato a recibir apoyos de intervención temprana, y su plan individual de servicios familiares se encuentra en desarrollo en colaboración con sus padres. Vive en una familia muy acogedora, y sus padres informan que manejan su cuidado sin dificultad y que se encuentran más conectados con su nueva comunidad.

Sobre esta evaluación, el equipo de intervención temprana indicó las siguientes recomendaciones generales: visitas domiciliarias una vez por semana realizadas por el especialista del desarrollo, con asesorías mensuales del terapeuta ocupacional, el fisioterapeuta y el terapeuta de lenguaje. Además, existe la disponibilidad de un grupo de juego realizado por un terapeuta ocupacional y asistentes. Se supone que Johnny y sus padres se beneficiarían con esta experiencia, que incluye un programa para Johnny y un componente de apoyo y educación para los padres. El programa de Johnny se centrará en el desarrollo de las habilidades de alimentación, habilidades del juego, habilidad de comunicación y habilidades motoras gruesas y finas. Adicionalmente, se proveerá apoyo para su familia a medida que lo necesiten para asistirles en la integración comunitaria, como asesoría al centro de cuidados de día para ayudarlos a proveer una experiencia exitosa para Johnny, y ayudar a la familia a acceder a los recursos comunitarios que serían beneficiosos para ellos.

Firma de los miembros del equipo:

Descripción de herramientas y actividades de evaluación

Las evaluaciones de un equipo interdisciplinario de niños con discapacidades múltiples o discapacidades severas y profundas son útiles debido a que a menudo es difícil separar la influencia de las capacidades sensoriales, motoras, de comunicación, psicosociales y cognitivas en el desempeño de las habilidades funcionales. También, las habilidades funcionales del desempeño dependen de los factores contextuales y las demandas de las tareas, en combinación con las capacidades básicas del niño. Debido a las contribuciones específicas de cada una de las áreas de habilidad al desempeño de una tarea, algunas veces es difícil llegar a una conclusión. Por esta causa es que es muy útil tener profesionales de múltiples disciplinas observando al niño desde distintos puntos de vista, desempeñar la misma tarea. Las evaluaciones de especialidad en colaboración reducen el riesgo de duplicación y redundancia durante una evaluación y proveen a todos los miembros del equipo una base o experiencias en común desde las cuales sintetizar los datos de evaluación para la planificación de la intervención.

La "rueda del programa" es una evaluación ecológica útil para priorizar las áreas que eran más importantes para el niño y la familia a la vez de considerar los factores contextuales y solo actividades relevantes y significativas. La guía de evaluación de Orelove y Sobsey (1991) otorgó un marco de trabajo útil para llevar a cabo esta evaluación ecológica. Ellos sugieren comenzar el proceso de evaluación al identificar los ambientes y subambientes en los cuales el niño funciona en la actualidad, organizados en los cuatro dominios siguientes: hogar y actividades de autocuidado, escuela y actividades educacionales, actividades comunitarias, y actividades de ocio y de distracción. Por ejemplo, bajo el dominio del hogar y las actividades de autocuidado, el ambiente sería la familia del hogar y los subambientes incluirían los cuartos específicos, como el dormitorio y la cocina. En la escuela, los subambientes podrían ser la cafetería, el gimnasio y los salones de clases específicos. Luego, dentro de cada subambiente, se identifican las actividades o tareas en que se solicita realizar al niño, o que comúnmente realiza, o le gustaría aprender a hacer. Finalmente se identifican las habilidades específicas que se requieren para desempeñar las actividades. Este proceso es similar a un análisis de actividades en que se identifican el componente específico de habilidades necesarias para completar ciertas habilidades funcionales. El producto final de este tipo de inventario ecológico es como un mapa, donde se detallan las actividades que necesitan ser abordadas en un programa, dónde necesitan ser abordadas, y qué áreas o habilidades básicas necesitan ser desarrolladas (véase la rueda del programa en la figura 6-3). Esta herramienta de evaluación también usa el sistema de "arriba-abajo" descrito en el capítulo 2, al comenzar el proceso identificando los contextos y las habilidades funcionales que se esperan que el niño haga primero, y solo después considerando las demandas de las tareas y los componentes específicos o factores del niño que se requieren para completar la habilidad.

El "registro de lo actual–lo futuro–lo eventual" es una herramienta útil cuando se evalúa al niño que tiene discapacidades múltiples, incluso retraso mental severo y profundo. Esta herramienta otorgó una oportunidad a la familia de Mandy de abordar las áreas de la calidad de vida y explorar completamente sus prioridades y sueños para Mandy. En el "registro de lo actual–lo futuro–lo eventual" los cuidadores deben escribir en un registro qué es lo que su hijo puede hacer en la actualidad, y qué se espera que su hijo haga. Luego se les pide pensar y escribir qué les gustaría que su hijo aprendiera en el futuro (dentro de los próximos 1-2 años), y qué les gustaría que su hijo aprendiera eventualmente (dentro de los próximos 5-10 años). Este ejercicio es útil para descubrir las prioridades y valores de los padres, y los anima a pensar un poco en el futuro. Las líneas de tiempo usadas para determinar lo "futuro" y lo "eventual" se pueden individualizar. A pesar de que pensar en el futuro es siempre una tarea difícil, pensar acerca de lo que es importante para el futuro del niño provee una guía esencial para desarrollar programas individuales efectivos, y provee una base para el desarrollo e implementación de los planes de transición.

Se seleccionaron cuidadosamente tres actividades educacionales que eran parte del programa de Mandy a lo largo de su semana en la escuela, siendo éstas la base de la evaluación de especialidad: alimentación durante la hora de comida, tiempo con el ordenador, y tiempo de educación física adaptada. Estas actividades específicas fueron seleccionadas porque podían verse en los contextos naturales; porque proveerían de información necesaria con respecto a las capacidades sensoriales, motoras, de comunicación, cognitivas y sociales-emocionales; y porque representaban a las habilidades funcionales valoradas por Mandy y por su familia. El miembro del equipo que fue el principal responsable de establecer las metas y los objetivos en relación con estas actividades llevó a cabo la evaluación de Mandy, mientras los otros miembros observaron.

Finalizar la evaluación

El proceso de concluir la evaluación fue similar a lo descrito en el ejemplo anterior. Luego de que las actividades de evaluación se completaron, cada disciplina completó un resumen escrito de sus impresiones y observaciones, y se prepararon para la reunión de equipo. Durante la reunión de equipo, los miembros, incluidos los padres, sintetizaron los datos de la evaluación y colaboraron para identificar las fortalezas, los desafíos y las necesidades programáticas de la niña. Durante esta reunión, la fase de planificación de la intervención comenzó por crear un borrador inicial del IEP y un plan de transición. Debido a la necesidad de desarrollar un programa de transición, un representante de una agencia comunitaria, representando a los servicios de rehabilitación vocacional, se unió al equipo para compartir el tipo de opciones de programas que estarían disponibles para Mandy después de la secundaria. Luego de esta reunión, la educadora especial, participando como coordinadora del caso, compiló los datos de la evaluación de todos los miembros del equipo que participaron y desarrolló un informe de evaluación completo del equipo. El informe de evaluación entregó la documentación formal de la evaluación del equipo y fue firmada por todos los miembros del equipo que participaron en la evaluación.

EJEMPLO DE UNA EVALUACIÓN DE EQUIPO INTERDISCIPLINARIO DE UN NIÑO CON DISFAGIA

Información básica relevante y actividades de planificación de la evaluación

Danny, de 7 años, con parálisis cerebral y cuadriplejía espástica, fue derivado por su pediatra a un consultorio especializado en alimentación para la evaluación de disfagia y dificultades de alimentación. Fue derivado luego de que su terapeuta ocupacional de la escuela y su madre expresan su preocupación acerca de la habilidad de Danny para deglutir y de su mala ingesta nutricional.

Las clínicas de alimentación son una de las muchas áreas de especialidad que a menudo incluyen a terapeutas ocupacionales como miembros integrales de sus equipos de evaluación. Las consideraciones del lugar y del sistema incluyen las políticas del seguro médico con respec-

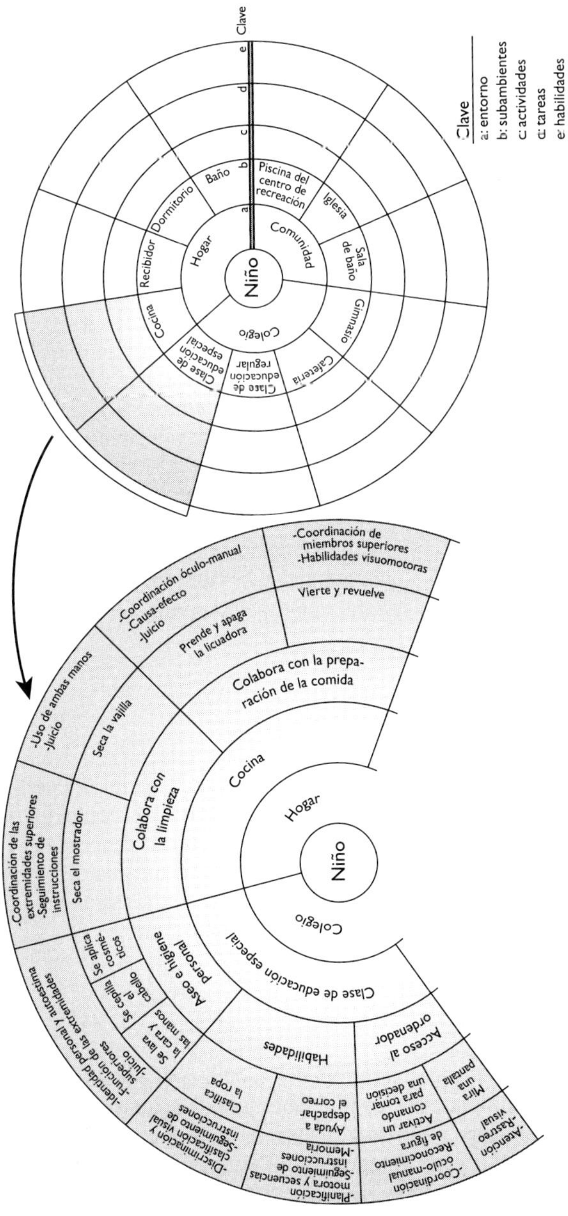

Fig. 6-3 La "rueda del programa" para un estudiante de secundaria con discapacidades severas y múltiples.

to al reembolso y el IDEA, Parte B, ya que el programa de la escuela estaría implementando algunas de las recomendaciones realizadas por este equipo. Algunas de las otras áreas de especialidad pediátrica que también a menudo incluyen terapeutas ocupacionales son consultorios que se especializan en la evaluación de posición sentada y necesidades de posicionamiento, en el cuidado y seguimiento neonatal, en la evaluación de problemas significativos emocionales y de comportamiento, y en la evaluación y entrega de adaptaciones de asistencia y aumento de la comunicación y de otros equipamientos de alta tecnología e informáticos.

En este caso, el equipo siguió un modelo de equipo interdisciplinario. El fonoaudiólogo se desempeña como el coordinador del caso y recolectó y compartió la información preliminar con los otros miembros del equipo; ellos concertaron la evaluación durante un período de dos horas en el consultorio. Los miembros del equipo incluían a los padres, al coordinador/terapeuta del lenguaje, al terapeuta ocupacional (el terapeuta ocupacional de la escuela vino a observar), al nutricionista, a un radiólogo y a un técnico en radiología. La mañana de la evaluación, el equipo se reunió brevemente para finalizar las actividades de la evaluación, que incluyó lo siguiente: evaluaciones específicas de las disciplinas de nutrición y de terapia ocupacional y la videofluoroscopia llevada a cabo por el terapeuta de lenguaje, el terapeuta ocupacional, el radiólogo y el técnico en radiología.

Finalizar la evaluación

Después de las actividades de evaluación, el coordinador del equipo y el nutricionista se reunieron con el niño, los padres y el terapeuta ocupacional de la escuela para compartir los problemas inmediatos y las recomendaciones. Se realizó un informe completo un par de semanas más tarde con los resultados de la evaluación del equipo y las recomendaciones más específicas (véase fig. 6-4).

RESUMEN

En este capítulo se ofrece una introducción de los roles de los profesionales de varias disciplinas que comúnmente trabajan junto con los terapeutas ocupacionales. Es importante reconocer a los padres de los niños o a los cuidadores como parte integrante del equipo, tanto como al niño,

(Texto continúa en página 252)

Niño: Danny **Fecha de nacimiento:** 1 de junio de 1995 **Edad:** 7 años

Padres: **Dirección postal:**

Médico que deriva:

Fecha de evaluación: 12 de julio, 2002

Razón de la derivación: Danny tiene una parálisis cerebral y una cuadriplejía espástica; fue derivado para la evaluación de disfagia y dificultades de la alimentación. La terapeuta ocupacional de la escuela y su madre expresaron preocupación acerca de la capacidad de Danny de deglutir y de su pobre ingesta nutricional para obtener un aumento de peso deseado y para su crecimiento.
Miembros del equipo presentes: Dr. Brown, radiólogo; técnico en radiología; C. Smith, MA, CCC, terapeuta de lenguaje y coordinador del equipo; C. Jons, OTR, terapeuta ocupacional; Patricia (mamá del niño), P. Anderson, MSOTR, terapeuta ocupacional de la escuela; J. Caron, nutricionista.

Métodos de evaluación: entrevista a los padres; evaluaciones específicas por especialidad del nutricionista y el terapeuta ocupacional; videofluroscopia llevada a cabo por el terapeuta de lenguaje, el terapeuta ocupacional, el radiólogo y el técnico en radiología, que incluía la capacidad de deglutir líquido fino, puré, comidas crujientes rápidas en disolverse, bebidas de consistencia tipo miel y bebidas de consistencia tipo almíbar.

Control oral motor y alimentación por sí mismo: Danny se encuentra posicionado en su silla de ruedas eléctrica para alimentarse, que incluye apoyos laterales para la cabeza, una almohadilla abductora de las extremidades inferiores, una correa en el pecho para ayudar con su estabilidad y para mantener una postura sentada derecha y simétrica. Puede usar ambas manos juntas para levantar una botella de tipo deportiva para beber, beber con una bombilla por sí mismo y traer su mano derecha a su boca para comer con los dedos. Presenta mal control para soltar la comida dentro de su boca y tiende a usar sus labios para ayudar a que la comida entre en la boca. Puede sostener con su mano derecha una cuchara adaptada, que se encuentra angulada y con el mango engrosado. Las comidas semisólidas, como la papilla de manzana se le dan habitualmente en su vasija con boquilla y en tazas de succión, y, con asistencia física mínima en su antebrazo izquierdo, puede sacar la comida y alimentarse con la cuchara. Requiere de señales verbales ocasionales para sentarse derecho y recordatorios para flexionar su cabeza suavemente hacia adelante cuando deglute. Danny tiene los movimientos y el control oral motor restringidos lo que afecta la alimentación y el habla. Sus movimientos de la lengua particularmente están restringidos por un frenillo tirante, que está localizado un poco más hacia delante que lo normal.

Deglución: la fase de iniciación oral se caracteriza por movimientos de la lengua desde adelante hacia atrás, para empujar la comida hacia la parte de atrás de la lengua y tragar. A medida que la comida o los sorbos de líquidos alcanzan la parte de atrás de la lengua, el paladar blando baja para crear un sello. Danny aceptó la comida y a la vez localizó la comida en su boca. Para todas las comidas encorvó la lengua en lugar de voltearla. Los líquidos se esparcieron a través de su boca y en sus paredes bucales y se acumularon debajo de la lengua.

Fig. 6-4 Evaluación de equipo de una disfagia.

(Continúa)

Fig. 6-4 *(Continuación)*

Experimentó dificultad para masticar y tendió a realizar movimientos débiles hacia arriba y hacia abajo sin movimientos circulares de masticación. Usó la lengua y la mandíbula para aplastar la comida en contra del paladar superior y también usó movimientos de cabeza para mover la comida hacia la parte de atrás de sus molares.

La fase de iniciación oral se caracteriza normalmente por movimientos de la lengua desde adelante hacia atrás para empujar la comida hacia la parte de atrás de la lengua y así iniciar la deglución. La sensación del bolo alimenticio contra de la parte de atrás de la lengua del paladar blando, envía información sensorial a varias partes del cerebro, y desencadena una serie de contracciones que comienzan la fase faríngea de la deglución. Danny confía demasiado en la extensión del cuello para mover el bolo hacia atrás de la lengua. No puede elevar su lengua en forma eficaz para iniciar la deglución. Por lo tanto, su reflejo de deglución se retrasa.

La fase faríngea se caracteriza por el cierre de la epiglotis para evitar que la comida entre a la tráquea. El esfínter esofágico superior se relaja. La base de la lengua, el paladar blando y las paredes posteriores de la faringe empujan la comida e impiden el paso a la cavidad nasal. La acción peristáltica empuja la comida hacia el esófago. La hiperextensión del cuello causó el derrame prematuro de la comida hacia la faringe. La deglución se inició al nivel del seno piriforme en el caso del puré, la consistencia crujiente y sólida, y para las bebidas espesas. Para los líquidos livianos la deglución se inició más tarde, a menudo cuando el líquido había penetrado detrás de la epiglotis, notándose aspiración en una ocasión. Para la consistencia tipo almíbar, la penetración se produjo inconsistentemente y no sucedió para la bebida de consistencia de miel gruesa. Las partículas de comida tipo puré quedaron en el seno piriforme y la vallécula después de tragar, aumentando el riesgo de aspiración.

La fase esofágica se caracteriza por el transporte del bolo a través del esfínter esofágico hacia el estómago. El esfínter esofágico se relajó una vez que se facilite el reflejo de la deglución, permitiendo que la comida y la bebida pasaran al esófago. La comida y bebida parecieron transportarse en forma fluida a través del esófago superior.

Evaluación nutricional: los datos se recolectaron a través de la entrevista a los padres, las medidas de altura y de peso, y un registro de comidas de 3 días. La talla de Danny se encontraba en el décimo percentil, y su peso, en el quinto, comparado con otros niños de su edad con parálisis cerebral. La relación peso/talla se encontraba en el tercer percentil. La dieta de Danny consistía de jugos de fruta y de leche (1/4 litro, cinco veces al día) y suplemento (1/3 litro, una vez al día), tres comidas al día, como yogur, puré de manzana y de otras frutas, vegetales, pasta y arroz. Podía comer bien las galletas blandas y trozos pequeños de carne. Durante los 3 días que se evaluó la ingestión comida, su ingesta de energía de 15 calorías por centímetro de largo era baja, y los parámetros de crecimiento indicaban que estaba un poco bajo de peso. Su familia estaba preocupada acerca de su falta de progreso en la ingestión de comidas sólidas y con la tos frecuente presentada al ingerir líquidos livianos. En cuanto a su comportamiento, se informó que Danny disfrutaba de la comida, a pesar de que a menudo se aburría o se cansaba antes de terminarla. El tiempo para terminar una comida con asistencia era de aproximadamente 45 minutos.

Fig. 6-4 *(Continuación)*

Resumen e impresiones:
Los resultados de esta evaluación indican que Danny presenta disfunciones motoras orales significativas y disfagia de suave a moderada en la fase faríngea. Su disfagia parece ser el resultado de su trastorno neuromotor y de su limitada movilidad de la lengua causada por el frenillo corto. Danny no puede levantar o dar vuelta su lengua adecuadamente para iniciar la deglución. Recurre sobre todo a la hiperextensión del cuello, lo cual efectivamente usa la fuerza gravitacional para empujar el bolo e iniciar el reflejo de deglución. Esto crea un derrame de comida hacia la faringe y lo pone en alto riego de aspiración con los líquidos livianos y bebidas con una consistencia de almíbar. Puede manejar la consistencia tipo miel sin mayor dificultad. La fase faríngea también demostró movimientos peristálticos reducidos, lo que da como resultado residuos en la faringe. Estos residuos se eliminaron en forma efectiva al alternar la comida sólida con sorbos de bebidas de una consistencia tipo miel. Danny requiere de una asistencia general de mínima a moderada debido a la función limitada de sus extremidades superiores y sus limitaciones de control motor oral. Está motivado para participar de la autoalimentación en la medida que más pueda. Le toma demasiado tiempo terminar la comida, y usa algún equipamiento adaptado para promover la alimentación por sí solo. Su ingesta calórica es un poco más baja de lo que debiera ser, dado su nivel de actividad y su altura, y su crecimiento necesita ser controlado con regularidad.

Recomendaciones: minimizar el riesgo de la aspiración. Las bebidas de Danny deben ser más consistentes como la de la miel. Por ejemplo, se puede aumentar la consistencia, los jugos con frutas licuadas, comidas de bebé o yogur. Se recomienda asesoría con un especialista médico otorrinolaringólogo para una evaluación adicional y un tratamiento quirúrgico posible para el frenillo. Continuar con su programa motor oral, con énfasis en el desarrollo de su habilidad de enrollar y mover su lengua, mejorar su habilidad de masticar y graduar los movimientos de su mandíbula, y coordinar el cierre de labios. Su dieta debe controlarse regularmente, con apoyo continuo del nutricionista. Se recomienda que su dieta consista principalmente de comidas tipo puré, líquidos de una consistencia tipo miel, comidas que formen un bolo fácilmente y comidas crujientes rápidas de disolver. Las comidas de una consistencia mixta (como las sopas) y los líquidos finos deben evitarse. Durante las comidas, las sólidas deben alternarse con bebidas. Continuar el programa para abordar y controlar sus necesidades de posicionamiento y para promover sus habilidades de autoalimentación.

Las preguntas adicionales relacionadas con este informe pueden ser dirigidas a C. Smith, MA CCC, terapeuta de lenguaje y coordinador del equipo al (112)-112-1122.

Firmas de los miembros del equipo:

cuando es lo suficientemente mayor, a través de las actividades de planificación, implementación y del compartir las evaluaciones. Una comprensión clara de los roles de los profesionales en los equipos a los que usted pertenece le ayudará a definir sus responsabilidades y le facilitará la selección y coordinación de las actividades de evaluación. Se discutieron tres tipos de modelos de equipo –multidisciplinario, interdisciplinario y transdisciplinario–, junto con algunos ejemplos de evaluaciones de equipo. Debido a que los niños con discapacidad son complejos, es útil para los profesionales de varias disciplinas trabajar en conjunto a través del proceso de evaluación para formular la comprensión más precisa y completa de la discapacidad, las fortalezas, los desafíos y las necesidades programáticas del niño. Por último, es importante que los miembros del equipo estén alertas y pongan atención al proceso de su equipo en cada momento. Como todas las cosas buenas de la vida, debe realizarse un gran esfuerzo para que los equipos funcionen bien. Por lo tanto, tomarse el tiempo para facilitar la dinámica saludable del equipo, para comprenderse el uno al otro y para revisar la filosofía específica y los objetivos que guían el trabajo de su equipo ayudará a promocionar una atmósfera de trabajo armónica, agradable y eficiente.

Bibliografía

American Occupational therapy Association (1993). Occupational therapy roles. *American Journal of Occupational Therapy, 47,* 1087-1099.

American Speech-Language-Hearing Association (ASHA, 2001). Scope of practice in speech-language pathology, www.asha.org.

Case-Smith, J. (2001). Teaming. En J. Case-Smith (Ed.), *Occupational therapy for children* (4th ed., pp. 21-38), St. Louis, MO: Mosby, Inc.

Campbell, PH. (1987). The integrated programming team: An approach for coordinating professionals of various disciplines in programs for students with severe and multiple handicaps. *Journal for the Association of Persons with Severe Handicaps, 12*(2), 107-116.

Collins, R.M. (1995). Nurses in early intervention. *Pediatric Nursing, 21*(6), 529-531.

Cook, D. (2000). The role of social work with families that have young children with developmental disabilities. En M. Guralnick (Ed.) *Interdisciplinary clinical assessment of young children with developmental disabilities* (p. 201-218). Baltimore, MD: P.H. Brookes Publishing Co., Inc.

Furuno, S., O'Reilly, K.A., Hosaka, C.M., Inatsuka, T., Allman, T.A., & Zeisloft, B.(1984). *The Hawaii early learning profile.* Palo Alto, CA: Vort Corporation.

Garland. C.W. (1994). World of practice: Early intervention programs. En H. Garner & F Orelove (Eds.), *Teamwork in human service services: Models and applications across the lifespan* (pp. 89-116). Boston, MA: Butterworth Heinemann.

Guralnick, M. (2000). Interdisciplinary team assessment for young children: Purposes and processes. En M. Guralnick (Ed.), *Interdisciplinary clinical assessment of young children with developmental disabilities* (pp. 3-18). Baltimore, MD: P.H. Brookes Publishing Co., Inc.

Hay, A., Breiger, A. (2000). Psychological assessment and the interdisciplinary team. En M. Guralnick (Ed.), *Interdisciplinary clinical assessment of young children with developmental disabilities* (pp. 183-199), Baltimore, MD: P.H. Brookes Publishing Co., Inc.

Individuals with Disabilities Education Act (IDEA; 1997). Amendments of 1997 (PL.105-17). U.S.C. 1400.

Linder, T.W. (1993). Transdisciplinary play-based assessment: A functional approach to working with young children. Baltimore, MD: PH. Brookes Co., Inc.

Magyary, D., Brant, P, & Kieckhefer, G. (2000). The nursing role in the interdisciplinary assessment team. En M. Guralnick (Ed.), *Interdisciplinary clinical assessment of young children with developmental disabilities* (pp. 68-85). Baltimore, MD: PH. Brookes Publishing Co., Inc.

McCormack, L., Goldman, R. (1979). The transdisciplinary model: Implications for service delivery and personnel preparation for the severely and profoundly handicapped. *AAESPH Review, 4*(2), 152-161.

Orelove, F., Sobsey, D. (1991). *Educating children with multiple disabilities: A transdisciplinary approach* (2nd ed.). Baltimore, MD: P.H. Brookes Publishing Co., Inc.

Tatarka, M., Swanson, M., Washington, K. (2000). The role of physical therapy in the interdisciplinary team process. En M. Guralnick (Ed.), *Interdisciplinary clinical assessment of young children with developmental disabilities* (pp. 130-151). Baltimore, MD: P.H. Brookes Publishing Co., Inc.

7

PLANIFICACIÓN DE LA INTERVENCIÓN Y DOCUMENTACIÓN

INTRODUCCIÓN

El contenido abordado por este capítulo amplía la información presentada en el capítulo 2 en los tres pasos finales del proceso de evaluación: sintetizar y resumir los datos de evaluación, planificar la intervención y comunicar los resultados a través de informes verbales y escritos. Dar sentido a todos los datos de la evaluación que usted recolectó y luego planificar una intervención son procesos complejos. La compleción de estas actividades de la evaluación deben dar como resultado finalmente una lista de los puntos fuertes, de los débiles y de las prioridades de las personas, y le proveerá de una dirección necesaria para identificar opciones de intervención y crear programas de intervención centrados en la persona. En este capítulo se tratan los factores importantes que se deben considerar a medida que usted participe en el **razonamiento clínico** para desarrollar los planes de intervención, con una atención particular a la necesidad de colaboración, de realizar proyecciones de alta, y de aplicar la mejor investigación disponible. Las habilidades prácticas para escribir metas de intervención y objetivos operacionales se abordan en detalle y se incluyen ejemplos. El capítulo concluye con información para ayudarlo a comunicar por escrito los resultados de la evaluación de informes y presentaciones orales, como aquellas entregadas durante las reuniones familiares y de equipo. Se proveen también tres ejemplos de informes de evaluación inicial.

DESARROLLO DEL PLAN DE INTERVENCIÓN

Colaborar con otros

La planificación de la intervención, primero y ante todo, debe ser un **esfuerzo de colaboración**. Es esencial que usted revise los resultados de la evaluación con los padres del niño y con el niño cuando éste sea lo suficientemente mayor. La participación de las personas en el proceso ayuda para confirmar que se abordan las prioridades del niño y de las familias y que se toman en consideración las consideraciones prácticas, como aquellas relacionadas con concertar sesiones a medida que se desarrolla el proceso de intervención. También es importante compartir los resultados de la evaluación, las ideas de planificación de la intervención y las recomendaciones con otros individuos que están involucrados directamente en el cuidado y los servicios del niño, como su profesor. Sin embargo, se requiere el **consentimiento de los padres** antes de compartir la información de la evaluación con otros. Compartir sus recomendaciones con otros miembros del equipo asegura que sus intervenciones propuestas no sean redundantes o contradictorias con los servicios de otros. Además, es efectivo si los abordajes de intervención y las actividades usados por diferentes disciplinas complementan o apoyan aquellas aportadas por otros, cuando es posible.

Si usted trabaja en ámbitos educacionales, bajo la ley de educación de individuos con discapacidad, parte B o parte C (1997), su programa de intervención será parte de un programa más amplio. El desarrollo de programas individuales de educación y de servicios individuales de la familia por ley requieren ser procesos de colaboración.

En ámbitos médicos y comunitarios, debe tratarse a menudo el **reembolso por servicios** y a veces se requiere una preaprobación de los servicios de intervención antes de finalizar su programa de intervención. Por lo tanto, puede ser necesario que usted trabaje con la familia o con la agencia de reembolso antes de implementar el programa propuesto.

Crear las metas a largo plazo y las proyecciones del alta

Muchos factores contribuyen a su razonamiento clínico a medida que desarrolla los planes de intervención para niños. Se sugiere que el terapeuta ocupacional comience el proceso identificando las **metas a largo**

plazo o los **resultados funcionales** que junto con el niño y la familia, crean que son importantes y posibles de lograr como resultado de la intervención de terapia ocupacional. En ámbitos médicos las metas a largo plazo son algunas veces llamadas **proyecciones del alta** y representan los resultados anticipados o los resultados de su intervención. Las proyecciones del alta incluyen lo que el terapeuta ocupacional espera que la persona logre, lo que anticipa que será el estado funcional del niño al momento de que la terapia se interrumpa, como también, el tiempo que crea que el niño necesitará intervención.

Hacer predicciones acerca de los beneficios o ganancias que un niño vaya a experimentar como resultado de su intervención ayuda a justificar la necesidad educacional o médica de los servicios de intervención de terapia ocupacional y, a menudo, sirve como documentación esencial para el reembolso de los seguros. Estas predicciones no son fáciles de realizar. Para este proceso, considere la historia del desarrollo del niño y la respuesta a las intervenciones en el pasado. También base su juicio en la investigación de la evidencia ofrecida en la literatura y en su propia experiencia clínica para determinar los tipos de resultados que pueden esperarse. También es importante preguntarse qué sucedería si no se ofrecieran servicios de terapia ocupacional.

Aplicar la evidencia de la investigación

Luego de que las metas de la persona se identificaron, usted necesita pensar cómo va a ayudar a la persona a lograr sus metas. ¿Entregará su intervención directamente? La intervención ¿será en grupo o individualmente? ¿Dónde se realizarán los servicios de intervención? ¿Su intervención se realizará indirectamente por un asistente de terapia ocupacional certificado, por un ayudante de rehabilitación o por un profesor? ¿Qué técnicas específicas o marcos de referencia usará? Las opciones de servicios disponibles para usted, las metas específicas y prioridades del niño y su familia, y sus habilidades, todas necesitan considerarse a medida que desarrolla los planes de intervención para cada persona.

Uno de los factores más importantes que necesita considerar al desarrollar planes de intervención es la mejor evidencia de investigación disponible sobre la eficacia de las intervenciones que está considerando. La evidencia de la investigación es importante para guiar sus consideraciones de tratamiento y las decisiones finales, y lo ayudará además a realizar las proyecciones del alta. El uso de la literatura de investigación para la toma de decisiones clinica se llama *práctica basada en la evidencia*. Esta práctica implica la investigación de su especialización clínica y las experiencias con la aplicación de lo actual, la mejor evidencia de investigación para tomar decisiones acerca del cuidado de las personas (Sackett y col., 1996). La práctica basada en la evidencia fue respaldada por la organización profesional norteamericana (la Asociación Americana de Terapeutas Ocupacionales [AOTA]), al igual que por la mayoría de las organizaciones de los profesionales de la salud y de la educación. Es responsabilidad ética de los terapeutas ocupacionales mantenerse actualizados sobre la evidencia de la investigación, limitaciones, el tipo de intervenciones recomendadas y compartir esta intervención con las personas a quienes atendemos. Esta información ayuda a identificar las opciones apropiadas de intervención que se deben considerar para ciertas personas. Además, compartir información obtenida de la síntesis de los estudios de investigación bien diseñados ayuda a las familias que usted atiende a tomar decisiones informadas acerca de aceptar o rechazar el plan de intervención propuesto.

Una vez que se hayan definido sus metas a largo plazo, abordajes, técnicas de intervención y métodos de administración de servicios, usted necesita organizar su intervención. Esta organización implica determinar la frecuencia y la duración de las sesiones, y el lugar de entrega de los servicios. Los horarios y actividades de la familia, el tipo de persona, los planes de intervención y metas, la evidencia de investigación, las consideraciones de reembolso y su horario impactarán sobre las decisiones de la organización. En el recuadro 7-1 se resumen preguntas para ayudarlo en el proceso de sintetizar los datos de la evaluación para la planificación de la intervención.

Escribir metas y objetivos

El propósito de escribir metas y objetivos es ayudar a guiar el proceso de intervención, a comunicar a otros qué es lo que está haciendo y entregar una medición de la eficacia de la intervención o del progreso del niño. Las metas en general se dividen en corto y largo plazo. No hay un "estándar oficial" para determinar el marco temporal que defina una meta a corto o a largo plazo. El marco temporal seleccionado depende de varios factores, entre ellos las condiciones del niño, el rango anticipado de su progreso y el lugar o sistema de entrega de servicios.

En general, las **metas a largo plazo** reflejan qué es lo que a usted le gustaría que el niño fuera capaz de hacer en el momento que los servi-

RECUADRO 7-1	PREGUNTAS PARA AYUDAR A SU RAZONAMIENTO CLÍNICO DURANTE LOS PASOS 10 A 12 DE LA EVALUACIÓN

Paso 10—Interprete, sintetice y resuma los datos de la evaluación

¿Cuáles son los resultados más importantes? ¿Cuál fue el propósito de la evaluación? ¿Respondió las preguntas hechas por quien efectuó la derivación? ¿Qué datos objetivos tiene para apoyar sus interpretaciones e impresiones? ¿Cuáles son las fortalezas y limitaciones del niño? ¿Cuáles son las prioridades del niño y de la familia en relación con las metas y habilidades funcionales? ¿Qué factores del niño, ambientales/contextuales y demandas de las actividades contribuyen al éxito y desafíos del niño en el desempeño de sus actividades diarias? ¿Qué nueva información puede usted aportar acerca de este niño y sus necesidades programáticas?

Paso 11—Desarrolle recomendaciones y planifique la intervención

¿Cuáles son las prioridades de los padres y del niño? ¿Qué pueden hacer ellos y usted, considerando sus recursos? ¿Qué están abordando con el niño los otros profesionales? ¿Cuál es la evidencia de investigación que apoya las intervenciones que usted está considerando? ¿Qué logros puede usted esperar en respuesta a la intervención? ¿Cuáles son sus metas a largo y corto plazo para este niño?

Paso 12—Documente y comparta los resultados de su evaluación

¿Quién va a leer su informe? ¿Ha abordado todas las preguntas de la derivación? ¿Está su informe escrito de manera profesional? ¿Están sus impresiones claramente apoyadas por datos de evaluación objetivos? ¿Cómo va a presentar la información resumida en una reunión?

cios ya no se necesiten, lo que se relaciona con los resultados anticipados de sus intervenciones. Sin embargo, para un niño con condiciones crónicas o progresivas, esto no sería siempre posible de aplicar. En las escuelas, las metas a largo plazo a menudo se establecen para el año escolar del niño. En rehabilitación u otros ámbitos médicos, las metas a largo plazo pueden ser escritas por un período de tres meses o tres semanas, si ése es el marco temporal que usted anticipa que el niño estará hospitalizado o requiere de los serrvicios de terapia ocupacional.

Es importante que las metas a largo plazo se relacionen con una actividad funcional específica o una ocupación importante para el niño, y que usted defina el marco temporal en el que espera que la meta se cumpla. Por ejemplo, una meta relacionada con el desempeño en la alimentación podría ser: dentro de 3 meses, Jack será capaz de comer las tres comidas en forma independiente, solo con asistencia para preparar el ambiente físico.

Las **metas a corto plazo** reflejan los pasos que el niño necesita para cumplir con sus metas a largo plazo. Las metas a corto plazo a menudo se escriben como objetivos operacionales de tal manera que puedan usarse como formas de medición del progreso del niño hacia la meta a largo plazo. Es importante que usted seleccione y escriba los objetivos operacionales con cuidado, de manera que sean capaces de ayudarlo a controlar, medir y documentar el progreso del niño. De acuerdo con Zimmerman (1988), los **objetivos operacionales** incluyen tres componentes principales:

1. **El comportamiento:** es lo que usted quiere que el niño sea capaz de hacer.
2. **Las condiciones:** son factores que apoyan el comportamiento, como el tipo y nivel de asistencia entregada, el uso de equipamiento adaptado o cualquier otro factor ambiental o situacional. Las condiciones ayudan a definirle el rango del comportamiento y a menudo definir en qué contexto examinará el comportamiento.
3. **El criterio:** se establece para proveer un estándar para medir el comportamiento. Los criterios usados para medir el desempeño son en extremo, variables y dependen directamente del tipo de comportamientos que usted desee trabajar y medir. Un tipo común de medición es el tiempo que demora para realiza el comportamiento deseado cuando se le pide. Los descriptores cualitativos también pueden usarse como un tipo de criterio y definen cómo el comportamiento necesita demostrarse. Por ejemplo, el criterio podría ser el grado de asistencia que el niño requiere para desempeñar el comportamiento.

En los recuadros 7-2 a 7-4 se presentan ejemplos de metas a largo plazo y en los recuadros 7-5 y 7-6, ejemplos de objetivos operacionales.

DOCUMENTAR LA INFORMACIÓN Y COMPARTIRLA

El paso final del proceso de evaluación incluye la documentación de la evaluación y el compartirla. En las figuras 7-1 a 7-3 se proveen tres ejemplos de informes de evaluación que documentan evaluaciones de terapia ocupacional pediátricas para diferentes ámbitos de práctica y edades de niños. A pesar de existir espacio para los estilos y preferencias personales en la manera que se escriben los informes, es importante que siga formatos específicos para escribir informes de evaluación

RECUADRO 7-2	EJEMPLO DE OBJETIVOS A LARGO PLAZO PARA UNA PERSONA INTERNADA EN UN LUGAR DE REHABILITACIÓN

1. Dentro de dos meses, Matthew mejorará su equilibrio mientras se encuentra sentado o de pie, de manera que se pueda vestir solo
2. Dentro de dos meses, Matthew mejorará su habilidad para poner atención y concentrarse, de manera que pueda trabajar en sus deberes escolares durante 20 minutos
3. Dentro de dos meses, Matthew será capaz de alimentarse solo, incluso de usar utensilios

requeridos en su lugar de trabajo. Por lo menos, la información incluida en el ejemplo de informe de evaluación delineado en la figura 7-4 debe incluirse en todos los informes de evaluación de terapia ocupacional.

La sección más importante de un informe de evaluación es la del **resumen e impresiones de la evaluación.** Esta sección es una síntesis de todos los datos de la evaluación y se escribe de una manera concisa para que los profesionales que solo quieran un resumen rápido de la evaluación puedan obtener la información que necesitan. El resto del informe debe proveer la información detallada que fundamenta su resumen e impresiones.

Se recomienda que, cuando se escriban los informes de evaluación, se elija el lenguaje cuidadosamente, de tal forma que todos interesados (padres, profesores y médicos) puedan comprender lo que usted ha escrito y su informe sea "profesional". Un informe de evaluación debe ser claro, conciso, y mecanografiado; no debe contener errores de gramática o de ortografía; debe estar bien organizado; y contener informa-

RECUADRO 7-3	EJEMPLO DE METAS A LARGO PLAZO PARA LA ESCUELA

1. Al final del año escolar, Carol mejorará sus habilidades motoras finas, de tal manera que pueda escribir su nombre en forma legible, en la parte superior de sus hojas de trabajo
2. Al final del año escolar, Carol mejorará sus habilidades sociales, de tal manera que juegue en forma amigable con sus pares en el patio de juegos durante el recreo
3. Al final del año escolar, Carol será capaz de mejorar su rutina matinal de bajarse del autobús, llegar a su sala de clases y guardar su abrigo y pertenencias sin ayuda

RECUADRO 7-4	EJEMPLO DE METAS A LARGO PLAZO PARA UNA PERSONA EN ATENCIÓN AMBULATORIA DE UN CONSULTORIO
1. Dentro de tres meses, Johnny disminuirá su hipersensibilidad táctil, de tal manera que en el programa preescolar pueda jugar cómodamente con arena y con materiales artísticos, incluso pintar con los dedos y jugar con plastilina	
2. Dentro de tres meses, Johnny mejorará la planificación motora, de tal manera que pueda andar en un triciclo sin ayuda	

ción correcta. Las puntuaciones de las pruebas estandarizadas deben informarse e interpretarse correctamente, y sus impresiones, interpretaciones subjetivas y recomendaciones deben fundamentarse claramente en los datos objetivos que usted incluye en el informe (de los resultados de las pruebas estandarizadas y de sus observaciones). También debe cuidar el uso de un lenguaje políticamente correcto, como un lenguaje en primera persona (p. ej., un niño con autismo en lugar de un niño autista), y evitar el lenguaje negativo, como "afectado de" o "sufre de". La longitud estándar de un informe de evaluación escrito no está establecido; sin embargo, la mayoría de los informes completos pueden contener entre 3 y 6 páginas mecanografiadas.

Una vez que su informe fue escrito, es importante que esté un momento con el niño y su familia para revisarlo y contestar cualquier pregunta que ellos puedan tener. Por lo general, los informes de evaluación se

RECUADRO 7-5	EJEMPLO DE OBJETIVOS OPERACIONALES PARA EL LOGRO DE UNA META A LARGO PLAZO
Meta a largo plazo: dentro de dos meses, Matthew mejorará su equilibrio mientras esté sentado y de pie, de tal manera que pueda vestirse independientemente	
Objetivos operacionales a corto plazo:	
1. Matthew se pondrá de pie sin asistencia mientras conversa, durante 1 minuto, el 80% de las veces que se le pida	
2. Durante la terapia, Matthew mantendrá una postura derecha en posición sentada sobre la pelota terapéutica grande, mientras es inclinado de lado a lado por el terapeuta, durante 20-30 segundos	
3. Por la mañana, Matthew se vestirá mientras se sienta en su cama, con asistencia física mínima y claves verbales para apoyarlo cuando se ponga de pie para subirse los pantalones, el 80% del tiempo	

RECUADRO 7-6	EJEMPLO DE OBJETIVOS OPERACIONALES PARA EL LOGRO DE UNA META A LARGO PLAZO

Meta a largo plazo: al final del año escolar, Carol mejorará sus habilidades sociales, de tal manera que juegue amigablemente con sus pares en el patio de juegos durante el recreo

Objetivos a corto plazo:

1. Con apoyo verbal, Carol iniciará el juego con otro compañero, durante los momentos de juego libre, el 50% del tiempo
2. Carol iniciará espontáneamente el juego con otro compañero durante los momentos de juego libre el 80% del tiempo
3. Con asistencia para seguir el liderazgo de otros y tomar turnos, Carol participará en el juego exitosamente durante el recreo el 50% del tiempo en que hayan oportunidades

envían a la fuente de derivación y a la familia. Ellos forman parte de la ficha médica del niño en un hospital y parte de la ficha educacional oficial del niño, si el niño fue visto en una agencia educacional. Otros miembros del equipo que trabajen con el niño fuera del lugar donde usted lo hace pueden también solicitar una copia de su informe de evaluación. Con el permiso firmado de los padres, les puede enviar una copia. A menudo, le pueden pedir que informe los resultados de su evaluación en el contexto de una reunión de equipo en ámbitos de intervención temprana, ámbitos educacionales u hospitales. Es importante resumir sus resultados y recomendaciones principales en alrededor de 3 a 5 minutos y resumir lo que hizo durante la evaluación. Destaque los resultados más importantes, entre ellos el resumen de las puntuaciones de las pruebas; las fortalezas, desafíos y necesidades del niño; y cómo las dificultades del niño impactan en su habilidad para participar en ocupaciones de interés (roles y actividades). Por último, describa en forma breve cuáles son sus intenciones de participación futura, incluso las recomendaciones de intervención de terapia ocupacional.

RESUMEN

En este capítulo se amplió la información de los tres pasos finales del proceso de evaluación presentados en el capítulo 2 y enfatizó los méto-

(Texto continúa en página 277)

Servicios de Terapia Pediátricos de Northeast
Evaluación inicial de Terapia Ocupacional

Nombre del niño: *Pat B.*

Fecha de nacimiento: *23/12/81* **Edad:** *15 años, 8 meses*

Fecha de la evaluación: *17 de septiembre, 1997*

Nombre de los padres, dirección postal, teléfono: *Tony y Courtney B.*

Fuente de derivación: *Pediatra, Dr. A., la madre solicitó la derivación*

Motivo de la derivación

Pat fue derivado para una evaluación de terapia ocupacional para determinar si sus limitaciones sensitivomotoras estaban contribuyendo a sus problemas de comportamiento y a sus dificultades académicas en la escuela. Su madre estaba particularmente interesada en alguna ayuda para identificar sus necesidades educacionales y estrategias de aprendizaje.

Métodos de evaluación

Pat fue evaluado durante una sesión de 1 $^{1}/_{2}$ hora. Fue traído a la clínica por su madre. Los métodos de evaluación incluyeron:

- Entrevistas a los padres y al niño, las que fueron realizadas por separado
- Un cuestionario de la historia sensitivomotora no estandarizado, completado por su madre
- Pat entregó un ejemplo de escritura a mano
- Prueba de habilidades visuomotoras (Gardner), se realizó una prueba de copia de diseño
- Pat completó el Inventario del tacto para niños de escuelas de educación básica, una medición de defensa táctil
- Se realizaron observaciones estructuradas de procesamiento sensorial, control postural, equilibrio, coordinación, habilidades motoras gruesas y juego en el ordenador

Antecedentes médicos relevantes y perfil ocupacional

Pat fue diagnosticado con trastorno de déficit atencional e hiperactividad aproximadamente 4 años atrás y más recientemente con síndrome de Asperger y trastorno bipolar. En la actualidad toma medicamentos (risperidona y bupropión) para el manejo de su comportamiento y es controlado regularmente por el Dr. G., un psiquiatra infantil, por su salud mental y sus medicamentos. La historia clínica de Pat se caracteriza por enfermedad severa y hospitalizaciones. Es un poco más alto y más pesado que otros niños de su edad. Pat asiste al Rocky High School como alumno regular, en donde recibe programación educacional, tanto de educación general como de educación especial. Tiene un ayudante de profesor tiempo completo, dos períodos de habilidades de estudio por día y fonoaudiología semanalmente. Refiere que le gusta la escuela y que está contento por tener dos periodos extra de habilidades de estudio porque puede usar este tiempo para completar el trabajo.

Fig. 7-1 Ejemplo de un informe de evaluación inicial, ámbito clínico, adolescente.

Fig. 7-1 *(Continuación)*

Pat es hijo único y vive con sus padres biológicos. No tienen otros familiares en el área inmediata, sin embargo, sus padres informan que tienen una familia unida y que Pat tiene una buena relación con sus primos, tías, tíos y abuelos. La familia vive en un área rural, en un vecindario donde hay muchos niños. Pat fue capaz de identificar un amigo con el que sale algunas veces fuera de la escuela. Como familia, salen de vacaciones cortas dos o tres veces por año, y asisten a la iglesia los domingos. Tanto la madre como el padre trabajan fuera del hogar y Pat se maneja por sí mismo después de la jornada escolar. Actualmente Pat no participa en ningún grupo, actividad o deporte organizados. Sí participa en una banda en la escuela, tocando la trompeta, y disfruta de ver televisión, de leer y de los juegos de vídeo. También disfruta aprender acerca de carros y ordenadores. Maneja todas sus habilidades de autocuidado sin dificultad y demuestra orgullo acerca de su apariencia. No tiene cosas que hacer en relación con el cuidado del hogar, pero ayuda a su padre con cualquier reparación del hogar de tipo mecánica.

Pat asistió tanto a fisioterapia como a terapia ocupacional el año pasado por un corto tiempo antes de reubicarse en esta área geográfica. Su evaluación de terapia ocupacional previa, fechada el 30/12/1996, indicaba dificultades de procesamiento sensorial, incluso dificultades para regular los estímulos sensoriales (algunas veces llegando a estar fácilmente sobreestimulado y otras, aletargado); mal control postural y poca resistencia física; y procesamiento vestibular, táctil y propioceptivo malos, lo que afectaba su desempeño en las áreas motoras finas y gruesas. Los informes de fisioterapia del año pasado indican disminución de las habilidades motoras gruesas, hipotonía, disminución de la fuerza y pies en pronación.

Comportamiento durante la evaluación

Pat se mostró contento y cooperador durante toda la evaluación. Inició una conversación pequeña; sin embargo, contestó todas mis preguntas con mucha voluntad. Parecía un poco ansioso a veces, apretando sus manos con frecuencia. Su contacto visual era transitorio y su afecto en general algo plano. Sonrió y rió apropiadamente. Su nivel de actividad en general estuvo en un nivel bajo. Tendió a hundirse en su asiento, y la calidad de los movimientos parecía lenta y deliberada. Su habla también se mostró lenta y deliberada, con un ceceo obvio. Fue lento al contestar las preguntas, requería uno o dos segundos extra para responder durante la conversación. También presentó dificultad para encontrar palabras en alguna ocasión. Sin embargo, fue capaz de mantenerse centrado en el tópico, desplegando algo de sentido del humor. Se concentró bien y puso bastante esfuerzo en la prueba estandarizada que se le entregó.

Entrevista al niño y resultados del Inventario del tacto

Pat informó que su problema principal en la escuela era el escribir a mano, lo que es una constante frustración para él. También informó que su ayudante de profesor estaba todo el día con él por protección en caso de que otros niños lo golpearan. Aparentemente habrían existido incidentes previos cuando fue amenazado por otros estudiantes. Pat también manifestó que su ayudante de profesor lo ayudaba a estar organizado en sus clases. En general, expresó que lo académico estaba bien, y que la escuela era una buena forma de pasar el tiempo. Refirió que los períodos de habilidades de estudio lo ayudaban mucho a completar sus deberes y que sin ellos probablemente quedaría retrasado en su trabajo escolar. No pensaba que era suficientemente disciplinado para completar

(Continúa)

Fig. 7-1 *(Continuación)*

sus deberes en casa. Se describió como una persona con un ánimo fluctuante que tendía a permanecer en el lado ansioso más que en el relajado, y en algún lugar en el medio entre feliz y triste. Dijo que los medicamentos que tomaba lo ayudaban con su autocontrol, con los niveles de sus cambios de ánimo, con reducir las reacciones agresivas e impulsividad, y que lo hacían motivarse más y ser más capaz de concentrarse.

Pat expresó que, a veces, era difícil para él llevarse bien con otros, pero que tenía algunos amigos y que no percibía las relaciones sociales particularmente como un problema. Refirió conocer que sus habilidades motoras eran pobres, pero que disfrutaba la educación física en la escuela y que lo hacía más o menos bien, además de manejar las demandas motoras todos los días (llegar donde necesitaba ir, vestirse, etc.). No tiene interés por un deporte específico. Sí informó presentar dolor en sus dos tobillos, más fuerte en el lado derecho, después de caminar por períodos relativamente cortos (media hora). Los resultados del Inventario del tacto indicaron que Pat no presenta hipersensibilidad táctil significativa en la actualidad. Sin embargo, sí informó, que algunos de los comportamientos que indican hipersensibilidad táctil eran comportamientos que exhibía en el pasado.

Entrevista a los padres y resultados del Cuestionario de historia sensorial

Su mamá informó que sus mayores preocupaciones acerca de Pat estaban relacionadas con las áreas social y motora. En el área social, tiene preocupaciones acerca de su habilidad para llevarse bien con otros y desarrollar amistades. En el área motora, está más preocupada acerca de su escritura a mano, su torpeza motora y su falta de energía motora. Por ejemplo, ella dijo "vamos al supermercado y tenemos que parar con frecuencia y descansar, porque Pat está demasiado cansado, y luego se queja de dolor en sus tobillos cuando camina". Informó que los medicamentos que tomaba habían sido muy exitosos para controlar su comportamiento. También se encuentra preocupada acerca del bienestar emocional de Pat y de su autoestima. Siente que la programación educacional ha sido efectiva; sin embargo, le gustaría ver una disminución de la educación especial que él requiere.

El cuestionario de la historia sensorial completado por su madre es una serie de preguntas que piden al cuidador otorgar puntuaciones al comportamiento del niño en varios ítems de comportamiento que se creen que representan las habilidades o problemas de procesamiento sensorial. Sus repuestas indican que Pat sí tiene algunas hipersensibilidades al estímulo táctil (tacto) y que se distrae con facilidad tanto con estímulos auditivos como con estímulos visuales. Los problemas también eran evidentes en las áreas de procesamiento vestibular/propioceptivo afectando la calidad de sus movimientos, equilibrio, coordinación y resistencia física.

TVMS (Prueba de habilidades visuomotoras), ejemplo de escritura a mano, uso del ordenador

Los datos normativos no se obtuvieron para Pat en el TVMS, debido a que las normas disponibles llegan hasta niños de 12 años y 10 meses de edad (aproximadamente 2 años menor que su edad cronológica). Sin embargo, fue capaz de completar todos los diseños correctamente. Su temblor con el lápiz era notorio, y a menudo dibujaba las figuras de izquierda a derecha en lugar de derecha

Fig. 7-1 *(Continuación)*

a izquierda. Su desempeño general lo ubica por encima de la edad motora de 12 años y 10 meses. Se le pidió escribir unas pocas frases en respuesta a cuatro preguntas que yo puse. No completó la actividad con frases completas, pero respondió con frases de una a tres palabras. Su escritura era vagamente legible, con un pobre espacio entre letras y palabras. Escribió una letra al revés. Al usar el ordenador, pudo tipiar las respuestas a las preguntas mucho más fácilmente que escribiéndolas a mano. No usó la localización de dedos correctamente en el teclado cuando tipiaba, pero estaba muy familiarizado con la ubicación de las letras y demostró una destreza adecuada para manejar el ratón y el teclado. Puede navegar en Internet y manejar el ratón y las funciones básicas del programa de procesamiento de palabras, como usar el control de ortografía.

Observaciones clínicas

Se le pidió desempeñar una variedad de actividades motoras, y se observaron sus respuestas a experiencias sensoriales variadas para evaluar el procesamiento sensorial, mecanismos básicos posturales, planificación motora, fuerza y coordinación. El tono muscular global de Pat fue ínfimamente más bajo, basado en la falta de resistencia sentida en la amplitud de movimiento pasivo de las extremidades superiores e hipersensibilidad de sus articulaciones. Experimentó algunas dificultades para caminar sobre los talones, en particular con los ojos cerrados. Sus reacciones de equilibrio estaban presentes, pero por momentos, lentas. Pat parecía confiar en claves visuales en lugar de la retroalimentación propioceptiva para guiar su equilibrio. Pudo pararse en un pie por más de 10 segundos, y pudo saltar en cada pie cerca de 10 veces. Sin embargo, realizó estas actividades cada vez con mayor esfuerzo y la calidad de sus movimientos nuevamente estaba comprometida al ser lentos y deliberados. También fue evidente una pobre alerta propioceptiva durante la tarea "del dedo hacia la nariz" en donde se le pidió tocar su nariz con sus dedos índices, con los ojos cerrados. Los movimientos fueron pobremente graduados e incorrectos. Pat pudo saltar algo. No pudo saltar objetos y los intentos de enseñarle fracasaron. También tiene pie plano, y en el levantamiento de pesas, sus pies tomaron posición prona bilateralmente. Experimentó dificultad para coordinar ambas partes del cuerpo para desempeñar movimientos fluidos recíprocos. Refirió que nunca aprendió a andar en bicicleta, pero que nunca quiso intentarlo.

RESUMEN

Los resultados de evaluación indican que Pat presenta algunas limitaciones en sus habilidades básicas sensitivomotoras que impactan su vida diaria en el hogar y en la escuela. Más específicamente, demuestra limitaciones con el procesamiento vestibular y propioceptivo, incluso un bajo tono muscular, equilibrio, fuerza y resistencia disminuidos y falta de coordinación. Sus problemas son solapados y maneja tareas motoras de todos los días, como ducharse y requerimientos de movilidad en la escuela. Refiere que se maneja bien en educación física en la escuela. Sus elecciones de ocio son, sin embargo, muy sedentarias, y la resistencia a las caminatas (como en el mall) es limitada. La información acerca de los dolores de tobillos después de caminar y la pronación significativa de ambos pies al tomar peso son preocupantes.

(Continúa)

Fig. 7-1 *(Continuación)*

El desempeño motor fino es adecuado para tareas funcionales y de ocio, como jugar en el ordenador y vestirse. Sin embargo, presenta dificultad para escribir a mano, correspondiendo este último al de un niño de segundo o tercer grado.

Algunos problemas de comportamiento también fueron evidentes y parecieron estar afectando sus relaciones sociales y sentimiento de bienestar y confianza. Las interpretaciones basadas en el corto tiempo que pasé con él y su madre, y en la revisión de fichas relevantes, indican que Pat presenta alguna dificultad para mantener y establecer la relación con sus pares y que su autoconfianza y autoestima están comprometidas. Parece tener pocas responsabilidades y actividades extracurriculares en su vida que le permitan ganar confianza en sí mismo, un sentido de logro y que promuevan la autodisciplina, habilidades sociales, responsabilidad e independencia general. Sobre la base de los informes entregados por sus padres y el niño, y mis observaciones, sus medicamentos parecen ser efectivos en el manejo de sus cambios de ánimo y asuntos de autocontrol y agresión, y en asistir con su habilidad para concentrarse y organizar su rutina diaria.

Pat es un adolescente joven agradable que demostró un buen sentido del humor cuando estaba relajado y cuando se le dio la oportunidad de compartir historias de interés para él. Con estructura, entusiasmo y algunas modificaciones, pudo mantener sus grados académicos. También ha sido capaz de identificar algunos intereses, incluidos los ordenadores y los carros. Parece tener una disposición positiva a pesar de los desafíos que enfrenta todos los días para manejar su comportamiento y para compensar sus limitaciones en las tareas físicas, motoras y de coordinación.

Recomendaciones:

1. Al parecer Pat tiene un apoyo de educación especial apropiado y sus períodos de habilidades de estudio son muy útiles para él. Las personas proveedoras de los servicios de educación especial y servicios relacionados son los más calificados para realizar recomendaciones acerca de su programa de educación. Una sugerencia que se debe considerar es disminuir el tiempo que su ayudante de profesor está con él, de tal manera que se le dé más responsabilidad y se le entusiasme a asistir a algunas clases por sí mismo. Se sospecha que sus interacciones con sus pares sean limitadas simplemente porque tiene a un adulto a su lado por mucho tiempo. Pat también se beneficiaría con un aumento de programación en el área de habilidades de la vida diaria, como manejo de dinero, preparación de comidas simples, uso de recursos comunitarios, temas de seguridad, etc.
2. Se recomienda que Pat reciba servicios de terapia ocupacional en la escuela para abordar su dificultad para escribir a mano y para explorar medios alternativos, como un ordenador personal y quizás un programa de reconocimiento de voz. El terapeuta ocupacional de la escuela también debe asesorar al profesor de educación física para asegurar que se tengan expectativas adecuadas en este programa. Por último, el terapeuta ocupacional puede asistir en abordar aspectos ambientales, incluso el horario, para maximizar su habilidad de permanecer centrado y organizado, y para reducir el riesgo de sobreestimulación.
3. Se recomienda además, terapia ocupacional clínica una vez por mes durante 4-5 meses. Las metas de terapia ocupacional incluirían explorar e intentar formas apropiadas de mejorar su coordinación motora y sus problemas de resistencia física y maneras de resolver problemas para que Pat compense sus pro-

Fig. 7-1 *(Continuación)*

blemas sensitivosmotores durante las actividades funcionales. Pat, su madre y yo hablamos sobre las maneras de promocionar su independencia en el hogar y la necesidad de explorar formas de promocionar participación en el tiempo de ocio y social.

4. Consulta ortopédica: debido a los informes de dolor en sus tobillos, creo que sería beneficioso para él tener una consulta ortopédica para evaluar en detalle la necesidad de adaptaciones, incluso apoyo de arcos en ambos pies.

Fue un placer conocer a Pat y a su madre. Si tiene cualquier pregunta o preocupación acerca de la información de esta evaluación, por favor no dude en contactarme al 869-1122.

Con afecto,
Sue Martin, PhD, OTR/L

Evaluación inicial de Terapia Ocupacional

Nombre: *Carly Z.*

Fecha de nacimiento: *5/2/1992* **Edad:** *8 años y 2 meses*

Fechas de evaluación: *23 de marzo, 6 de abril, 2000*

Grado: *Segundo* **Profesor:** *Sra. Beatriz, clase 2/3*

Motivo de la derivación

Carly fue derivada por su profesora para una evaluación e intervención de terapia ocupacional debido a informar problemas del desempeño motor fino y grueso informados. Actualmente ella es una alumna de educación regular, en clases de segundo grado y está siendo evaluada por la posible necesidad de servicios de educación especial.

Métodos de evaluación

Carly fue evaluada durante dos sesiones de 1 hora. Se llevó a cabo la Prueba de habilidades motoras de Bruininks-Oseretsky para medir su desempeño motor fino y grueso. Sus padres completaron el Perfil sensorial (Dunn, 1999) para identificar el procesamiento sensorial en cuanto a los problemas y habilidades, y se realizaron entrevistas informales a los padres (tanto la madre como el padre) y al niño. Las observaciones clínicas del procesamiento sensorial, control postural, equilibrio, coordinación y habilidades motoras gruesas también se llevaron a cabo ya que la niña jugó en las diferentes piezas del equipamiento terapéutico. También se realizaron observaciones de la clase en un grupo pequeño, en momentos de trabajo tranquilos y una entrevista a la profesora.

Fig. 7-2 Ejemplo de un informe de evaluación inicial, escuela de educación básica. *(Continúa)*

Fig. 7-2 *(Continuación)*

Antecedentes médicos relevantes y perfil ocupacional

Carly vive en un área rural con sus padres y su hermana melliza, Cory, quien no presenta problemas del desarrollo. Carly nació cuatro semanas más temprano, pesó 2.300 gramos, sin mayores complicaciones. Su madre sufrió diabetes gestacional sin complicaciones durante el embarazo. La historia clínica de Carly es normal, sin enfermedades serias ni hospitalizaciones. Sin embargo, presenta antecedente de infecciones de oído frecuentes. Se informó que sus etapas del desarrollo se lograron entre las edades apropiadas y caminó a los 14 meses de edad. Aparentemente fue una niña que se quejaba mucho y era difícil de consolar.

Su madre informa que Carly era (y en algún modo todavía es) una hija difícil de criar. Establece que tiene dificultades para seguir instrucciones y ha sido difícil saber si es porque no está escuchando, no procesa la información o porque no obedece. Se distrae fácilmente y a menudo parece no darse cuenta de lo que pasa alrededor; sin embargo, parece que observa todo. Por ejemplo cuando era una niña pequeña, necesitaba ser cuidada de muy cerca en los aparcamientos, porque algunas veces corría frente a los coches. Su madre informa que es una niña muy sensible, que llora muy fácilmente.

Carly recibió tratamiento fonoaudiológico cuando tenía 4-5 años de edad y también ha tenido algunos servicios de consejería. Actualmente toma clases de natación y asistió a clases de ballet en el pasado. Su madre informa que Carly, cuando era pequeña, prefería actividades sedentarias y evitaba jugar en el patio de juegos. Sin embargo, actualmente, a pesar de sus dificultades de las habilidades motoras gruesas, disfruta de la actividad motora gruesa y parece no tener miedo y algunas veces al jugar no se preocupa mucho por su seguridad. Se lleva bien con su hermana. Carly disfruta la escuela, especialmente de las actividades artísticas y científicas.

Comportamiento durante mi entrevista, realización de la Prueba de Bruininks-Oseretsky y observaciones clínicas

Carly fue amable y cooperó durante toda la evaluación. Fue muy amistosa y habladora... casi, en exceso, considerando que yo era un desconocido. Parecía sentirse muy cómoda con una persona desconocida. Necesitó ánimo algunas veces para persistir ante el desafío, y estaba algo distraída por el estímulo visual abundante en la sala de terapia. En general, su nivel de actividad era un poco alto de lo que uno podría esperar; sin embargo, podía quedarse quieta en forma adecuada en la mesa para desempeñar las actividades motoras finas y las actividades con lápices. Raramente se mantuvo en la misma actividad por más de 2-3 minutos a menos que recibiera apoyo para hacerlo. Podía llevar bien una conversación; sin embargo, a veces, tendía a divagar en los temas. En momentos era demasiado afectuosa, y le gustaba dar abrazos. Parecía ser una niña feliz que estaba muy necesitada de agradar y que a menudo quería retroalimentación para ver cómo lo estaba haciendo. Podía seguir bien las instrucciones, y se cree que los resultados de la prueba reflejan sus habilidades reales.

Resultados de los instrumentos de evaluación:

El Perfil sensorial, un cuestionario para los padres, fue completado por su madre. Los resultados revelaron que Carly procesa y modula información sensorial del

Fig. 7-2 *(Continuación)*

sistema visual, auditivo, vestibular y táctil (tacto) de maneras muy distintas. Las puntuaciones específicas se presentan a continuación. Las puntuaciones "normales" son aquellas que se encuentran en 1 desviación estándar (DS) de la media; las puntuaciones interpretadas como estar en el rango de la "diferencia probable" son las puntuaciones entre 1 y 2 DS bajo la media; puntaciones en el rango de la "diferencia definitiva" son las puntuaciones más de 2 DS bajo la media.

Sección	**Puntuación básica**	**Interpretación**
Procesamiento auditivo	25/40	Diferencia definitiva; se distrae fácilmente por estimulación auditiva
Procesamiento visual	31/45	Diferencia probable; discriminación figura fondo nula; los rompecabezas son difíciles para ella
Procesamiento vestibular	39/55	Diferencia definitiva; miedo a las alturas; busca movimientos agitados; tiende a improvisar
Procesamiento táctil	62/90	Diferencia significativa; hipersensibilidad solapada; no le gustan las actividades de higiene personal; toca a otros y a objetos en forma excesiva
Procesamiento sensorial múltiple	20/35	Diferencia significativa; atención disminuida
Procesamiento sensorial oral	46/60	Desempeño normal
Modulación de la resistencia/tono	29/25	Diferencia significativa; músculos débiles; mala resistencia
Modulación relacionada a la posición y movimiento del cuerpo	31/50	Diferencia definitiva; parece tener una posición prona accidental
Movimiento que afecta a la actividad	26/35	Normal; puede sobreexcitarse durante la actividad con movimiento
Modulación de la estimulación sensorial que afecta las respuestas emocionales	20-nov.	Diferencia definitiva; necesita más protección que otros niños; puede ser demasiado afectuosa
Modulación de la estimulación visual que afecta la respuesta emocional/nivel de actividad	20-dic.	Diferencia probable (1-2 DS bajo la norma)

(Continúa)

Fig. 7-2 *(Continuación)*

Sección	Puntuación básica	Interpretación
Respuesta emocional/social	58/85	Diferencia probable; es sensible a la crítica y a menudo expresa sentimientos de fracaso
Resultados de comportamiento	18/30	Diferencia definitiva; malas habilidades motoras finas
Umbral de la respuesta	15-oct.	Diferencia probable; tiende a cambiar con frecuencia de actividad en actividad

En resumen, Carly se desempeñó en el rango de diferencia definitiva en 8 de las 14 áreas, lo que indica que procesa y modula la información sensorial de maneras que son comparables a la de los otros niños. Carly tiene algunas hipersensibilidades a la información auditiva y táctil. A pesar de ello, busca información sensorial (particularmente del tacto y del movimiento) para ayudarse a explorar y aprender y quizá como medio para calmarse. Por momentos, Carly toca a otros en exceso, puede llegar a estar fácilmente sobreexcitada y busca experiencias de movimiento. Cuando controla la situación puede tolerar fácilmente la estimulación sensorial y tiende a buscarla.

Se identificaron los comportamientos que reflejan tono muscular bajo y resistencia física disminuida. En el área visual, experimentó dificultad en la discriminación figura-fondo y tareas perceptivas visuales, como hacer rompecabezas, lo que es difícil para ella. Carly fue descrita como una niña que su autoestima es frágil y que experimenta dificultad en la relación con sus pares y para adaptarse a cambios en la rutina. Los factores de las puntuaciones consistentes con este perfil indicaron que ella tiene un bajo tono/resistencia y que tiende a buscar estimulación sensorial, y a ser reactiva emocionalmente, con una atención disminuida y tendencia a distraerse.

Resultados de la Prueba de habilidades motoras de Bruininks-Oseretsky

Subpruebas motoras gruesas	Puntuación estándar (Media = 15, DS = 5)	Equivalencia de edad
Velocidad para correr	6, bajo el promedio	5 años, 11 meses
Equilibrio	6, bajo el promedio	5 años, 5 meses
Coordinación bilateral	8, bajo el promedio	5 años, 11 meses
Fuerza	12, promedio bajo	6 años, 11 meses
Puntuación estándar compuesta del área motora gruesa: 30, percentil 2		

Fig. 7-2 *(Continuación)*

Subpruebas motoras gruesas	Puntuación estándar (Media = 15, DS = 5)	Equivalencia de edad
Coordinación de los miembros superiores	8, bajo el promedio	6 años, 2 meses
Subpruebas motoras finas		
Velocidad de respuesta	10, bajo el promedio	6 años, 2 meses
Control visuomotor	18, promedio alto	9 años, 2 meses
Velocidad/destreza de los miembros	17, promedio	8 años, 2 meses

Puntuación estándar compuesta del área motora fina: 51, percentil 54

Por lo tanto, Carly demostró debilidad en todas las áreas de la función motora gruesa. En el área de fuerza, experimentó dificultad al desempeñar las "sentadas" (hizo 10 en 20 segundos) y el levantamiento de rodillas (hizo 4). Su forma de correr fue algo extraña, sin movimientos fluidos de brazos ni de piernas. Experimentó dificultad para caminar sobre la viga de equilibrio y en mantener su equilibrio con la vista cubierta. También se observó que mira mucho su cuerpo cuando se mueve. Esto indica que Carly confía más en sus habilidades visuales para ayudarse a orientar que en su sentido de propiocepción para producir movimientos motores coordinados. También demostró dificultad en ambas partes de su cuerpo para recibir una pelota de tenis, para desempeñar varias secuencias y para completar patrones de golpeteo de pies y de dedos.

Carly se desempeñó bien en los $^2/_3$ de la prueba motora, incluso los ítems, como actividades de calcado en papel, copia de diseño, cortar con tijeras y manipular objetos pequeños, como monedas pequeñas y clavijas en forma rápida. Carly estuvo muy motivada durante estas actividades, y a pesar de su buen desempeño, parecía invertir mucha energía haciéndolo.

Observaciones clínicas:

Observé a Carly desempeñarse en una variedad de actividades motoras y sus respuestas a diferentes formas de estímulos sensoriales para evaluar el procesamiento sensorial, mecanismos básicos de postura y equilibrio, planificación motora, fuerza y coordinación. El tono muscular de Carly por lo general, era ínfimamente más bajo, basado en la palpación de los cuerpos musculares y la falta de resistencia durante la movilización pasiva de las extremidades superiores. Por momentos, sus movimientos eran mal graduados e inapropiados. Carly pudo pararse en un pie por más de 10 segundos y pudo saltar en cada pie alrededor de 10 veces. Sin embargo, realizó estas actividades aumentando su esfuerzo, y nuevamente, la calidad de sus movimientos fue comprometida al ser muy deliberados. Experimentó alguna dificultad coordinando ambas partes del cuerpo para realizar movimientos recíprocos fluidos. En conjunto, estas dificultades indi-

(Continúa)

Fig. 7-2 *(Continuación)*

can debilidad en el procesamiento vestibular. Se observó además que Carly fue algo impulsiva con el equipamiento, en momentos con poca apreciación de los aspectos de seguridad. Sin embargo, fue capaz de responder consistentemente a claves verbales para calmarse y "pensar antes de hacer".

Carly pudo realizar la planificación motora de forma adecuada, al poder imitar posturas simples y complejas y secuencias motoras. Sin embargo, cuando las secuencias motoras requerían una gran integración bilateral y eran más que cinco pasos, experimentaba mucha mayor dificultad. Carly pudo encontrar la forma de jugar con varias piezas del equipo terapéutico nuevo. Carly participó mucho en un comportamiento de búsqueda de estimulación sensorial. Exploró la sala de terapia y tuvo dificultad para quedarse tranquila y seleccionar una actividad en particular y permanecer en ella. No demostró hipersensibilidad táctil (jugó en el túnel de la pelota; jugó en la caja de pelotas, con plastilina, etc.), y toleró bien mis manos al tocarla. Socialmente, por momentos era un poco invasora, sin apreciar mi espacio personal. Su nivel de energía era un poco mayor que lo que uno pudiera pensar, a pesar de las limitaciones de fatiga física y resistencia al tener desafíos físicos.

Observaciones de la sala de clases:

Carly fue observada en su sala de clases. Su sala de clases es un ambiente activo con muchos trabajos de arte en las paredes y colgando del techo y de una pared de ventanas que da hacia el patio de juegos. Los escritorios se disponen en grupos de a 4, y había dos escritorios en un rincón y un diván pequeño en la parte de atrás de la sala. Carly estaba sentada con dos compañeros completando dos hojas de matemáticas, que consistían en problemas de dinero. Había monedas para cada grupo de mesas para asistir a los niños. Carly trabajaba bien, ocasionalmente hablando con sus pares y trabajando para completar las hojas del ejercicio. Ocasionalmente se sentaba, elegía estar de pie. Otros pocos niños hacían lo mismo. Cuando estaba sentada, Carly se movía constantemente en su asiento y parecía no estar cómoda. Su postura al sentarse era mala. Raramente se sentaba derecha y tendía a mantener su cabeza reposando sobre la mesa o muy cerca de la página. La profesora y otro adulto, un voluntario, estaban en la sala. El voluntario se paseaba y ayudaba a los niños mientras que la profesora permanecía en su escritorio. En una ocasión Carly se levantó a decirle algo a la profesora, quien escuchó brevemente y le dijo que volviera a sentarse. En dos ocasiones la profesora pidió a los niños que se tranquilizaran y que redujeran el nivel de ruido de la sala de clases. Carly parecía disfrutar manejando el dinero. Estaba muy involucrada en descubrir la solución a los problemas, a pesar de que no todas las veces escribía las respuestas en la hoja de trabajo. El trabajo escrito que produjo era comparable al de los otros niños y usó una prensión de tipo trípode madura para tomar el lápiz. A los quince minutos Carly había completado una de las hojas, pero no la segunda. La mayoría de los niños habían completado o estaban cerca de completar la segunda hoja. A los niños se le pedía que pusieran su trabajo aparte, estuvieran listos para el recreo y que formaran una fila. Carly estaba ordenando a los otros niños de su grupo para ayudar y parecía asumir la responsabilidad del esfuerzo de limpiar. Los otros niños se veían un poco molestos por esto. Ella fue uno de los últimos niños en ponerse en la fila para ir al recreo.

Su profesora dice que hasta el momento Carly se mantiene bien con las demandas académicas de segundo grado, pero que necesita más claves para man-

Fig. 7-2 *(Continuación)*

tenerse centrada y más apoyo que otros niños. Tiende a trabajar lento y necesita moverse durante el día escolar más que los otros niños. Socialmente, tiene pocos amigos en la clase y a menudo es gritona con ellos y tiende a dirigirlos. Por otra parte se relaciona bien con los profesores y en momentos le cuesta dejarlos. Experimenta alguna dificultad para llevar el ritmo de otros en educación física y no le gusta.

RESUMEN

Los datos de evaluación de las pruebas estandarizadas, observaciones clínicas y de la clase, y entrevistas informales indican que Carly tiene algunas limitaciones motoras y sensoriales que impactan en su vida diaria y en su desempeño en el colegio en algunas áreas. Tiene compromisos a nivel de procesamiento vestibular y propioceptivo, que impactan su equilibrio, coordinación y habilidades generales motoras gruesas. También se distrae fácilmente tanto por estímulos sensoriales visuales y auditivos, y en general tiende a participar en un comportamiento de búsqueda de estímulo sensorial. Sus habilidades motoras gruesas están retrasadas aproximadamente en 1 año, y sus habilidades motoras finas fueron evaluadas entre límites normales. Sus limitaciones motoras gruesas afectaban su desempeño en educación física en la escuela.
Algunos problemas de comportamiento (aunque, poco importantes) eran evidentes y alteraban sus actitudes. Carly es de alguna manera impulsiva y se distrae fácilmente. A veces experimenta dificultades para seguir instrucciones y organizarse para completar las tareas. También puede ser de alguna manera invasora socialmente (poca consideración del espacio personal). Sin embargo, Carly es una niña divertida, amistosa y compasiva que trabaja duro para agradar a otros. Con el contacto frecuente con la profesora y su apoyo Carly ha podido ser exitosa en las actividades de la escuela.

Recomendaciones

1. Basada en las puntuaciones de su prueba de habilidades motoras gruesas, Carly es elegible para servicios de terapia ocupacional y califica para un código de educación especial. Se recomienda que Carly reciba servicios de terapia ocupacional en la escuela para abordar sus problemas sensoriales y motores, ya que impactan en su desempeño en educación física, su habilidad para organizar y completar las asignaciones escolares y en su habilidad para desarrollar relaciones satisfactorias con sus pares. Por ejemplo, se pueden desarrollar estrategias para compensar su hipersensibilidad táctil y auditiva y su comportamiento en búsqueda de estimulación táctil y reducir el impacto negativo que tienen en su desempeño en la sala de clases. Las oportunidades para ella de desarrollar habilidades motoras gruesas, entre ellas mejorar su equilibrio y aumentar su fuerza muscular, control postural y coordinación bilateral deben ser parte de su programa educacional, así como asesorar al profesor de educación física para asegurar que tenga una experiencia más positiva. Un plan específico que incluya horarios y metas y objetivos escritos, será desarrollado en la próxima reunión.
2. Algunas sugerencias para la casa incluyen las siguientes: actualmente, Carly está tomando clases de natación, y se cree que es una buena actividad para

(Continúa)

Fig. 7-2 *(Continuación)*

ella si la disfruta. Toda actividad física para mejorar la fuerza y resistencia física general, el equilibrio y la coordinación serían buenas para ella. Se sugieren deportes individuales en lugar de deportes en equipo competitivos, los que pueden frustrarla. Por ejemplo, montar en bicicleta, tenis, andar en patines, saltar en trampolín, bailar serían algunas sugerencias.

3. Carly es una niña que busca estimulación sensorial; por lo tanto, se le proveerán de muchas oportunidades para participar en actividades ricas en estimulación sensorial múltiple. Serían buenas para ella las oportunidades de aprendizaje a través de la experiencia, proyectos de artesanía, correr afuera, etc. También, durante los momentos que requiere mantenerse centrada, darle un poco de tiempo para prepararse, así sabe que necesita calmarse, pensar y poner atención. Hacerla repetir las instrucciones es un buen hábito para llegar a asegurar que ha procesado lo que se le ha pedido.

Puede localizarme en el 899-1122 si tiene cualquier pregunta sobre este informe.

Sue Kelly, MS, OTR/L

Informe de evaluación inicial de Terapia Ocupacional

Nombre del niño: Hannah N.

Fecha de nacimiento: 5 de mayo, 1999 **Edad:** 3 años, 6 meses

Padres/nombres de los guardianes legales: Jan N.

Fecha de evaluación: 5 de noviembre, 2002

Información de la derivación: (véase la ficha para la historia clínica y para los detalles de lesiones sufridas en el accidente automovilístico). Hannah tuvo un accidente automovilístico el 8 de octubre de este año en el que era peatón. El accidente causó un traumatismo cerebral severo y fue transferida en esta semana, de la unidad de cuiddos intensivos a la de agudos. Actualmente está médicamente estable, a pesar de que, por precaución, se encuentra en constante control respiratorio y cardíaco y alimentándose a través de un tubo. Las pruebas diagnósticas revelan encefalopatía difusa con los ventrículos agrandados y presenta mayores alteraciones en las áreas frontal y occipital derechas y en la región parietal posterior. Los informes indican, que hasta la fecha, no recuperó la conciencia, a pesar de que abrió sus ojos y exhibe movimientos espontáneos.

Métodos de evaluación: evaluación funcional en la cama por el fisioterapeuta, Escala del nivel comprensivo de conciencia (Comprehensive Level of Consciousness Scale [CLOCS]), entrevistas con el personal de enfermería y la madre

Perfil ocupacional de la niña: Hannah vive con su madre, quien es madre soltera, y su hermano de 6 años de edad. Su padre biológico no participa en su cui-

Fig. 7-3 Ejemplo de un informe de evaluación inicial, hospital, unidad de agudos, niño pequeño. *(Continúa)*

Fig. 7-3 *(Continuación)*

dado. Antes del accidente Hannah asistía a un programa de cuidados de día por tiempo completo mientras su madre trabajaba como administradora de una tienda. Sus antecedentes médicos antes del accidente fueron irrelevantes y su desarrollo era normal. Disfrutaba jugando con los niños en el programa de día y con su hermano, y estaba particularmente interesada en la música y en bailar. Su madre se adapta también, como puede esperarse. Informa que se siente desamparada y que le gustaría hacer más por su hija. Le dieron una licencia en el trabajo, por lo que pasa la mayoría de los días en el hospital con su hija.

Resultados de la evaluación: Hannah no respondió a las órdenes verbales o a su nombre, y mantuvo los ojos cerrados durante los 30 minutos que la evaluamos. Su puntuación en la CLOCS fue muy baja, de 13. No realizó vocalizaciones, no hubo apertura de ojos espontánea o reflejos fotomotores, y su respuesta al estímulo desagradable fue un retraimiento débil y desorganizado (véase el registro en la ficha para los detalles). Es totalmente dependiente con todas las necesidades de autocuidado y se alimenta a través de un tubo. Exhibe amplitud de movimiento total en las extremidades superiores e inferiores. El tono muscular fue evaluado, siendo moderadamente aumentado en las extremidades inferiores y la extremidad derecha, y se encuentra en riesgo de perder la amplitud de movimiento. Se observó un movimiento espontáneo débil en las 4 extremidades, a pesar de ser involuntario. El personal de enfermería informa que es capaz de tolerar una posición sentada apoyada y medio reclinada durante aproximadamente 30 minutos.

Resumen e impresiones de la evaluación: la recuperación de Hannah hasta la fecha ha sido lenta, y no ha recuperado la conciencia. A pesar de que exhibe un poco de movimiento espontáneo y tono muscular aumentado, presenta conservada la amplitud de movimiento total de sus extremidades. Su respuesta al estímulo se limita a un retraimiento grueso y desorganizado. Su madre ha sido extremadamente comprensiva y está motivada a hacer todo lo que pueda por su hija.

Recomendaciones: Hannah no está lista para una rehabilitación activa. Sin embargo, se visitará 5 veces por semana para estimulación cognitiva y para controlar el nivel de conciencia, para la amplitud de movimiento pasiva y activa, en lo que sea capaz, para los aspectos de posicionamiento, y para apoyo a su madre cuando sea necesario. El entrenamiento en las actividades de la vida diaria, que incluye la movilidad funcional y la alimentación, comenzará una vez que recupere la conciencia.

Molly F. OTR/L

dos para sintetizar los datos de la evaluación para la planificación de la intervención, escribir objetivos y comunicar los resultados de la evaluación a través de informes escritos. Sintetizar y resumir los datos de evaluación y la planificación de la intervención que le sigue son probablemente las actividades clínicas más desafiantes en las que participará como terapeuta ocupacional. Su eficacia aumentará a través de sus años como practicante de la profesión. El contenido de este libro no incluye

Nombre del niño:

Fecha de nacimiento: **Edad:**

Nombre de los padres/tutores:

Dirección y número de teléfono:

Fecha(s) de la evaluación:

Programa educacional: (nombre de la escuela, grado, tipo de programa escolar, nombre del profesor)

Información de la derivación: (fuente de derivación, motivo de la derivación, médico de cabecera del niño)

Métodos de evaluación: (proveer una breve descripción de los métodos de la evaluación y de cualquier prueba estandarizada utilizada)

Perfil ocupacional del niño: (información básica relevante, que incluya los antecedentes médicos, problemas presentados, actividades de interés y relaciones interpersonales)

Comportamiento durante la evaluación: (resuma el comportamiento del niño durante la evaluación e incluya una afirmación de cómo su comportamiento puede haber influido en cualquier resultado de las pruebas)

Resultados de la evaluación: (incluya las puntuaciones de las pruebas y las observaciones clínicas)

Resumen e impresiones de la evaluación: (síntesis y resumen de toda la información de la evaluación, incluso las fortalezas y desafíos del niño)

Recomendaciones:

Su nombre, firma, credenciales y número de teléfono de contacto

Fig. 7-4 Informe de evaluación inicial de terapia ocupacional.

información con respecto al proceso de intervención o técnicas específicas de intervención. Sin embargo, es importante destacar que su conocimiento y habilidades relacionados con la intervención juegan un rol importante para determinar cómo serán finalmente sus programas de intervención. Colaborar con otros, especialmente con el niño y sus padres, la importancia de hacer proyecciones del alta o de identificar metas funcionales a largo plazo y de aplicar la mejor investigación disponible se resaltaron como consideraciones esenciales a través del proceso de planificación de la intervención, sin importar el lugar de trabajo. Se incluyeron también y con ejemplos y guías para escribir las metas de intervención, objetivos operacionales, y para crear informes de evaluación.

Bibliografía

American Occupational Therapy Association (2002). The Occupational Therapy Practice Framework: Autor.

Individuals with Disabilities Education Act (IDEA) Amendments of 1997 (PL.105-17). U.S.C. 1400.

Sackett, D.L., Rosenberg, W.M., Gray, J., Haynes, R., & Richardson, W.S. (1996). Evidence-based medicine: What it is and what it isn't. British Medical Journal, 312, 71-72.

Zimmerman, J. (1988). Goals and objectives for developing normal movement patterns. Rockville, MD: Aspen Publishing.

APÉNDICE

A

Extractos del *Marco de trabajo de la práctica* relacionado con la evaluación, de la Asociación Americana de Terapia Ocupacional

El texto en este apéndice ha sido reimpreso con permiso de la Comisión de la Práctica, Asociación Americana de Terapia Ocupacional. *Occupational Therapy Practice Framework.* Disponible en: http://www.aota.org.2002.

PROCESO DE EVALUACIÓN

El proceso de evaluación prepara el terreno para todo lo que sigue. Debido a que la terapia ocupacional se preocupa por el desempeño en la vida diaria y cómo éste afecta la participación en ocupaciones para apoyarla, el proceso de evaluación se enfoca en encontrar qué es lo que la persona quiere y necesita hacer y en identificar aquellos factores que actúan como apoyos o limitaciones para el desempeño. Durante el proceso de evaluación, se coteja esta información con el conocimiento del terapeuta ocupacional acerca del desempeño del hombre y el efecto que la enfermedad, la discapacidad y la participación en la ocupación tienen sobre él. El terapeuta ocupacional considera las habilidades y los patrones del desempeño, el contexto, las demandas de actividad y los factores de la persona, y determina cómo cada uno influencia el desempeño.

La observación habilidosa del terapeuta ocupacional, el uso de herramientas de evaluación específicas y la interpretación de los resultados lleva a una delineación clara de los problemas y de causas probables. El asistente de terapia ocupacional puede contribuir al proceso de evaluación basado en competencias establecidas y bajo la supervisión de un terapeuta ocupacional.

Durante la evaluación, la relación de colaboración con la persona se establece y continúa a través de todo el proceso de terapia ocupacional. Éste se divide en dos subpasos: el perfil ocupacional y el análisis del desempeño ocupacional. El perfil ocupacional es el paso inicial durante el cual se identifican las necesidades, los problemas y preocupaciones acerca de las ocupaciones y del desempeño de las actividades de la vida cotidiana de la persona, y se establecen las prioridades y valores. La información básica y la historia de la persona en relación con su participación en ocupaciones y en actividades también se exploran. El segundo subpaso del proceso de evaluación, el análisis del desempeño ocupacional, se centra más específicamente en identificar los aspectos del desempeño ocupacional y en evaluar factores seleccionados que favorecen y limitan el desempeño. A pesar de que cada paso se define en forma separada y secuencial, en la actualidad, la información pertinente a ambos subpasos puede obtenerse durante cualquiera de los dos. La intervención de la persona es central en este proceso, y sus prioridades son las que guían las elecciones y las decisiones tomadas durante el proceso de evaluación.

Perfil ocupacional

Un perfil ocupacional se define como la información que describe los antecedentes y las experiencias ocupacionales, los patrones de la vida diaria, los intereses, los valores y las necesidades de la persona. El perfil está designado a comprender la perspectiva de la persona y su información general. Al usar un abordaje centrado en la persona, reúne información para comprender qué es actualmente importante y significativo para la persona (qué es lo que quiere y necesita hacer) e identificar experiencias e intereses pasados que puedan ayudar a comprender los problemas y aspectos actuales. Durante el proceso de recolección de esta información, también se identifican las prioridades y resultados deseados de las personas que llevarán a la participación en ocupaciones para apoyar la participación en la vida. Solamente las personas pueden identificar las ocupaciones que le dan sentido a sus vidas y seleccionar los objetivos y prioridades importantes para ellas. Valorar y respetar la información de las personas ayuda a desarrollar el compromiso de la persona y puede, con mayor eficiencia, guiar las intervenciones. La información del perfil ocupacional se reúne al comienzo del contacto con la persona. Sin embargo, la información adicional se reúne con el tiempo, a lo largo del proceso, refinada y reflexionada en los cambios efectuados subsecuentemente hacia los resultados deseados.

Proceso (relacionado con el desarrollo del perfil ocupacional)

La teoría y los marcos de referencia que el terapeuta ocupacional selecciona para guiar su razonamiento influenciará la información que se colecte durante el perfil ocupacional. El conocimiento científico y la evidencia acerca del diagnóstico y de los problemas de desempeño ocupacional se utiliza para guiar la obtención de la información.

El proceso de completar el perfil ocupacional variará según la persona y el lugar de trabajo. La información reunida en el perfil puede obtenerse tanto de manera formal como informal y puede completarse en una sesión o durante un período más largo mientras se trabaja con la persona. La forma de comenzar a establecer una relación terapéutica con la persona es obtener información a través de entrevistas formales y la conversación casual. Idealmente la información obtenida a través del perfil ocupacional llevará a un abordaje más individualizado en la evaluación, en la planificación de la intervención, y en la implementación de las etapas de intervención. Específicamente, se procura la siguiente información:

- ¿Quién es la persona (el individuo, el cuidador, un grupo, una población)?
- ¿Por qué la persona requiere estos servicios, y cuáles son sus preocupaciones relativas a la participación en ocupaciones y en actividades de la vida?
- ¿Cuáles áreas de la ocupación son exitosas y cuáles causan problemas o riesgos?
- ¿Qué contextos apoyan la participación en ocupaciones deseadas y qué contextos la inhiben?
- ¿Cuál es la historia ocupacional de la persona (p. ej., experiencias de vida, valores, intereses, patrones previos de participación y en las actividades de vida, el sentido asociado con ellos)?

- ¿Cuáles son las prioridades de la persona y los resultados deseados identificados (véase el apéndice, del Marco de Trabajo de la AOTA, cuadro 9)? Desempeño ocupacional. Satisfacción de la Persona. Competencia del rol. Adaptación. Salud y bienestar. Prevención. Calidad de vida.

Luego de que los datos del perfil se refieren, el terapeuta revisa la información y desarrolla una hipótesis de trabajo con respecto a las posibles razones para los problemas y preocupaciones identificados e identifica las fortalezas y debilidades de la persona.

Análisis de desempeño ocupacional

El desempeño ocupacional se define como la habilidad de llevar a cabo actividades de la vida, incluidas actividades en las áreas de ocupación: actividades de la vida diaria (AVD) (también llamadas AVD básicas y AVD personales), AVD instrumentales, educación, trabajo, juego y participación social. El desempeño ocupacional da como resultado el logro de las ocupaciones o actividades seleccionadas y se producen a través de una transacción dinámica entre la persona, el contexto y la actividad. Mejorar y desarrollar las habilidades y patrones en el desempeño ocupacional lleva a participar en una o más ocupaciones (adaptado en parte de Law y col., 1996, p. 16). Cuando se analiza el desempeño ocupacional se identifican las habilidades del desempeño y los patrones usados en el desempeño, y se evalúan otros aspectos de la participación en ocupaciones que afectan las habilidades y patrones (p. ej., factores del cliente, demandas de la actividad, y contexto. El proceso de análisis identifica a los facilitadores como también a las barreras en varios aspectos de la participación en ocupaciones y en las AVD. El análisis del desempeño ocupacional requiere la comprensión de la interacción compleja y dinámica entre las habilidades del desempeño, los patrones de desempeño, contexto o contextos, demandas de actividad y factores del cliente en vez de cualquier factor aislado. La información obtenida durante el perfil ocupacional acerca de las necesidades, problemas y prioridades de la persona guía las decisiones durante el análisis del desempeño ocupacional. La información del perfil dirige la selección del terapeuta de las ocupaciones o actividades específicas que necesitan más análisis e influyen en la selección de las herramientas de evaluación específicas que se utilizan durante el proceso de análisis.

Proceso (relacionado con el análisis del desempeño ocupacional)

Al usar evidencia disponible y todos los aspectos del razonamiento clínico (científico, narrativo, pragmático y ético), el terapeuta selecciona uno o más marcos de referencia para guiar la colección adicional de la información de la evaluación. Se realizan las siguientes acciones:

- Sintetizar información del perfil ocupacional para centrarse en áreas específicas de la ocupación y sus contextos que necesitan ser abordadas.
- Observar el desempeño de la persona en las ocupaciones y activi dades deseadas, notando la efectividad de las habilidades de desempeño y de los patrones de desempeño. Puede seleccionar y usar herramientas de evaluación específicas para medir las habilidades del desempeño y los patrones cuando es apropiado.
- Seleccionar herramientas de evaluación, a medida que son necesarias y medir más específicamente el contexto o los contextos, demandas de actividad y factores de la persona que pueden estar influenciando las habilidades del desempeño y los patrones del desempeño.
- Interpretar los datos de la evaluación para identificar qué apoya y qué limita el desempeño.
- Desarrollar y refinar una hipótesis acerca de las fortalezas y las debilidades del desempeño ocupacional de la persona.
- Crear metas en colaboración con la persona que aborden los resultados deseados identificados. Confirmar la medición que se va a usar de los resultados.
- Delinear un abordaje de intervención potencial a abordajes basados en la mejor práctica y evidencia.

PROCESO DE INTERVENCIÓN

El proceso de intervención se divide en tres subpasos: plan de intervención, implementación de la intervención, y revisión de la intervención. Durante el proceso de intervención, la información del paso de evaluación se integra con la teoría, marcos de referencia y evidencia, y se une al razonamiento clínico para desarrollar un plan y llevarlo a cabo. El plan guía las acciones del terapeuta ocupacional y del asistente de terapia ocupacional y está basado en las prioridades de la persona.

RECUADRO A-1 ÁREAS DE OCUPACIÓN

(Varios tipos de actividades de la vida en la cual las personas participan, incluidas las AVD, AVDI, educación, trabajo, juego, ocio y participación social).

Actividades de la vida diaria (AVD): actividades orientadas a cuidar nuestro propio cuerpo (adaptado por Rogers y Holm, 1994, pp. 181-202) también llamadas AVD básicas o AVD personales.

- *Bañarse, ducharse:* obtener y usar utensilios, enjabonarse; enjuagarse y secar las partes del cuerpo, mantener la postura cuando se baña y pasar de una a otra posición al bañarse.
- *Control de esfínteres y vejiga:* incluye intención completa de movimiento de esfínter y de vejiga, y, si es necesario, el uso de equipamiento o agentes de control de vejiga (Sistema de datos uniformes para rehabilitación médica [UDSMR], 1996, pp. III-20, III-24).
- *Vestirse:* seleccionar ropas y accesorios apropiados al tiempo del día, al clima y ocasión; obtener ropa del sector donde se guarda; vestirse y desvestirse en una forma secuencial; cerrar y ajustar la ropa y los zapatos; prótesis u ortesis.
- *Comer:* "la habilidad de mantener y manipular comida y líquidos en la boca y deglutir (O´Sullivan, 1995, p. 191)" (AOTA, 2000, p. 629).
- *Alimentarse:* "el proceso de preparar, ordenar y llevar la comida, líquidos desde el plato o vaso a la boca" (O´Sullivan, 1995, p. 191) (AOTA, 2000, p. 629).
- *Movilidad funcional:* moverse de una posición o lugar a otra/o (durante el desempeño de las actividades de todos los días), como la movilidad en la cama, movimiento en la silla de ruedas, y transferencias (silla de ruedas, cama, coche, bañera, retrete, ducha, suelo). Desempeño de ambulación funcional y transporte de objetos.
- *Cuidado de adaptaciones personales:* usar, limpiar y mantener utensilios de cuidado personal, como los audífonos, lentes de contacto, lentes, ortesis, prótesis, equipamiento adaptado y anticonceptivos, y adaptaciones sexuales.
- *Higiene y aseo personal:* obtener y usar utensilios; eliminar el vello del cuerpo (uso de afeitadora, pinzas, lociones, etc.); aplicar y remover cosméticos; lavarse, secarse, cepillar, arreglarse el cabello; cuidarse la piel, los oídos, los ojos y

RECUADRO A-1 ÁREAS DE OCUPACIÓN *(Continuación)*

la nariz; aplicarse desodorante; limpiarse la boca; cepillarse y limpiarse los dientes con hilo dental o remover, limpiar y recolocar las ortesis y prótesis dentales.

- *Actividad sexual:* Participación en actividades que causen satisfacción sexual.
- *Dormir y descansar:* Período de inactividad en el cual se puede o no suspender la conciencia.
- *Higiene en el retrete:* Obtener y usar utensilios; manejo de la ropa; mantenimiento de la posición en el retrete; transferirse a y de la posición en el retrete; limpieza de cuerpo; cuidados durante la menstruación y con la continencia (que incluyen catéteres, colostomías y manejo de supositorios).

Actividades de la vida diaria instrumentales (AVDI): Actividades que están orientadas hacia la interacción con el ambiente y que a menudo son complejas y, por lo general, opcionales por naturaleza (por ej., pueden ser delegadas a otros) (adaptado de Rogers y Holm, 1994, pp. 181-202).

- *Cuidado de otros* (incluye el seleccionar y supervisar a cuidadores: Organizar, supervisar o proveerle cuidado a otros.
- *Cuidado de mascotas:* Organizar, supervisar y proveer el cuidado a las mascotas y animales de servicio.
- *Criar niños:* Proveer el cuidado y supervisión para apoyar las necesidades del desarrollo de un niño.
- *Uso de los equipamientos de comunicación:* Usar equipamiento o sistemas, como equipamiento para la escritura, teléfonos, máquinas de escribir, ordenadores, pizarras de comunicación, luces de llamado, sistemas de emergencia, máquinas de escribir en braille, equipamiento de telecomunicación para sordos, y sistemas de aumento de comunicación para enviar y recibir información.
- *Movilidad en la comunidad:* Moverse en la comunidad y usar transporte público y privado, como manejar, usar autobuses, taxis, u otros medios de transporte público.
- *Administración financiera:* Usar recursos fiscales, que incluyen métodos alternativos de transacción financiera y planificación y uso de finanzas con metas a corto y largo plazo.
- *Administración y mantenimiento de la salud:* Desarrollo, administración y mantenimiento de rutinas para la promoción de la salud y el bienestar, como la gimnasia o el deporte, la nutrición, la disminución de los comportamientos riesgosos para la salud y las rutinas de medicamentos.
- *Establecimiento y administración del hogar:* Obtener y mantener posesiones y ambiente personales y del hogar (p. ej., hogar, patio, jardín, equipamientos y

(Continúa)

RECUADRO A-1 ÁREAS DE OCUPACIÓN *(Continuación)*

vehículos), que incluyen mantener y reparar las posesiones personales (ropa y cosas de la casa), y saber cómo buscar ayuda y a quién contactar.

- *Preparación de la comida y limpieza:* Planificación, preparación y servicio de comidas bien balanceadas y la limpieza de la comida y los utensilios después de comer.

- *Procedimientos de seguridad y respuestas de emergencia:* Saber y desempeñar procedimientos preventivos para el mantenimiento de un ambiente seguro, como también reconocer emergencias repentinas e inesperadas, e iniciar la acción ante éstas para reducir la amenaza a la salud y a la seguridad.

- *Compras:* Preparar listas de las compras (alimentos y otros), seleccionar y comprar cosas, seleccionar métodos de pago y completar las transacciones de dinero.

Educación: incluye las actividades que se requieren para ser estudiante y participar en un ambiente de aprendizaje.

- *Participación educacional formal:* Incluye las categorías académicas (p. ej., matemáticas, lectura, lograr un posgrado), no académicas (p. ej., recreo, horas de comida, actividad en los pasillos), y participación laboral (prelaboral y laboral).

- *Exploración de necesidades o intereses educacionales personales informales* (más allá de la educación formal): identificar temas y métodos para obtener información o habilidades relacionadas con los temas.

- *Participación en educación personal informal:* Participar en clases, programas y actividades que provean instrucción/entrenamiento en áreas de interés identificadas.

Trabajo: Incluye las actividades que se requieren para participar en un empleo remunerado o actividades voluntarias (Mosey, 1996, pp. 341).

- *Intereses de empleo y su seguimiento:* Identificar y seleccionar oportunidades de trabajo basadas en las habilidades, limitaciones, gustos y desagrados personales relacionados con el trabajo (adaptado de Mosey, 1996, p.342).

- *Búsqueda y adquisición de empleo:* Identificar oportunidades de trabajo, completar y enviar materiales apropiados de solicitud, prepararse para entrevistas, participar en entrevistas y realizar el seguimiento necesario, discutir beneficios del trabajo y finalizar las negociaciones.

- *Desempeño laboral:* Incluye hábitos laborales, por ejemplo, asistencia, puntualidad, relaciones interpersonales apropiadas con compañeros de trabajo y supervisores, conclusión de trabajo asignado y cumplimiento de las normas del lugar de trabajo (adaptado de Mosey, 1996, p. 342).

- *Preparación y ajuste para la jubilación:* Determinar aptitudes, desarrollar intereses y habilidades, y seleccionar actividades no vocacionales apropiadas.

RECUADRO A-1 ÁREAS DE OCUPACIÓN *(Continuación)*

- *Exploración de voluntariado:* Determinar causas comunitarias, organizaciones, u oportunidades de "trabajo" no remunerado en relación con las habilidades, los intereses, la ubicación geográfica y el tiempo disponible personales.
- *Participación como voluntario:* Desempeñar actividades de un "trabajo" no remunerado por el beneficio de causas seleccionadas identificadas, organizaciones, o agencias.

Juego: "Cualquier actividad espontánea u organizada que provee goce, entretenimiento, disfrute o diversión" (Parham y Fazio, 1997, p. 252).

- *Exploración del juego:* Identificación de actividades apropiadas de juego, que pueden incluir juego de exploración, juego de práctica, juego de pretender, juegos con reglas, juego de construcción y juego simbólico (adaptado de Bergen, 1988, pp. 64-65).
- *Participación en el juego:* Participación en el juego; mantenimiento de un balance del juego con otras áreas de ocupación y obtener, usar y mantener los juguetes, el equipamiento y los materiales en forma apropiada.

Ocio: "Una actividad no obligatoria que está intrínsecamente motivada e integrada en un tiempo discreto, que corresponde al tiempo que no está comprometido a ocupaciones obligatorias como el trabajo, el autocuidado o el descanso"

- *Exploración del ocio:* Identificación de intereses, oportunidades y actividades apropiadas del tiempo de ocio.
- *Participación en el ocio:* Planificación y participación en actividades de ocio apropiadas; mantenimiento de un balance de las actividades de ocio con otras áreas de ocupación y obtención, uso y mantenimiento de equipamiento y materiales cuando sea apropiado.

Participación social: Actividades asociadas con patrones organizados de comportamiento que son características y esperadas de un individuo interactuando con otros en un sistema social determinado (adaptado de Mosey, 1996, p. 340).

- *Comunidad:* Actividades que generan una interacción exitosa en la comunidad (p. ej., vecindario, organizaciones, trabajo, escuela)
- *Familia:* "[Actividades que generan] interacción exitosa en roles familiares requeridos o deseados" (Mosey, 1996, p. 340).
- *Pares, amigos:* Actividades en diferentes niveles de intimidad, que incluyen la participación en actividades sexuales deseadas.

Algunos de los términos usados en este recuadro son o están adaptados del resumen de la Terminología uniforme para terapia ocupacional; Tercera Edición (AOTA, 1994, pp. 1047-1054).

RECUADRO A-2	HABILIDADES DEL DESEMPEÑO

Representa lo que uno hace, no lo que uno tiene, relacionado con elementos de acción observables que presentan propósitos funcionales implícitos (adaptado de Fisher y Kielhofner, 1995, p. 113)

Habilidades motoras: Habilidades para el movimiento e interacción con las tareas, los objetos y el ambiente (A. Fisher, comunicación personal, 9 de julio, 2001).

- *Postura:* Se refiere a la estabilización y alineación del cuerpo mientras se mueve en relación con los objetos de las tareas con los que uno debe manejar.

  Estabiliza: Mantiene el control y equilibrio del tronco mientras interactúa con los objetos de las tareas, de tal manera que no exista evidencia de necesidad de apoyo o de perder el equilibrio en forma transitoria y que esto afecte el desempeño de la tarea.

  Alinea: Mantiene una posición derecha mientras se encuentra sentado o de pie, sin evidencia de necesitar un apoyo continuo durante el desempeño de la tarea.

  Se posiciona: Posiciona el cuerpo, los brazos o la silla de ruedas en relación con los objetos de la tarea y de manera que promueve el desempeño del uso de movimientos eficientes de los brazos.

- *Movilidad:* Se refiere a mover el cuerpo completo o una parte de éste en el espacio en la forma que sea necesaria cuando se interactúa con los objetos de las tareas.

  Camina: Deambula en superficies de nivel y cambia de dirección cuando lo hace, sin arrastrar los pies, inclinar el cuerpo a un lado u otro, inestabilidad o usar apoyos externos o equipamiento de asistencia (p. ej., bastón, andador).

  Alcanza: Extiende, mueve el brazo (y cuando es apropiado el tronco) para tener efectivamente o colocar objetos que están fuera del alcance, incluso el usar un alcanzador de forma habilidosa para obtener objetos de las tareas.

  Se dobla: Flexiona, rota o tuerce el tronco en una manera y dirección apropiada a la tarea.

- *Coordinación:* Se refiere a usar más que una parte del cuerpo para interactuar con los objetos de las tareas de una manera que apoye el desempeño de la tarea.

  Coordina: Usa dos o más partes del cuerpo juntas para estabilizar y manipular los objetos de la tarea durante actividades motoras bilaterales

  Manipula: Usa un patrón adiestrado de agarrar-soltar, movimientos aislados de los dedos, patrones de uso de las manos al interactuar con objetos de las tareas.

  Fluye: Usa movimientos del brazo y de la mano armónicos y fluidos al interactuar con objetos de las tareas.

RECUADRO A-2 HABILIDADES DEL DESEMPEÑO

- *Fuerza y esfuerzo:* Se refiere a las habilidades que requieren de generación de fuerza muscular apropiada para la interacción efectiva con los objetos de las tareas.

  Mueve: Empuja, jala o arrastra objetos de las tareas sobre una superficie de apoyo.

  Transporta: Lleva los objetos de las tareas de un lugar a otro, mientras camina, deambula en una silla de ruedas o utiliza un caminador.

  Levanta: Levanta o alza los objetos de las tareas, incluso levanta un objeto para cambiarlo de un lugar a otro, pero sin deambular o moverse de un lugar a otro.

  Calibra: Regula o gradúa la cantidad de fuerza y la velocidad del movimiento al interactuar con los objetos de las tareas (p. ej., no demasiado o muy poco).

  Agarra: Toma con pinza gruesa o fina fuertemente, sin desliz de los objetos.

- *Energía:* Se refiere a un esfuerzo sostenido a través del curso del desempeño de la tarea.

  Resiste: Persiste y completa la tarea sin evidencia obvia de fatiga física, hacer pausas para descansar o parar para "recuperar el aliento".

  Sigue el ritmo: Mantiene un rango o tiempo de desempeño consistente y efectivo a través de todos los pasos de la tarea completa.

Habilidades de procesamiento: "Habilidades.... usadas para manejar y modificar acciones que llevan a la compleción de tareas de la vida cotidiana" (Fisher y Kielhofner, p. 120).

- *Energía:* Se refiere al esfuerzo sostenido a través del curso del desempeño de la tarea.

  Sigue el ritmo: Mantiene un rango o tiempo de desempeño consistente y efectivo a través de todos los pasos de la tarea completa.

  Atiende: Mantiene la atención centrada a través de toda la tarea, de tal manera que la persona no se distrae por estímulos auditivos ni visuales extraños.

- *Conocimiento:* Se refiere a la habilidad de buscar y usar conocimiento relacionado con la tarea.

  Elige: Selecciona las herramientas y materiales apropiados y necesarios para la tarea, incluso la elección de las herramientas y materiales que fueron especificados para su uso antes de la iniciación de la tarea.

  Usa: Usa las herramientas y materiales de acuerdo con sus propósitos de uso y en una manera razonable e higiénica dada sus propiedades intrínsecas y la disponibilidad (o falta de disponibilidad) de otros objetos.

(Continúa)

RECUADRO A-2 HABILIDADES DEL DESEMPEÑO *(Continuación)*

Maneja: Apoya, estabiliza y sostiene herramientas y materiales en una manera apropiada, que lo protege de daño, de caerse, o de soltarse.

Comprende: Usa acciones dirigidas a un objetivo, que se centran en la compleción de la tarea específica (por ej., el resultado acordado originalmente o especificado por otro) sin necesidad de producir o guiar el comportamiento a través de claves ambientales (p. ej., "comportamiento dirigido ambientalmente").

Investiga: Busca información verbal o escrita al hacer preguntas o leer instrucciones o etiquetas o preguntar por información pertinente (p. ej., preguntas relacionadas con la localización de los objetos o cómo se realiza una tarea conocida).

- *Organización temporal:* Se refiere al comienzo, al orden lógico, la continuación y la compleción de los pasos y secuencias de acción de una tarea.

Inicia: Comienza la tarea o la próxima acción o paso sin perseverancia.

Continúa: Desempeña acciones o secuencia de acciones de los pasos sin interrupción innecesaria, de tal modo que una vez que la persona comienza la secuencia de acción, la persona continúa hasta que el paso se complete.

Secuencia: Desempeña los pasos en un orden efectivo o lógico para el uso eficaz del tiempo y la energía y con ausencia de (a) orden al azar y (b) repetición inapropiada ("reordenar") de las etapas.

Termina: Completa acciones únicas o pasos únicos sin perseverancia, persistencia inapropiada o cesación prematura.

- *Organización del espacio y de los objetos:* Se refiere a las habilidades para organizar el espacio y los objetos de la tarea.

Busca y localiza: Busca y localiza herramientas y materiales en una manera lógica, incluso más allá del espacio inmediato (p. ej., buscar dentro, detrás, sobre).

Reúne: Junta herramientas y materiales necesarios, lo que incluye (a) juntar los utensilios ya localizados en el área de trabajo, (b) juntar y reemplazar materiales que se han perdido, caído o han sido mal ubicados.

Organiza: Posiciona en forma lógica o arregla espacialmente las herramientas y materiales en una forma ordenada (a) en un espacio único de trabajo y (b) entre espacios de trabajo múltiples apropiados, para facilitar el fácil desempeño de la tarea.

Restaura: (a) Devuelve las herramientas y materiales a los lugares apropiados, (b) deja el espacio de trabajo en su condición original (p. ej., cualquier bolsa de plástico para guardar o desechar).

Negocia: Modifica el patrón del movimiento del brazo, del cuerpo o de la silla de ruedas para maniobrar alrededor de los obstáculos que se encuentran

RECUADRO A-2 HABILIDADES DEL DESEMPEÑO *(Continuación)*

en el curso del movimiento a través del espacio, de tal manera que el contacto no deseado con los obstáculos (p. ej., pasar a llevar, chocar con algo) se evada (incluye maniobrar los objetos que se sostienen en la mano alrededor de los obstáculos).

- *Adaptación:* Se refiere a la habilidad de anticipar, corregir y beneficiarse a través del aprendizaje de las secuencias de errores que ocurren en el curso del desempeño de la tarea.

  Nota y responde: Responde apropiadamente a (a) claves ambientales y perceptivas no verbales (p. ej., movimiento, sonido, olor, temperatura, humedad, textura, forma, consistencia) que proveen retroalimentación con respecto a la progresión de la tarea y (b) el arreglo espacial de los objetos entre ellos (p. ej., alineamiento de objetos mientras se unen). Nota y, cuando es apropiado, responde a ello de forma eficaz.

  Acomoda: Modifica sus acciones o el posicionamiento de un objeto dentro del espacio de trabajo en anticipación de o en respuesta a problemas que puedan ocurrir. La persona anticipa o responde a problemas en forma eficaz al (a) cambiar el método con que está desempeñando una secuencia de acción, (b) cambiar la manera con la cual interactúa con o agarra las herramientas y materiales que ya se encuentran en el lugar de trabajo, y (c) solicitando asistencia cuando es apropiado o necesario.

  Ajusta: Cambia los ambientes de trabajo en anticipación de o en respuesta a los problemas que puedan ocurrir. La persona anticipa o responde a los problemas en forma eficaz al hacer algunos cambios (a) entre los ambientes de trabajo al cambiarse a otro espacio de trabajo o trayendo o sacando herramientas y materiales del espacio de trabajo presente o (b) en una condición ambiental (p. ej., prendiendo o apagando la manilla, subiendo o bajando la temperatura).

  Se beneficia: Anticipa y previene circunstancias o problemas no deseado al repetirse o persistir.

Habilidades de comunicación e interacción: Se refieren a intenciones y necesidades convenidas y al comportamiento social coordinado para actuar en conjunto con las personas (Forsyth y Kielhofner, 1999; Forsyth y col., 1997; Kielhofner, en imprenta).

- *Corporalidad:* Se refiere al uso del cuerpo físico al comunicarse dentro de un contexto ocupacional.

  Se contacta: Se contacta físicamente con otros.

  Mira: Usa los ojos para comunicar e interactuar con otros.

  Gesticula: Usa movimientos del cuerpo para indicar, demostrar o enfatizar.

(Continúa)

RECUADRO A-2 HABILIDADES DEL DESEMPEÑO *(Continuación)*

Maniobra: Mueve el cuerpo en relación con otros
Se orienta: Dirige el cuerpo en relación con otros o la forma ocupacional

Se posiciona: Adopta posiciones físicas

- *Intercambio de información:* Se refiere a dar y recibir información dentro de un contexto ocupacional

  Articula: Produce un discurso claro y comprensible

  Es asertivo: Expresa deseos, rechazos y peticiones en forma directa

  Pregunta: Pide información práctica o personal

  Se involucra: Inicia interacciones

  Expresa: Demuestra afecto/actitudes

  Modula: Usa volumen e inflexión en el discurso

  Comparte: Entrega información práctica o personal

  Habla: Se da a entender a través de palabras, frases y oraciones

  Sostiene: Mantiene el discurso durante un tiempo apropiado

- *Relaciones:* Se refiere a mantener relaciones interpersonales apropiadas dentro de un contexto ocupacional

  Colabora: Coordina la acción con otros hacia una meta final común

  Cumple: Sigue las normas implícitas y explícitas

  Se centra: Dirige la conversación y comportamiento hacia una acción social continua

  Se relaciona: Asume una manera de actuar en que intenta establecer una relación de confianza y de agrado con otros

  Respeta: Se adapta a las reacciones y peticiones de los demás

Las secciones de habilidades motoras y de procesamiento de este recuadro fueron compiladas de las siguientes fuentes: Fisher 2001), Fisher y Kielhofner (1995)–actualizadas por Fisher (2001), basadas en la Organización Mundial de la Salud (2000). La sección de las habilidades de comunicación/interacción de este recuadro fue compilada de las siguientes fuentes: Forsyth y Kielhofner (1999), Forsyth y col. (1997) y Kielhofner (2002).

CUADRO A-1 PATRONES DE DESEMPEÑO

Patrones de comportamiento relacionados a las actividades de la vida cotidiana que son habituales o repetitivos.

Hábitos: "Comportamiento automático que esse integra dentro de patrones más complejos lo que le permite a las personas funcionar día a día" (Neistadt and Crepeau, 1998, p. 869). Los hábitos pueden mejorar o interferir el desempeño en las áreas ocupacionales.

Tipos de hábito	**Ejemplos**
Hábitos útiles • Hábitos que apoyan el desempeño en la vida diaria y contribuyen a la satisfacción diaria • Hábitos que apoyan la habilidad para seguir el ritmo de vida cotidiano	• Poner siempre las llaves del coche en el mismo lugar para que se puedan encontrar con facilidad • Cepillarse los dientes cada mañana para mantener la higiene oral
Hábitos alterados • Hábitos que no están establecidos • Hábitos que necesitan práctica para mejorar	• Recordar inconsistentemente mirar hacia ambos lados para cruzar la calle
Hábitos dominantes • Hábitos que son tan demandantes que interfieren con la vida diaria • Hábitos que satisfacen una necesidad compulsiva por el orden	• Falta de capacidad para completar todas las etapas de la rutina de autocuidado. • Autoestimulación repetitiva, como ocurre en el autismo. • Uso de sustancias químicas, que causan adicción • Arreglar los tenedores perfectamente alineados uno sobre el otro en el cajón de los utensilios para comer

Rutinas: Ocupaciones con secuencias establecidas" (Christiansen y Baum, 1997, p. 6)
Roles: "Conjunto de comportamientos que tienen algunos acuerdos en la función y que por ellos existe un código de normas aceptado" (Christiansen y Baum, 1997, p. 603)

Información acerca de la Sección de hábitos de este cuadro adaptado de Dunn (2000).

CUADRO A-2 CONTEXTOS

Contexto (incluye los contextos cultural, físicos, social, personal, espiritual, temporal y virtual) se refiere a una variedad de condiciones interrelacionadas dentro de lo que rodea a una persona que influye el desempeño.

Contexto	Definición	Ejemplo
Cultural	Costumbres, creencias, patrones de actividad, estándar de comportamiento y expectativas aceptadas por la sociedad a la cual pertenece el individuo. Incluye aspectos políticos, como leyes que rigen el acceso a recursos y afirman los derechos personales. También incluye las oportunidades de educación, empleo y apoyo económico	Etnia, familia, actitudes, creencias, valores
Físico	Aspectos no humanos de los contextos. Incluye la accesibilidad a ambientes y el desempeño en ellos que presentan terreno natural, plantas, animales, edificios, muebles, objetos, herramientas, o aparatos	Objetos, ambientes construidos, ambiente natural, terreno geográfico, cualidades sensoriales del ambiente
Social	Disponibilidad y expectativas de personas significativas, como el esposo, los amigos y cuidadores. También incluye grupos sociales más extensos que son influyentes para establecer las normas, las expectativas de roles y las rutinas sociales	Relaciones con individuos, grupos u organizaciones; relaciones con los sistemas (político, económico, institucional)
Personal	"Características del individuo que no son parte de la condición de salud o del estado de salud" (Organización Mundial de la Salud, 2001, p. 17). El contexto personal incluye la edad, el género, estado socioeconómico y estatus educacional	Un hombre de 25 años de edad con un diploma de secundaria
Espiritual	La orientación fundamental de la vida de una persona, la que inspira y motiva al individuo	Esencia de la persona, propósito más grande o más alto, sentido, sustancia
Temporal	"Ubicación del desempeño ocupacional en el tiempo" (Neistadt y Crepeau, 1998, p. 292)	Etapas de la vida, momento del día, momento del año, duración

Algunas de las definiciones de las áreas de contexto o contextos pertenecen a la Terminología uniforme de terapia ocupacional; Tercera Edición (AOTA, 1994).

CUADRO A-3	DEMANDAS DE LAS ACTIVIDADES

Los aspectos de una actividad, incluidos los objetos, el espacio, las demandas sociales, la secuencia o tiempo, acciones requeridas y funciones básicas del cuerpo requeridas y estructura del cuerpo necesarios para llevar a cabo la actividad.	
Definición	**Ejemplos**
Los objetos y sus propiedades Las herramientas, los materiales y el equipamiento utilizado en el proceso para llevar a cabo la actividad	• Herramientas (tijeras, platos, zapatos, pelota de vóley) • Materiales (pinturas, leche, lápiz labial) • Equipamiento (mesón de trabajo, estufa, aro de baloncesto) • Propiedades inherentes (pesado, duro, cortante, colorido, fuerte, sabor amargo)
Demandas del espacio (se relaciona con el contexto físico) Los requerimientos del ambiente físico para la tarea (p. ej., tamaño, disposición, superficie, iluminación, temperatura, ruido, humedad, ventilación)	• Un espacio amplio fuera del edificio requerido para un partido de béisbol
Demandas sociales (se relaciona con los contextos social y cultural) La estructura y las demandas sociales que puedan ser requeridas por la actividad	• Reglas del juego • Expectativas de otros participantes en la actividad (p. ej., compartir los materiales)
Secuencia y tiempo El proceso usado para llevar a cabo la actividad (pasos específicos, secuencia, requerimientos de tiempo)	• Pasos: para preparar un té: reunir la taza y la bolsa del té, calentar el agua, echar el agua dentro de la taza, etc. • Secuencia: calentar agua antes de poner la bolsa del té en el agua • Tiempo: dejar la bolsa del té reposar durante 2 minutos
Acciones requeridas Las habilidades típicas que serían requeridas para cualquier persona en llevar a cabo la actividad. Las habilidades motoras, de procesamiento y de comunicación interacción deben ser consideradas. Las habilidades de desempeño demandadas serán correlacionadas a los otros aspectos de la actividad (p. ej., objetos, el ritmo).	• Asir una manilla • Elegir un vestido del guardarropa • Contestar una pregunta

(Continúa)

CUADRO A-3	DEMANDAS DE LAS ACTIVIDADES *(Continuación)*

	Ejemplos
Funciones del cuerpo requeridas "Las funciones fisiológicas de los sistemas del cuerpo (incluidas las funciones psicológicas" (Organización Mundial de la Salud, 2001, p. 10) que se requieren para apoyar las acciones usadas para desempeñar la actividad	• Movilidad de las articulaciones • Nivel de conciencia
Estructuras del cuerpo requeridas "Partes anatómicas del cuerpo, como los órganos, las extremidades, y sus componentes [que apoyan la función del cuerpo]" (Organización Mundial de la Salud, 2001, p. 10) que son requeridas para desempeñar la actividad	• Número de manos • Número de ojos

CUADRO A-4 FACTORES DE LA PERSONA

Aquellos factores que tiene la persona y que pueden afectar el desempeño en las áreas de ocupación. Éstos incluyen las funciones y las estructuras del cuerpo. El conocimiento de las funciones y las estructuras del cuerpo se considera para determinar qué funciones y estructuras son necesarias para llevar a cabo una ocupación o actividad y cómo las funciones y estructuras del cuerpo pueden modificarse como resultado de la participación en una ocupación o actividad.

Las funciones del cuerpo son "las funciones fisiológicas de los sistemas del cuerpo (incluidas las funciones psicológicas)" (Organización Mundial de la Salud, 2001, p. 10). Las estructuras del cuerpo son "las partes anatómicas del cuerpo, como los órganos, las extremidades y sus componentes (que apoyan la función del cuerpo)" (Organización Mundial de la Salud, 2001, p. 10).

Factor de la persona	**Clasificaciones seleccionadas de la Clasificación internacional del funcionamiento (Internacional Classification of Functioning [ICF]) y ejemplos de terapia ocupacional**
	Categorías de la función del cuerpo
Funciones mentales (afectiva, cognitiva, perceptual) • Globales	• *Funciones de la conciencia:* nivel de alerta, nivel de conciencia • *Funciones de orientación:* hacia las personas, lugar, tiempo, uno mismo y otros • *Dormir:* cantidad y calidad del dormir. Nota: dormir y patrones del dormir son evaluados en relación a cómo afectan la habilidad para participar en forma efectiva en ocupaciones y en las actividades de cada día de la vida • *Funciones del temperamento y de la personalidad:* conciencia, estabilidad emocional, apertura a la experiencia. Nota: estas funciones se evalúan en relación a su influencia en la habilidad en participar en ocupaciones y en las actividades del diario vivir • *Funciones de energía* e *impulso:* motivación, control de impulsos, intereses, valores

(Continúa)

CUADRO A-4 FACTORES DE LA PERSONA *(Continuación)*

Factor de la persona	**Clasificaciones seleccionadas de la Clasificación internacional del funcionamiento (International Classification of Functioning [ICF]) y ejemplos de terapia ocupacional**
	Categorías de la función del cuerpo
• Específicas	• *Funciones de la atención:* atención mantenida, atención dividida • *Funciones de la memoria:* memoria retrospectiva, memoria prospectiva • *Funciones perceptivas:* percepción visuoespacial, interpretación de estímulos sensoriales (táctiles, visuales, auditivos, olfativos, gustativos) • *Funciones del pensamiento:* reconocimiento, categorización, generalización, orientación con la realidad, pensamiento lógico/coherente, contenido apropiado del pensamiento • *Funciones cognitivas superiores:* juicio, formación de conceptos, manejo del tiempo, resolución de problemas, toma de decisiones • *Funciones mentales del lenguaje:* habilidad para recibir el lenguaje y expresarse a través del lenguaje hablado, escrito o por signos. Nota: esta función se evalúa en relación con su influencia en la habilidad para participar en ocupaciones y en actividades del diario vivir. • *Funciones de cálculo:* habilidad de sumar y substraer. Nota: esta función se evalúa en relación con su influencia en la habilidad para participar en ocupaciones y actividades del diario vivir (p. ej., realizar cambios de dinero al comprar) • *Funciones mentales de secuenciar el movimiento complejo:* planificación motora • Funciones psicomotoras: amplitud apropiada y regulación de la respuesta motora a los acontecimientos psicológicos • *Funciones emocionales:* amplitud y regulación de emociones apropiadas, autocontrol • *Funciones de experimentarse a sí mismo y al tiempo:* imagen corporal, autoconcepto, autoimagen
Funciones sensitivas y dolor • Visión y funciones relacionadas	• *Funciones visuales:* agudeza visual, funciones del campo visual

• Oído y funciones vestibulares	• *Funciones auditivas:* respuesta al sonido. Nota: esta función se evalúa en relación con su presencia o ausencia y su efecto en la participación en las actividades del diario vivir y en las ocupaciones • *Función vestibular:* equilibrio.
• Funciones sensitivas adicionales	• *Función del gusto:* habilidad para discriminar sabores • *Funciones olfativas:* habilidad para discriminar olores • *Función propioceptiva:* sinestesia, sentido de la posición de las articulaciones • *Funciones del tacto relacionadas con la temperatura y otros sentidos:* sensibilidad a la temperatura, sensibilidad a la presión, habilidad de discriminar temperatura y presión
• Dolor	• *Sensaciones de dolor:* dolor suave, dolor punzante
Funciones músculoesqueléticas y relacionadas con el movimiento	
• Funciones de las articulaciones y de los huesos	• *Funciones de movilidad articular:* amplitud de movimiento pasiva • *Funciones de estabilidad de las articulaciones:* alineación postural. Nota: esto se refiere a la estabilidad fisiológica de la articulación en relación con la integridad de su estructura, a diferencia de la habilidad motora de alinear el cuerpo al moverse en relación con los objetos de la tarea • *Funciones de movilidad de los huesos:* movimiento congelado de la escápula de los huesos carpianos.
• Funciones musculares	• *Funciones del poder de los músculos:* fuerza • *Funciones del tono muscular:* grado del tono muscular (p. ej., flaccidez, espasticidad) • *Funciones de la resistencia muscular:* resistencia.
• Funciones del movimiento	• *Funciones motoras reflejas:* reflejo de estiramiento, reflejo tónico cervical asimétrico • *Funciones de reacciones de movimiento involuntario:* reacciones de enderezamiento, reacciones de apoyo. • *Funciones del control de movimientos voluntarios:* coordinación oculomanual, integración bilateral, coordinación ojo-pie. • *Funciones de movimientos involuntarios:* temblores, tics, perseverancia motora • *Funciones del patrón de la marcha:* patrones y limitaciones de la marcha, como la marcha asimétrica, la marcha rígida. (Nota: los patrones de la marcha se evalúan en función de cómo afectan la habilidad para participar en la ocupación y en las actividades del diario vivir)

(Continúa)

CUADRO A-4 FACTORES DE LA PERSONA *(Continuación)*

Factor de la persona	Clasificaciones seleccionadas de la Clasificación internacional del funcionamiento (International Classification of Functioning [ICF]) y ejemplos de terapia ocupacional
	Categorías de la función del cuerpo
Función del sistema cardiovascular, hematológico, inmunológico y respiratorio • Función del sistema cardiovascular • Función de los sistemas hematológico e inmunológico	• *Funciones de la presión arterial:* hipertensión, hipotensión, hipotensión postural Los terapeutas ocupacionales y los asistentes de terapia ocupacional tienen conocimiento de estas funciones del cuerpo y comprenden globalmente la interacción que ocurre entre estas funciones y la participación en la ocupación para apoyar la participación. Algunos terapeutas pueden especializarse en evaluar e intervenir con una función específica si esto está relacionado con apoyar el desempeño y la participación en ocupaciones y actividades identificadas para la intervención
• Función del sistema respiratorio • Funciones y sensaciones adicionales de los sistemas cardiovascular y respiratorio	• *Funciones de respiración:* frecuencia, ritmo y profundidad • *Funciones de tolerancia al ejercicio:* resistencia física, capacidad aeróbica, estamina, y grado de fatiga

Función de la voz y del habla	Los terapeutas ocupacionales y los asistentes de terapia ocupacional conocen estas funciones del cuerpo y comprenden globalmente la interacción entre estas funciones y la participación en la ocupación para apoyar la participación. Algunos terapeutas pueden especializarse para evaluar e intervenir con una función específica si esto está relacionado con apoyar el desempeño y la participación en ocupaciones y actividades identificadas para la intervención
Función del sistema digestivo, metabólico y endocrino • Función del sistema metabólico y endocrino • Función del sistema digestivo	
Funciones genitourinaria y reproductiva • Funciones urinarias • Funciones genitales y reproductivas	
Funciones de la piel y estructuras relacionadas • Funciones de la piel • Funciones del cabello y de las uñas	• *Funciones protectoras de la piel:* presencia o ausencia de heridas, cortes o quemaduras. • *Funciones reparadoras de la piel:* cicatrización de la herida Los terapeutas ocupacionales y los asistentes de terapia ocupacional conocen estas funciones del cuerpo y comprenden globalmente la interacción entre estas funciones y la participación en la ocupación para apoyar la participación. Algunos terapeutas pueden especializarse para evaluar e intervenir con una función específica si esto está relacionado con apoyar el desempeño y la participación en ocupaciones y actividades identificadas para la intervención

(Continúa)

CUADRO A-4 FACTORES DE LA PERSONA *(Continuación)*

Factor de la persona	Clasificaciones seleccionadas de la Clasificación internacional del funcionamiento (International Classification of Functioning [ICF]) y ejemplos de terapia ocupacional
	Categorías de la función del cuerpo
• Estructura del sistema nervioso central • El ojo, el oído y las estructuras relacionadas • Estructuras incluidas en la voz y en el habla • Estructuras de los sistemas cardiovascular, inmunológico y respiratorio • Estructuras relacionadas con el sistema digestivo • Estructuras relacionadas con los sistemas genitourinario y reproductivo • Estructuras relacionadas con el movimiento • Piel y estructuras relacionadas	Los terapeutas ocupacionales y los asistentes de terapia ocupacional conocen de estas funciones del cuerpo y comprenden globalmente la interacción entre estas funciones y la participación en la ocupación para apoyar la participación. Algunos terapeutas pueden especializarse para en evaluar e intervenir con una función específica si esto está relacionado con apoyar el desempeño y la participación en ocupaciones y actividades identificadas para la intervención.

Se aconseja con firmeza al lector a usar la Clasificación internacional del funcionamiento (ICF), dscapacidad y salud en colaboración con este cuadro para proveer información de mayor profundidad con respecto a la clasificación de los términos (inclusión y exclusión).
A. Las Categorías y la clasificación están adaptadas de la ICF (Organización Mundial de la Salud).
B. Las Categorías son de la ICF (Organización Mundial de la Salud, 2001).

APÉNDICE

B

Definiciones y políticas para los servicios de intervención temprana

Reimpreso de la Ley de educación de los individuos con discapacidades, Parte C. Disponible en: http://www.ideapractices.org. 1997.

SERVICIOS DE INTERVENCIÓN TEMPRANA

Los servicios de intervención temprana son servicios del desarrollo que cumplen el siguiente criterio:

1. Se entregan bajo supervisión pública.
2. Se entregan sin costo, excepto donde los fondos federales o la ley estatal proveen un sistema de pagos por familias, incluso una rutina de pagos por cuota.
3. Son diseñados para cumplir con las necesidades del desarrollo de un bebé o un niño pequeño con una discapacidad en una o más de las áreas siguientes: (i) desarrollo físico, (ii) desarrollo cognitivo, (iii) desarrollo de la comunicación, (iv) desarrollo social o emocional o (v) desarrollo de adaptación.
4. Cumplen con los estándares del estado en los que se entregan, incluso los requerimientos de esta parte.
5. Incluyen (i) entrenamiento familiar, orientación y visitas al hogar; (ii) instrucción especial; (iii) servicios de fonoaudiología y de audiometría; (iv) terapia ocupacional; (v) fisioterapia; (vi)

servicios psicológicos; (vii) tareas de coordinación de los servicios; (viii) servicios médicos solo para diagnóstico o para evaluación; (ix) identificación temprana, cribado y servicios de evaluación; (x) servicios de salud necesarios para facilitar que el bebé o niño pequeño se beneficie con otros servicios de intervención temprana; (xi) servicios de trabajo social; (xii) servicios para la visión; (xiii) adaptaciones de tecnología de asistencia y servicios de tecnología de asistencia; (xiv) transporte y costos relacionados que son necesarios para que el bebé o el niño pequeño y la familia accedan a otro servicio descrito en este párrafo.

6. Se entregan por personal calificado, entre losque se incluyen (i) educadores especiales, (ii) fonoaudiólogos, (iii) terapeutas ocupacionales, (iv) fisioterapeutas, (v) psicólogos, (vi) trabajadores sociales, (vii) enfermeras, (viii) nutricionistas, (ix) terapeutas familiares, (x) especialistas en orientación y movilidad, y (xi) pediatras y otros médicos.
7. Hasta donde resulte posible se entregan en los ambientes naturales, entre ellos el hogar y los lugares comunitarios en donde participan niños sin discapacidad.
8. Se entregan en conformidad con un plan individual de servicios para la familia adoptado de acuerdo con la sección 636.

DESARROLLO DE EVALUACIÓN Y PROGRAMAS DE LOS SERVICIOS DE INTERVENCIÓN TEMPRANA

El plan individual de servicios para la familia debe ser escrito y contener lo siguiente:

1. Una descripción de los niveles de desarrollo físico, del desarrollo cognitivo, del desarrollo de la comunicación, del desarrollo social o emocional,y del desarrollo de adaptación de los bebés o de los niños pequeños, basada en un criterio objetivo.
2. Una descripción de los recursos, prioridades y problemas de la familia relacionados con mejorar el desarrollo del bebé o niño pequeño con discapacidad de la familia en cuestión.
3. Una descripción de los resultados esperados más importantes que serían logrados por el bebé y el niño pequeño y su familia, y el criterio, procedimientos y cronogramas usados para determinar el grado en el cual el progreso hacia el logro de los resultados se rea-

liza, y si son necesarias las modificaciones o revisiones de los resultados o servicios.

4. Una descripción de los servicios de intervención temprana necesarios para cumplir con las necesidades únicas del bebé o niño pequeño y la familia, que incluyen la frecuencia, intensidad y método de entrega de los servicios.
5. Una descripción de los ambientes naturales apropiados en los cuales los servicios de intervención temprana deben entregarse, incluso una justificación de los motivos, si existiera alguno, por los cuales los servicios no se entregarán en un ambiente natural.
6. Las fechas proyectadas para la iniciación de los servicios y la duración anticipada de éstos.
7. La identificación del coordinador de servicios que por su profesión sea más relevante en ese momento para las necesidades del bebé, niño pequeño o de la familia (o de alguien que de otro modo está calificado para llevar a cabo todas las responsabilidades que se requieran bajo esta parte), quien será responsable de la implementación del plan y coordinación con otras agencias y personas.
8. Los pasos a seguir para apoyar la transición del niño pequeño con discapacidad hacia los servicios preescolares u otros que sean apropiados.

APÉNDICE

C

Definiciones y políticas de la Ley de educación de individuos con discapacidad, Parte B

Reimpreso de la Ley de educación de individuos con discapacidad, Parte B. Disponible en: http://www.ideapractices.org. 1997.

DEFINICIONES

Educación pública libre apropiada

La educación pública libre apropiada está disponible para todos los niños con discapacidad residentes en el estado entre las edades de 3 y 21 años, inclusive, e incluyen a niños con discapacidad que han sido suspendidos o echados de la escuela.

Programa individual de educación

Un programa individual de educación o un plan individual de servicios para la familia, que cumple con los requerimientos de la Ley de educación de individuos con discapacidad y que se desarrolla, revisa y corrige para cada niño con discapacidad de acuerdo con la ley.

Ambiente menos restrictivo

En general, dentro de lo posible, los niños con discapacidad, incluso los niños en instituciones privadas o públicas u otras agencias de cuidado, reciben su educación junto con niños que no son discapacitados. Las clases especiales, las escuelas separadas u otras formas de cambiar a los niños con discapacidad del ambiente educacional regular ocurre solo cuando la naturaleza o severidad de la discapacidad de un niño es tal, que la educación en clases regulares con el uso de ayudas y servicios suplementarios no puede lograrse de manera satisfactoria.

POLÍTICAS

Llevar a cabo las evaluaciones iniciales

En general, la agencia educacional del estado, o la agencia local de educación, debe conducir una evaluación inicial individual y completa antes de comenzar con la educación especial y servicios relacionados a un niño con discapacidad. Tal evaluación inicial debe consistir de procedimientos: 1) para determinar si el niño es un niño con discapacidad y 2) para determinar las necesidades educacionales de dicho niño.

Reevaluaciones

Una agencia local de educación debe asegurar que se realicen las reevaluaciones de cada niño con discapacidad si las condiciones requieren de reevaluación o si los padres o profesor del niño la solicitan al menos cada 3 años.

Procedimientos de evaluación

La agencia local de educación debe comunicar a los padres del niño con discapacidad, de acuerdo con la ley, cualquier procedimiento de evaluación que dicha agencia propone llevar a cabo. Con respecto a llevar a cabo la evaluación, la agencia de educación local debe: 1) usar una variedad de herramientas y estrategias de evaluación para reunir información funcional y del desarrollo relevante, que incluya la información entregada por los padres, que puede ayudar para determinar si el niño es un niño con discapacidad y para determinar el contenido del programa de educación individual del niño, incluso información relacionada con preparar al niño para participar en el programa de estudios y progresar en él, o, para los niños preescolares, para participar en actividades apropiadas; 2) no usar cualquier procedimiento aislado con el solo criterio de determinar si el niño es un niño con discapacidad o para determinar un programa educacional apropiado para él y 3) usar herramientas de evaluación sólidas técnicamente que puedan determinar la contribución relativa de factores cognitivos y de comportamiento además de los factores físicos y del desarrollo.

Además, cada agencia local de educación debe asegurar que 1) las pruebas y otros materiales de evaluación usados para evaluar a un niño se seleccionan y realizan de manera que no son discriminatorios en cuanto a raza o cultura; 2) las pruebas y otros materiales de evaluación se entregan y realizan en el lenguaje nativo del niño u otro modo de comunicación, a no ser que claramente no sea posible hacerlo; 3) cada herramienta de evaluación estandarizada aplicada al niño haya sido validada para los propósitos específicos de su uso, se aplique por personal entrenado y con alto grado de conocimiento, y de acuerdo con cualquier instrucción entregada por el productor de estas pruebas, y 4) evaluar al niño en todas las áreas en donde se sospecha que hay discapacidad y que las herramientas de evaluación y estrategias que se utilicen provean información relevante que asista directamente a las personas para determinar las necesidades educacionales del niño.

Requerimientos adicionales para la educación

Como parte de una evaluación inicial (si es apropiado) y como parte de cualquier evaluación bajo el equipo del programa de educación individual descrito en una subsección y otros profesionales calificados, cuando sea apropiado, deben:

1. Revisar los datos existentes de evaluación del niño, que incluyen evaluaciones e información aportadas por los padres del niño, evaluaciones y observaciones actuales de la sala de clases, y observaciones del profesor y de otros profesionales calificados.
2. Basados en esa revisión y en la opinión de los padres del niño, identificar qué datos adicionales, si existiera alguno, son necesarios para determinar si el niño presenta una categoría particular de discapacidad, o, en caso de una reevaluación, si el niño continúa presentando dicha discapacidad. Los datos también son necesarios para identificar los niveles presentes de desempeño y las necesidades educacionales del niño, si el niño necesita educación especial y servicios relacionados, o, en el caso de una reevaluación, si continúa necesitando educación especial y servicios relacionados, y si se necesita alguna adición o modificación de la educación especial y

servicios relacionados se necesitan para permitirle al niño cumplir con las metas medibles del año establecidas en el programa educacional individual del niño, y participar, si es apropiado, en el programa de estudios general.

Programas de educación individual

El término *programa de educación individual* significa una declaración escrita para cada niño con una discapacidad, la que se desarrolla, revisa, y corrige de acuerdo con esta sección y que incluye lo siguiente:

1. Una descripción de los niveles presentes de desempeño educacional del niño, incluso cómo la discapacidad del niño afecta el nivel de participación y progreso en el programa de estudios general, o, para niños preescolares, si es apropiado, cómo la discapacidad afecta la participación en actividades apropiadas.
2. Una descripción de las metas anuales mensurables, que incluyan los objetivos a corto plazo relacionados con cumplir con las necesidades del niño que surgen de su discapacidad, para darle la posibilidad al niño de participar en el programa de estudios general, y de cumplir con cada una de las otras necesidades educacionales que surgen de su discapacidad.
3. Una descripción de los servicios de educación especial y otros relacionados, y ayudantes suplementarios y servicios a entregar al niño o en beneficio del niño.
4. Una declaración de las modificaciones del programa o apoyo para el personal de la escuela que trabajará con el niño 1) para avanzar apropiadamente hacia las metas anuales posibles de lograr, para participar y progresar en el programa de estudios general, para participar en otras actividades fuera del programa de estudios y actividades académicas y 2) para ser educados y participar con otros niños con discapacidad y sin ella en las actividades descritas en este párrafo.
5. Una descripción de los motivos, si hay alguno, por el cual el niño no participará con niños sin discapacidad en actividades regulares de la clase.
6. Una descripción de cualquier modificación individual en la aplicación de los instrumentos de evaluación del estado o distrito relativos al logro del estudiante, y que son necesarios para el niño.

7. Si el equipo del programa de educación individual determina que el niño no participará de la aplicación de una herramienta de evaluación particular del estado o distrito relativa al logro del estudiante (o en parte de dicha herramienta de evaluación), se debe declarar por qué esa herramienta de evaluación no es apropiada para el niño y cómo se lo evaluará.
8. La fecha proyectada de la iniciación de la educación especial y servicios relacionados, las modificaciones descritas, y la frecuencia, ubicación y duración anticipada de aquellos servicios y modificaciones.
9. Comenzando a los 14 años de edad, y actualizado anualmente, una descripción de las necesidades de servicios de transición del niño bajo los componentes aplicables del programa de educación del niño que se enfoca en sus cursos de estudio (como la participación en cursos avanzados o en un programa de educación vocacional).
10. Comenzando a los 16 años de edad (o más joven, si se determina apropiado por el equipo del programa de educación individual), una descripción de los servicios de transición necesarios para el niño, que incluya, cuando es apropiado, una declaración de las responsabilidades de las agencias o de cualquier enlace entre las agencias.

APÉNDICE

D

Servicios de educación ofrecidos en la sección 504 de la Ley de rehabilitación de 1973

La información en esta sección corresponde a los siguientes sitios Web: www.reedmartin.com/section504.html; www.ed.gov/offices/OCR.

DESCRIPCIÓN DE LA SECCIÓN 504

La "Sección 504" fue tratada en el Congreso como la sección final de la Ley de rehabilitación de 1973, la que fue Ley Pública 93-112. Se ubica en el código de los Estados Unidos (*United States Code* [USC]), en el Título 29 Sección 794 del USC 29. Si usted lee las decisiones judiciales en educación especial, el juez se podría referir a ella como "Sección 504" o como "Sección 794". La Sección 504 declara que "ningún individuo calificado con discapacidad en los Estados Unidos debe ser excluido de, negado a los beneficios de, o ser sujeto a discriminación en "cualquier *programa o actividad* que recibe asistencia financiera federal o que es conducido por cualquier agencia ejecutiva, o por el Servicio Postal de los Estados Unidos. Cada agencia federal tiene su propio conjunto de regulaciones en la sección 504 que se aplican a sus propios programas que cubren entidades que reciben ayuda federal. Los requerimientos comunes a estas regulaciones incluyen adaptaciones razonables para los empleados con discapacidad, accesibilidad al programa, comunicación efectiva con la gente que presenta discapacidad auditiva o visual, y nuevas construcciones y cambios accesibles. Cada agencia es responsable por reforzar sus propias regulaciones. La sección 504 también puede ser reforzada a través de procedimientos legales privados. No es necesario adjuntar un reclamo en una agencia federal o recibir una carta de "derecho a demandar" antes de ir a la corte.

A los propósitos de esta sección, los términos *programa* o *actividad* significan todas las funciones de varias agencias y organizaciones u otra institución del estado o gobierno local, incluso una universidad, institución de estudios superiores, un sistema público de educación superior o una agencia local de educación como se define en la sección 14101 de la Ley de educación básica y secundaria (*Elementary and Secondary Education Act*) de 1965, sistema de educación vocacional u otro sistema escolar.

EVALUACIÓN

Evaluación de preasignación

La persona encargada que maneja un programa público de educación básica o de secundaria debe llevar a cabo una evaluación, de acuerdo con los requerimientos de los procedimientos de evaluación en esta sección, de toda persona que, debido a su impedimento, necesite o se crea que necesite educación especial o servicios relacionados antes de llevar a cabo cualquier acción con respecto a su asignación a un programa de educación regular o especial y cualquier cambio significativo posterior referente a colocación.

Procedimientos de evaluación

La persona encargada a quien se aplica esta subparte debe establecer estándares y procedimientos para la evaluación y la colocación de personas quienes, debido a su impedimento, necesita o se cree que necesita educación especial o servicios relacionados que aseguren que 1) las pruebas y otros materiales de evaluación hayan sido validados para el propósito específico que se utilizan y se realizan por personal entrenado en cumplimiento con las instrucciones entregadas por sus productores; 2) las pruebas y otros materiales de evaluación incluyan aquellos desarrollados para evaluar áreas específicas de necesidades educacionales y no solo aquellos diseñados para proveer un coeficiente intelectual general aislado y 3) que las pruebas sean seleccionadas y aplicadas de modo que aseguren al máximo que cuando la prueba se aplique a un estudiante con impedimentos en habilidades sensoriales, manuales, o del habla, los resultados de la prueba reflejen en forma exacta la aptitud o nivel de logro del estudiante, o cualquier otro factor que la prueba se propone medir, en lugar de reflejar los impedimentos de las habilidades sensoriales, manuales o del habla (excepto que aquellas habilidades sean los factores que la prueba se propone medir).

Procedimientos de la asignación

Al interpretar los datos de la evaluación y al tomar decisiones la persona encargada debe 1) recoger información de fuentes diversas, que incluyen las pruebas de aptitudes y logros, recomendaciones del profesor, condiciones físicas, antecedentes de la condición social y cultural, y comportamiento de adaptación; 2) establecer procedimientos para asegurar que la información obtenida de todas las fuentes se documente y se considere cuidadosamente; 3) asegurar que la decisión de colocación se realice por un grupo de personas, entre ellas personas que conozcan al niño, el significado de los datos de evaluación, y las opciones de la asignación, y 4) asegurar que la asignación se realiza en cumplimiento con 104.34.

Revaluación

La persona beneficiaria a quien esta sección se aplica debe establecer procedimientos, de acuerdo con el párrafo (b) de esta sección, para la revaluación periódica de los estudiantes a quienes se les impartió educación especial y servicios relacionados. Un procedimiento de reevaluación consistente con la Ley de educación para impedidos es una forma de cumplir con este requerimiento.

APÉNDICE

E

Definiciones de la Clasificación internacional del funcionamiento, discapacidad y salud (ICF, Organización Mundial de la Salud) y Terminología uniforme de la Asociación Americana de Terapia Ocupacional (AOTA)

DEFINICIONES DE LA ICF EN EL CONTEXTO DE LA SALUD

(Del sitio Web de la Organización Mundial de la Salud. Disponible en: http://www.who.int/icf.)

Funciones del cuerpo son las funciones fisiológicas de los sistemas del cuerpo (incluso las funciones psicológicas).

Estructuras del cuerpo son las partes anatómicas del cuerpo, como los órganos, las extremidades y sus componentes.

Impedimentos son los problemas de las funciones o estructura del cuerpo, como una desviación significativa o pérdida.

Actividad es la ejecución de una tarea o acción realizada por un individuo.

Participación corresponde al involucrarse en una situación de vida.

Limitaciones de actividad son las dificultades que un individuo puede tener para realizar las actividades.

Restricciones de participación son problemas que un individuo puede experimentar al involucrarse en situaciones de vida.

Factores ambientales hacen el ambiente físico, social y de actitudes en el que las personas viven y llevan a cabo sus vidas.

TERMINOLOGÍA UNIFORME DE LA AOTA

La figura E-1 está tomada de un documento oficial de la AOTA. Este documento pretendía proveer una delineación genérica del dominio de acción de la terapia ocupacional y proveer una terminología para la profesión. Esta terminología fue incorporada en el Marco de trabajo de la práctica más reciente de la AOTA.

I. Áreas de desempeño

A. Actividades de la vida diaria
  1. Aseo/higiene personal
  2. Higiene oral
  3. Bañarse/ducharse
  4. Higiene en el retrete
  5. Cuidado de adaptaciones personales
  6. Vestirse
  7. Alimentarse y comer
  8. Rutina de medicamentos
  9. Mantenimiento de la salud
  10. Socialización
  11. Comunicación funcional
  12. Movilidad funcional
  13. Movilidad en la comunidad
  14. Respuesta a emergencias
  15. Expresión sexual

B. Trabajo y actividades productivas
1. Manejo del hogar
   a. Cuidado de la ropa
   b. Limpieza
   c. Preparación de la comida y limpieza
   d. Compras
   e. Manejo de dinero
   f. Mantenimiento del hogar
   g. Procedimientos de seguridad
2. Cuidado de otros
3. Actividades educacionales
4. Actividades laborales
   a. Exploración laboral
   b. Adquisición de un trabajo
   c. Trabajar o desempeño en el trabajo

(Continúa)

Fig. E-1 Terminología uniforme de terapia ocupacional, delineación de la tercera edición. (Reimpresa con autorización de la Asociación Americana de Terapia Ocupacional. Terminología uniforme de terapia ocupacional, tercera edición. *Am J Occup Ther* 1994;48 1047-1054).

Fig. E-1 *(Continuación)*

d. Planificación de la jubilación
e. Participación voluntaria

C. Juego o actividades de ocio
1. Juego o exploración del tiempo de ocio
2. Juego o desempeño en el tiempo de ocio

II. Componentes del desempeño

A. Componente sensitivomotor
1. Sensitivo
a. Alerta sensorial
b. Procesamiento sensorial
(1) Táctil
(2) Propioceptivo
(3) Vestibular
(4) Visual
(5) Auditivo
(6) Gustativo
(7) Olfatorio
c. Procesamiento perceptivo
(1) Estereognosis
(2) Sinestesia
(3) Respuesta al dolor
(4) Esquema corporal
(5) Discriminación derecha e izquierda
(6) Constancia de la forma
(7) Posición en el espacio
(8) Cercanía visual
(9) Figura fondo
(10) Percepción profunda
(11) Relaciones espaciales
(12) Orientación topográfica
2. Neuromusculoesquelético
a. Reflejo
b. Amplitud de movimiento
c. Tono muscular
d. Fuerza
e. Resistencia
f. Control postural
g. Alineación postural
h. Integridad de los tejidos blandos
3. Motor
a. Coordinación gruesa
b. Cruce de la línea media
c. Acuciosidad
d. Integración bilateral
e. Control motor
f. Praxis
g. Coordinación fina y destreza
h. Integración visuomotora
i. Control motor oral

B. Integración cognitiva y componentes cognitivos
1. Nivel de alerta
2. Orientación
3. Reconocimiento
4. Rango de atención
5. Iniciación de actividad
6. Terminación de actividad
7. Memoria
8. Secuenciar
9. Categorización
10. Formación de conceptos
11. Operaciones espaciales
12. Resolución de problemas
13. Aprendizaje
14. Generalización

C. Habilidades psicosociales y componentes psicológicos
1. Psicológico
a. Valores
b. Intereses
c. Autoconcepto
2. Social
a. Desempeño del rol
b. Conducta social
c. Habilidades interpersonales
d. Expresión personal
3. Manejo personal
a. Habilidades de adaptación
b. Manejo del tiempo
c. Autocontrol

III. Contextos del desempeño

A. Aspectos temporales
1. Cronológico
2. Del desarrollo
3. Ciclo de vida
4. Estatus de discapacidad

B. Ambiente
1. Físico
2. Social
3. Cultural

RELACIÓN ENTRE EL MARCO DE TRABAJO DE LA PRÁCTICA DE LA AOTA Y LA TERMINOLOGÍA UNIFORME III RESCINDIDA Y LA ICF

(Reimpresa con permiso de la Asociación Americana de Terapia Ocupacional, 2002.) Disponible en: http://www.aota.org.2002, y la *American Journal of Occupational Therapy.*

Las actualizaciones del Marco de trabajo de la práctica, revisa e incorpora los elementos más importantes (áreas, componentes y contextos del desempeño) delineados en la Terminología uniforme III rescindida. En algunos casos, los nombres de estos elementos se actualizaron para reflejar los cambios en el pensamiento y para crear relaciones más obvias con terminología fuera de la profesión. La retroalimentación de los revisores indicó que el uso de la terminología de terapia ocupacional, a menudo, hacía más difícil para otros entender cuál era el aporte de esta especialidad. El lenguaje de la ICF también se consideró importante para incorporar. El cuadro E-1 muestra cómo evolucionó la terminología usada en el Marco de trabajo de la práctica, la Terminología uniforme III rescindida, y los documentos de la ICF.

CUADRO E-1

Marco de trabajo de la práctica de terapia ocupacional: dominio y proceso	Terminología uniforme rescindida-III[a]	Clasificación Internacional del Funcionamiento (ICF)[b]
		Interacciones y relaciones interpersonales, áreas más importantes de vida, comunidad, vida social y cívica. Los ejemplos de actividades y participación de la *ICF* se superponen con las áreas de ocupación, habilidades de desempeño y patrones de desempeño en el *Marco de trabajo*
Contexto o **contextos:** se refiere a una variedad de condiciones interrelacionadas dentro y alrededor de la persona que influyen en el desempeño. Un contexto incluye los contextos cultural, físico, social, personal, espiritual, temporal, y virtual	**Contextos de desempeño** (p. 1054): • *Aspectos temporales* (cronológicos, del de-sarrollo, del ciclo de vida, del estatus de discapacidad) • *Ambiente* (físico, social, cultural)	**Factores contextuales:** "representan el trasfondo completo de la vida y forma de vida de una persona. Incluyen los factores ambientales y los factores personales que pueden tener un efecto en el individuo con una condición de salud, en la salud del individuo y en los estados relacionados con la salud" (p. 16) • *Factores ambientales:* "constituyen el ambiente físico, social y de actitudes en el que las personas viven y llevan a cabo sus vidas. Los factores son externos a los individuos…" (p. 16) • *Factores personales:* "el trasfondo particular de la vida y forma de vida de un individuo…" (p. 17) (p. ej., género, raza, estilo de vida, hábitos, aspecto social, educación, profesión). Los factores personales están clasificados en la *ICF* debido a que no son parte de una condición de salud o de un estado de salud, a pesar de que se reconoce que tienen un efecto en los resultados

(Continúa)

CUADRO E-1

Marco de trabajo de la práctica de terapia ocupacional: dominio y proceso	Terminología uniforme rescindida-III[a]	Clasificación Internacional del Funcionamiento (ICF)[b]
Demandas de actividad: los aspectos de una actividad, que incluye los objetos, el espacio, las demandas sociales, secuencia y tiempo, acciones requeridas y funciones básicas del cuerpo requeridas y estructuras del cuerpo necesarias para llevar a cabo la actividad	No abordado	No abordado
Factores de la persona: aquellos factores que residen en la persona que pueden afectar el desempeño en las áreas de ocupación. Los factores de la persona incluyen lo siguiente: • *Funciones del cuerpo:* "las funciones fisiológicas de los sistemas del cuerpo (incluyen las funciones psicológicas)" (OMS, 2001, p. 10) • *Estructuras del cuerpo:* "partes anatómicas del cuerpo, como los órganos, las extremidades y sus componentes [que apoyan la función del cuerpo]" (OMS, 2001, p. 10)	**Componentes del desempeño:** Componentes sensitivomotores, interacción cognitiva y componentes cognitivos, así como habilidades psicosociales y componentes psicológicos. Estos componentes consisten en algunas habilidades del desempeño y algunos factores del cliente ya presentados en el *Marco de trabajo* (pp., 1052-1054)	• Funciones del cuerpo: "las funciones fisiológicas de los sistemas del cuerpo (que incluyen las funciones psicológicas)" (p. 10) • Estructuras del cuerpo: "partes anatómicas del cuerpo, como los órganos, las extremidades y sus componentes [que apoyan la función del cuerpo]" (p. 10)
Resultados: parámetros importantes de la salud atribuidas a las intervenciones, incluso la habilidad para actuar, las percepciones de la salud y satisfacción con el cuidado (adaptado de Petición de planificar ideas [*Request for Planning Ideas*], 2001)	No abordado	No abordado

[a]Asociación Americana de Terapia Ocupacional (1994).
[b]Organización Mundial de la Salud (2001).
Adaptado y reimpreso de la Asociación Americana de Terapia Ocupacional. (2002). *Marco de trabajo de la práctica de terapia ocupacional.* Disponible en: http://www.AOTA.org

APÉNDICE

F

Código de ética de la Asociación Americana de Terapia Ocupacional

El texto de este apéndice ha sido reimpreso con autorización de la Asociación Americana de Terapia Ocupacional. Código de Ética de la Asociación Americana de Terapia Ocupacional. Disponible en: http://www.aota.org. 2002.

PREÁMBULO

El Código de Ética de la Asociación Americana de Terapia Ocupacional (AOTA) es una declaración pública de un grupo común de valores y principios usados para promover y mantener estándares altos de comportamiento en terapia ocupacional. La AOTA y sus miembros se comprometen en desarrollar la habilidad de los individuos, los grupos y sistemas para funcionar dentro de todo su ambiente. Para ello, el personal de terapia ocupacional (incluido todo el personal que trabaja y asiste en proveer servicios de terapia ocupacional, por ejemplo, ayudantes de enfermería, asistentes, secretarios y técnicos) tienen la responsabilidad de administrar servicios a personas en cualquier etapa de enfermedad y salud y que pueden ser individuos, participantes de investigación, instituciones y negocios, otros profesionales y colegas, estudiantes y público en general.

El Código de Ética de Terapia Ocupacional es un conjunto de principios que se aplica al personal de terapia ocupacional en todos los niveles. Estos principios a los que los terapeutas ocupacionales y los asistentes de terapia ocupacional aspiran son parte de un gran esfuerzo para actuar de manera ética. Se resumen los varios roles del practicante (terapeuta ocupacional y asistente de terapia ocupacional), del educador, del supervisor médico, del administrador, del asesor, del coordinador de prácticas clínicas, del director de un programa universitario, del investigador, del dueño de un ámbito privado, del empresario y del estudiante.

Cualquier acción que viole el espíritu y propósito de este Código debe ser considerado antiético. Para asegurar el cumplimiento con el Código, la Comisión de Estándares y Éticas establece y mantiene los procedimientos reforzados.

La aceptación de la membresía a la AOTA compromete a los miembros a adherirse al Código de Ética y a sus procedimientos. El Código de Ética, los Valores Centrales, y las Actitudes de la Práctica de la Terapia Ocupacional (AOTA, 1993), y las Guías del Código de Éticas de Terapia Ocupacional (AOTA, 1998) son documentos diseñados para ser usados juntos para guiar al personal de terapia ocupacional.

PRINCIPIO I

El personal de terapia ocupacional debe demostrar preocupación por el bienestar de las personas beneficiarias de sus servicios (beneficencia).

A. El personal de terapia ocupacional debe proveer servicios de una manera justa y equitativa. Deben reconocer y apreciar los componentes culturales y económicos, geográficos, raciales, étnicos, religiosos y políticos, estado civil, orientación sexual y discapacidad de todas las personas beneficiarias de sus servicios.

B. Los practicantes de terapia ocupacional deben luchar por asegurar que los cobros sean justos, razonables y mesurados de acuerdo con los servicios prestados. Cuando los practicantes de terapia ocupacional establezcan el costo de sus servicios deben hacerlo considerando los requerimientos institucionales, locales, estatales y federales, y con el debido respeto de la posibilidad de pago de la persona beneficiaria de los servicios.

C. El personal de terapia ocupacional debe hacer todos los esfuerzos para que las personas beneficiarias obtengan los servicios necesarios a través de los medios disponibles.

PRINCIPIO 2

El personal de terapia ocupacional debe tomar las precauciones razonables para evitar el daño impuesto o inflicto a las personas beneficiarias de los servicios o a su propiedad (no maleficencia).

A. El personal de terapia ocupacional debe mantener relaciones que no exploten de manera sexual, física, emocional, financiera, social, o de cualquier otra forma, con la persona beneficiaria de servicios.

B. El personal de terapia ocupacional debe evadir las relaciones o actividades que interfieran con el juicio profesional y la objetividad.

PRINCIPIO 3

El personal de terapia ocupacional debe respetar a la persona beneficiaria de servicios o sus tutores como también sus derechos (autonomía, privacidad, confidencialidad).

A. Los practicantes de terapia ocupacional deben colaborar con las personas beneficiarias de servicios o sus tutores para establecer metas y prioridades a través del proceso de intervención.

B. Los practicantes de terapia ocupacional deben informar totalmente a las personas beneficiarias recipientes de servicios de la naturaleza, riesgos y resultados potenciales de cualquier intervención.

C. Los practicantes de terapia ocupacional deben obtener consentimiento informado de los participantes de actividades de investigación e indicar que han informado completamente a los participantes sobre los riesgos y resultados potenciales. Los practicantes de terapia ocupacional deben esforzarse en asegurar que los participantes comprendan estos riesgos y resultados.

D. El personal de terapia ocupacional debe respetar los derechos de los individuos de rechazar los servicios profesionales o participación en actividades de educación e investigación.

E. El personal de terapia ocupacional debe proteger todas las formas confidenciales y privilegiadas de comunicación escrita, verbal y electrónica obtenida de actividades educacionales, de la práctica y de la investigación, a no ser que sea obligado por las reglas locales, estatales o federales.

PRINCIPIO 4

El personal de terapia ocupacional debe lograr y continuamente mantener estándares altos de competencia (responsabilidades).

A. Los practicantes de terapia ocupacional deben mantener sus credenciales estatales y nacionales actualizadas para los servicios que proveen.

B. Los practicantes de terapia ocupacional deben usar procedimientos que cumplan con los estándares de la práctica y con otros documentos de la AOTA relevantes a la práctica.

C. Los practicantes de terapia ocupacional deben tomar la responsabilidad de mantener y documentar la competencia al participar en el desarrollo profesional y actividades educacionales.

D. Los practicantes de terapia ocupacional deben examinar en forma crítica y mantenerse al día con el conocimiento emergente relevante a su práctica, de tal manera que ellos puedan desempeñar sus responsabilidades basados en información correcta.

E. Los practicantes de terapia ocupacional deben proteger a las personas beneficiarias de servicios al asegurar que las responsabilidades sean asumidas por un terapeuta ocupacional o asignarlo a otro personal de terapia ocupacional con las mismas credenciales, calificaciones, experiencia y área de práctica.

F. Los practicantes de terapia ocupacional deben proveer supervisión apropiada a los individuos por los cuales los practicantes tienen responsabilidades de supervisión de acuerdo con las políticas de la Asociación; las leyes locales, estatales y federales; y los valores institucionales.

G. Los practicantes de terapia ocupacional deben derivar o consultar con otros proveedores de servicio siempre que esa derivación o asesoría sea útil para el cuidado de la persona beneficiaria de servicio. El proceso de derivación o asesoría debe ser realizado en colaboración con la persona beneficiaria de servicio.

PRINCIPIO 5

El personal de terapia ocupacional debe cumplir con las leyes y las políticas de la Asociación que guían la profesión de terapia ocupacional (justicia).

A. El personal de terapia ocupacional se debe familiarizar con y buscar comprender y abogar por políticas aplicables de la Asociación, leyes locales, estatales y federales, y reglas de la institución.

B. Los practicantes de terapia ocupacional deben permanecer actualizados de las revisiones en aquellas leyes y políticas de la Asociación que se aplican a la profesión de terapia ocupacional y deben informar a los empleadores, empleados y colegas de esos cambios.

C. Los practicantes de terapia ocupacional deben solicitar a aquellos a quienes supervisan en actividades relacionadas el adherirse al Código de Ética.

D. Los practicantes de terapia ocupacional deben seguir pasos razonables para asegurarse que los empleadores estén al tanto de las obligaciones éticas, como se establece más adelante en este Código de Ética, y de las implicancias de aquellas obligaciones para la práctica, la educación y la investigación de terapia ocupacional.

E. Los practicantes de terapia ocupacional deben registrar e informar de una manera correcta y a tiempo toda la información relacionada con las actividades profesionales.

PRINCIPIO 6

El personal de terapia ocupacional debe proveer información correcta acerca de los servicios de terapia ocupacional (veracidad).

A. El personal de terapia ocupacional debe representar correctamente sus credenciales, calificaciones, educación, experiencia, entrenamiento y competencia. Esto tiene una importancia particular para aquellos a quienes la terapia ocupacional provee sus servicios o con quienes los practicantes de terapia ocupacional tienen una relación profesional.

B. El personal de terapia ocupacional debe dar a conocer cualquier afiliación profesional, personal, financiera, de negocios o de voluntariado que pueda crear un conflicto de intereses con aquellos que se pueda establecer una relación profesional, contractual u otra relación de trabajo.

C. El personal de terapia ocupacional debe abstenerse de usar o participar en la utilización de cualquier forma de comunicación que contenga afirmaciones o reclamos falsos, fraudulentos, humillantes o injustos.

D. Los practicantes de terapia ocupacional deben aceptar la responsabilidad de sus acciones profesionales que afecten la confianza pública en los servicios de terapia ocupacional y en aquellos que desempeñan esos servicios.

PRINCIPIO 7

El personal de terapia ocupacional debe tratar a los colegas y a otros profesionales con justicia, discreción e integridad (fidelidad).

A. El personal de terapia ocupacional debe preservar, respetar y guardar información confidencial acerca de los colegas y el personal, a menos que las leyes nacionales, estatales o locales lo ordenen de otra manera.

B. Los practicantes de terapia ocupacional deben representar correctamente las calificaciones, visiones, contribuciones y descubrimientos de los colegas.

C. El personal de terapia ocupacional debe tomar medidas adecuadas para prevenir, exponer, y corregir cualquier brecha del Código de Ética e informar cualquiera de éstas al Código de Éticas a la autoridad apropiada.

D. El personal de terapia ocupacional debe familiarizarse con las políticas y procedimientos establecidos para manejar los asuntos del Código de Ética, que incluyen la familiaridad con los procedimientos para manejar los reclamos éticos a nivel nacional, estatal, local, del distrito y territorial. Éstos incluyen políticas y procedimientos creados por la AOTA, instituciones reguladoras y proveedoras de licencias, empleadores, agencias, comisiones de certificación y otras organizaciones que tienen jurisdicción sobre la práctica de terapia ocupacional.

Bibliografía

American Occupational Therapy Association. Core values and attitudes of occupational therapy practice. *Am J Occup Ther* 1993;47:1085-1086.

American Occupational Therapy Association. Guidelines to the occupational therapy code of ethics. *Am J Occup Ther* 1998;52:881-884.

Autores; Comisión de Estándares y Ética (SEC): abril de 2000. Adoptado por la Asamblea de representantes 2000 M15. Nota: este documento reemplaza al de 1994, Occupational Therapy Code of Ethics (*Am J Occup Ther* 1994;48:1037-1038). Preparado el 4/7/2000.

ÍNDICE ANALÍTICO

Los números de página seguidos por f indican una figuras; los seguidos por c un cuadros

B

C

D